DR. med. dent. WOLF BROCKHAUSEN

EIN ZAHNARZT MACHT DEN MUND AUF

Für eine ganzheitliche Zahnmedizin

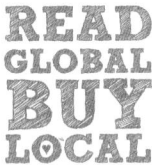

ISBN 978-3-99025-498-1

printed in EU

© Cover: AdobeStock Stefano Garau (Zahn); Daniel Berkmann (S. 347)

Layout: freya_art, Regina Raml-Moldovan
Lektorat: Dorothea Forster

Dr. med. dent. Wolf Brockhausen

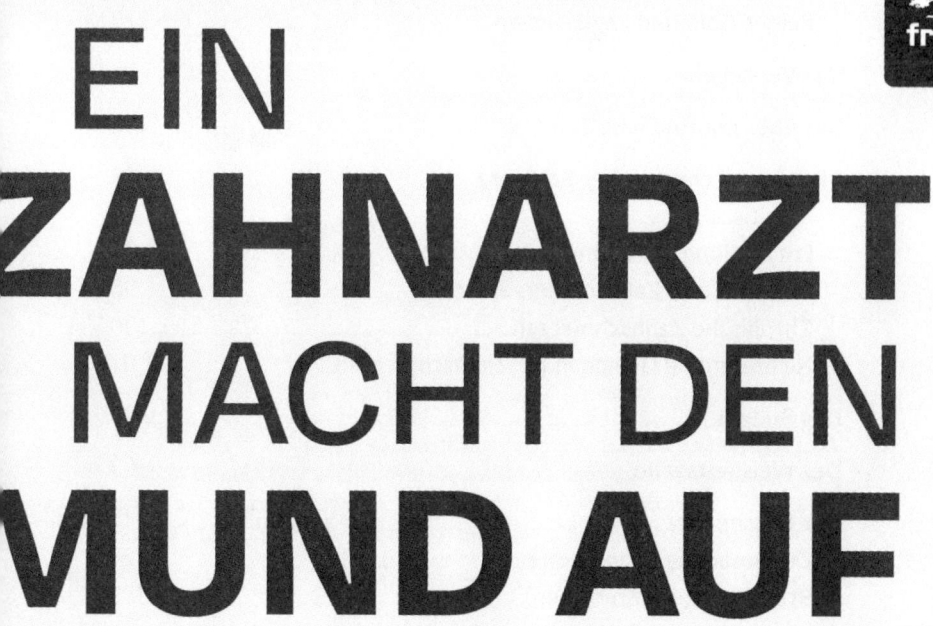

freya

EIN
ZAHNARZT
MACHT DEN
MUND AUF

ür eine ganzheitliche Zahnmedizin

INHALT

EINLEITUNG

In unseren täglichen Lebensabläufen gibt es nur noch wenige Überraschungen. Sie sind durchgetaktet, durchgeplant und durchorganisiert.

Wenn Sie Lebensmittel kaufen möchten, betreten Sie den Markt, laden das Gewünschte in den Einkaufswagen und gehen zur Kasse. Damit es keine bösen Überraschungen gibt, stehen auf Anordnung des Gesetzgebers auf den Etiketten der Lebensmittel die verwendeten Inhaltsstoffe, die Sie entweder akzeptieren oder die Ware wieder zurückstellen. SIE entscheiden also, wie und wovon Sie sich ernähren und was Sie Ihrem Körper zuführen oder zumuten.

Im Zweifelsfalle besorgen Sie sich ein entsprechendes Buch, fragen bei Freunden nach oder googeln. Und wissen anschließend in der Regel, was Sie möchten oder ablehnen.

Ganz anders beim Zahnarztbesuch: Hier entscheiden nicht Sie, sondern der Zahnarzt, was für Sie richtig oder falsch ist. Auch wenn Produkte umstritten sind wie beispielsweise Fluoride, gegen die es wissenschaftlich-fundierte Gründe gibt – der Zahnarzt entscheidet, oftmals für Sie nicht nachvollziehbar, nach Gutsherrenart.

Wenn Sie Pech haben, müssen Sie endlos diskutieren, doch der Arzt setzt in der Regel seine Überzeugung durch, nicht zuletzt deswegen, weil er glaubt, es besser zu wissen oder weil er die ständigen Diskussionen leid ist und am längeren Hebel sitzt.

Immer wieder erreichen mich E-Mails wie die folgende als Hilferuf:
„Ich wollte Sie fragen, ob Sie einen Kollegen im Raum … kennen, vor dem ich mich nicht rechtfertigen muss, warum ich

Fluorid ablehne, wozu mir gerade auch die Stärke fehlt. Ich bin chronisch krank und mit 39 aktuell berentet."

Nun – wie Sie in diesem Buch erfahren werden, ist ein Zahnarzt sowieso kein richtiger Arzt. Der rein allgemein-medizinische Anteil seiner Ausbildung (nicht die zahntechnisch/medizinische) entspricht, vorsichtig formuliert, der Stufe *light*.

Der Gesetzgeber formuliert das so: Ein Arzt oder eine Ärztin ist eine medizinisch ausgebildete und zur Ausübung der Heilkunde zugelassene Person.

Genau das ist der Zahnarzt aber nicht, er ist nicht zur Ausübung der Heilkunde zugelassen. Sondern lediglich zur Reparatur von Zähnen.

Der Apotheker darf daher keine allgemeinen Rezepte mit seiner Unterschrift annehmen, nur solche über Schmerz- und Beruhigungsmittel (Sedativa) und Antibiotika. Alles andere ist ihm gesetzlich verboten, weil der Zahnarzt in allgemeiner Medizin, aus gesetzlicher Sicht, zu wenig bewandert ist.

Mit welchem Recht fordert daher ein solch ärztlicher Schmalspur-Fachmann von Ihnen Rechtfertigungen, wenn seine eigenen medizinische Kenntnisse mal gerade für die Ausstellung eines Schmerz- und Antibiotikarezeptes ausreichen?

Es ist Ihr gutes Recht und Ihre Sorgfaltspflicht Ihnen selbst gegenüber, die Zuführung von Substanzen abzulehnen, von denen Sie nicht überzeugt sind, die Sie aber nach dem Willen des Zahnarztes Ihrem Körper ein Leben lang zumuten sollen. Das klingt doch sehr nach allwissendem Chefarzt-Modus, noch dazu mit dem medizinischen Halbwissen eines Zahnarztes.

Bitte haben Sie also in Zukunft den Mut, in solchen Fällen einfach aufzustehen und die Praxis zu verlassen. Diskutieren macht nur Sinn, wenn der Zahnarzt sich den Argumenten stellt, Ihre Meinung nicht von vorneherein vom Tisch wischt und auch Gegenteiliges gelten lässt, es geht schließlich um IHRE Gesundheit. Ich werde das noch mehrfach thematisieren.

Denn ein würde- und respektvolles Miteinander sieht anders aus. Ein Arzt, der seinem Beruf gerecht wird, hört Ihnen zu und schlägt Lösungen vor, die so gut es geht den Vorstellungen beider Seiten gerecht werden.

Ich wollte dieses Buch ursprünglich **Das Abenteuer Zahnarzt** nennen, weil die angesprochene ärztliche Arroganz leider immer noch weit verbreitet ist und Sie nicht sicher sein können, ob die Entscheidungen des Zahnarztes letztlich auch Ihren Bedürfnissen entsprechen. Denn ein arroganter Arzt hört Ihnen nicht ernsthaft zu – weil er natürlich alles besser weiß.

Bei allgemeinmedizinischen Auskünften und Ratschlägen wäre ich da aus diesen Gründen sehr skeptisch. Wie ernst manche Zahnärzte es dabei mit ihrer Verantwortung durch ihr mangelhaftes medizinisches Hintergrundwissen nehmen, sehen Sie am Beispiel des Hilferufes einer Mutter, deren Sohn am Von-Willebrand-Syndrom leidet, der bei weitem häufigsten angeborenen Blutungsneigung.

Diese Erkrankung zeigt sich durch eine schwere, nicht behebbare Störung im Blutgerinnungssystem, die auch unstillbare Blutungen im Magen-Darm-Trakt und im Nierensystem verursachen und daher tödlich enden kann.

„Ich brauche und bitte um eine zweite Meinung über Weisheitszähne. Mein Sohn ist 18 Jahre alt und unser Zahnarzt empfahl die Extraktion der Weisheitszähne. Da meine Sohn das Von-Willebrand-Syndrom hat mach ich mir darüber Sorgen. Gibt es eine Option damit noch zu warten, weil der Zustand beschwerdefrei und nicht kritisch ist?"

(E-Mail an mich im Januar 2021).

Der Leser denkt an dieser Stelle, er ist im falschen Film! Da ist ein junger Mann mit unauffälligen Weisheitszähnen, deren einziges Problem ist, dass sie nach Meinung des ZA dort nicht hingehören, also schleunigst gezogen werden müssten und deren Entfernung zu seinem Tod durch eine nicht-stillbare Blutung führen kann. Trotzdem empfiehlt sein Zahnarzt ihre Extraktion. Und das ist nicht der einzige mir bekannte Fall.

Dieses Buch berücksichtigt unangenehme Folgen einseitiger schul-zahnmedizinischer Überzeugungen für Sie, zeigt Ihnen, wie es anders oder vielleicht besser gehen kann und was einen ganzheitlich denkenden und handelnden Kollegen ausmacht.

Sie erfahren, warum die klassische Zahnmedizin für Ihre allgemeine Gesundheit nicht immer die beste Wahl ist und was die ganzheitliche Behandlungsweise anders macht. Und Sie erkennen, mit welch einfachen Mitteln, die obendrein nichts kosten, Sie auf diesem Wege Ihre Zahngesundheit dauerhaft erhalten können. Ich möchte hier ganz bewusst nicht die übliche Reklame machen für tägliches Zähneputzen und professionelle Zahnreinigung, die meiner Überzeugung nach eher dem Umsatz als der Zahnerhaltung dient. Die Begründungen dafür liefere ich Ihnen später.

Weil die Zahnmedizin ein sehr spezielles Fachgebiet ist, kann ich all das, was Sie interessiert, nicht auf wenigen Seiten abhandeln. Sicherlich werden Fragen und Themen offenbleiben. Aber ich habe versucht, die meisten der Antworten auf die Fragen meiner Patienten in 40 Jahren Praxis hier zusammenzufassen.

Da ist als typisches Beispiel die E-Mail eines besorgten Patienten, der eine Veränderung an seinem Weisheitszahn folgendermaßen beschrieb:
„Der Weisheitszahn ist gewachsen und oberhalb nicht mehr mit Fleisch bedeckt. Die volle Größe hat er noch nicht ganz erreicht. Zwei angedunkelte Stellen deuten aus meiner laienhaften Sicht auf Karies hin – eine an einer Zahnspitze, die andere in der Zahnmitte. Nun befürchte ich, dass der Zahnarzt schon wieder, wie auf der Gegenseite, eine Extraktion vorschlagen wird. Wir möchten aber einem solchen Vorschlag aus den schon besprochenen Gründen nicht folgen. Nebenbei bemerkt ist der im Kiefer gegenüberliegende Weisheitszahn schon seit Jahrzehnten mit einer Zahnfüllung versehen ohne je zu Sorgen Anlass zu geben. So hoffen wir, dass auch der problembeschwerte Weisheitszahn eine Zahnfüllung gut vertragen könnte. Dürfen wir Sie um Ihren Rat bitten?"
Ich antwortete ihm, dass ich zwar keine Ferndiagnosen stellen dürfe, die Antwort aber dennoch ganz einfach sei. Das Problem liege in seiner zu hohen Einschätzung des medizinischen Wissens eines Zahnarztes. Da dieser weder allwissend noch ein Allgemein-Arzt ist, stellt er seinen Patienten – wie im Übrigen jeder Handwerker – lediglich sein angelerntes Fachwissen zur Verfügung, ohne Anspruch auf Richtigkeit bzw. Vollständigkeit.
Mancher Zahnarzt sieht das anders und ist von seiner Unfehlbarkeit überzeugt. Das ist sein gutes Recht, entspricht aber nach allgemeiner Erfahrung kaum der Wirklichkeit.

Daher: Sagen Sie ihm freundlich und unmissverständlich, dass Sie ihn in diesem Falle einfach um zwei Füllungen am Weisheitszahn bitten – und nicht um seine ablehnende Meinung dazu.

Natürlich kann er ablehnen und es als unmöglich, zahntechnisch zu schwierig oder sinnlos darstellen. Und Sie können dann entscheiden, ob Sie diesem Menschen Ihr Gebiss weiterhin anvertrauen oder doch lieber zu einem geschickteren und zugänglicheren Kollegen wechseln. Wir Zahnärzte sind ausgebildet, auch schwierige technische Aufgaben zu lösen. Wenn er sich das nicht zutraut oder lieber Zähne zieht, sagt das etwas über sein Berufsverständnis aus und nicht über eine eventuelle Machbarkeit.

Bitte niemals vergessen: Sie sitzen ihm NICHT als Bittsteller, sondern als Auftraggeber und Kunde gegenüber. Manchmal genügt bereits der Wechsel zu einem erfahreneren oder geschickteren Kollegen, um Ihren Wünschen zu entsprechen. Denn wenn ein Handwerker einen Auftrag als schwierig bis unmöglich bezeichnet, muss das nicht immer den Fakten entsprechen. Es kann z. B. auch finanzielle Gründe haben, weil eine andere Lösung einfach mehr Gewinn bedeutet (*Da lohnt sich keine Reparatur mehr – das kaufen Sie besser neu*).

Also Kopf hoch und Ihrem Gegenüber Ihre Vorstellungen (NICHT als schüchterne Bitte) verdeutlichen. Und wenn das angeblich nicht geht – einfach einen anderen Zahnarzt fragen. Der Kollege in der nächsten Straße freut sich sicherlich über einen neuen Patienten. Es geht schließlich um IHRE Gesundheit. Nicht um die des Kollegen.

Natürlich darf ein Zahnarzt nicht auf Wünsche eingehen, die Sie nachweislich schädigen. Einen Zahn zu ziehen auf Ihren Wunsch hin brächte ihn vor den Kadi. Aber zwischen *nachweislich schädigen* und anderer Überzeugung sein liegt schon ein weites Feld.

Wenn er daher Ihre Wünsche ablehnt, sollte er das in einer für Sie verständlichen Sprache ohne Fremdworte tun und Ihnen genau erklären (oder Sie fragen nach, bis Sie ihn verstanden haben) WARUM er das nicht für sinnvoll hält. Für dieses ärztliche Gespräch muss immer ausreichend Zeit sein.

Ein einfaches Ablehnen in Form von: *Das machen wir nicht, Das geht nicht* oder noch übler *Das müssen Sie schon mir überlassen* ohne unmissverständliche und freiwillige Erklärung zeugt von Hochmut und Missachtung Ihrer Person und Ihrer eigenen Wichtigkeiten. Seien Sie konsequent und verdeutlichen Sie ihm das. Sie können außer Ihrer Gesundheit nichts verlieren. Wenn Sie Ihrem Zahnarzt diese Mühe nicht wert sind, wechseln Sie einfach den Behandler. Sie brauchen Vertrauen zu Ihrem Zahnarzt. Und das muss er sich erstmal verdienen.

Und was das Lieblingsthema der meisten Praxen, die Prophylaxe / Professionelle Zahnreinigung angeht: Anstatt dafür zu schwärmen, sage ich Ihnen lieber, warum das Vorbeugen durch Prophylaxe längst nicht bei jedem den gewünschten Erfolg hat und das Geld dafür manchmal besser im Sparschwein aufgehoben ist. Warum die Aussage *langfristig gesunde Zähne* sehr kritisch gesehen werden kann und vor welchen der üblichen Materialien, die Ihr Zahnarzt für völlig ungefährlich hält, Sie sich meines Erachtens hüten sollten, wenn Ihnen etwas an Ihrer Gesundheit liegt.

Wenn es einen einfachen, allgemeingültigen Weg zur Zahngesundheit gäbe mit effektiver Vorbeugung, hätten wir längst keine Karies und keine Zahnlücken mehr. Und es gäbe als Folge kaum noch Zahnmedizin und keine Dentalindustrie mit märchenhaften Umsätzen:

2019 Umsätze Deutschland im Durchschnitt
› Zahnärzte je Praxis 530.000 €
› Dentallabore 515.000 €
› Dentalindustrie **insgesamt 5,545 Mrd. € pro Jahr.**

[Quelle: Wikipedia, daher ziemlich sicher untertrieben]

Und alle verdienen märchenhaft daran, dass es eben NICHT so einfach, sondern unter normalen Bedingungen kaum möglich ist.

Könnte es nicht sein, dass in einem marktwirtschaftlichen System, in dem sich letztlich alles um Zähne dreht, das Interesse an gesunden Zähnen möglicherweise doch recht begrenzt ist, weil am Bearbeiten und Ersetzen von Zähnen märchenhafte Umsätze hängen?

Ein Zahnarzt mit einer Vielzahl von längerfristig zahngesunden Patienten verdient hingegen – NICHTS. DAS sollten Sie bei allem Kummer um Ihre Zähne immer im Hinterkopf behalten, wenn Ihnen jemand einfache Wege verspricht.

Wenn Sie also tatsächlich Ihre Zahngesundheit verbessern wollen, nützt meiner Erfahrung nach die alleinige regelmäßige Prophylaxe überhaupt nix. Die füttert nur das dentale System. Ich sage Ihnen, warum das so ist und was Sie alternativ besser machen können.

„Tut mir leid, morgen kann ich nicht, da habe ich einen Zahnarzt-Termin."

Der Mensch am anderen Ende der Leitung seufzt tief. „Ich wünschte, ich hätte es schon hinter mir."

Warum sind wir bloß derart mit Unbehagen erfüllt, wenn wir uns in die Hände eines Zahnarztes begeben? Die moderne Zahnmedizin sorgt schon dafür, dass wir nicht unnötig leiden müssen. Trotzdem haben viele Menschen ein Gefühl von drohendem Unheil und entsprechend mitfühlend wird das auch von der Umwelt kommentiert.

Hat der Patient erst einmal Platz genommen, ist kaum Zeit für erläuternde Gespräche. Denn Zeit ist Geld, auch beim Zahnarzt. Nicht selten ist der Patient eingeschüchtert durch die erhoffte Fachkompetenz des Arztes. Und traut sich natürlich nicht den Zahnarzt zu unterbrechen oder gar nachzufragen. Ich möchte Ihnen also Mut machen zu einem ernsthaften Dialog mit dem behandelnden Zahnarzt.

Time is money, sicherlich – aber doch bitte nicht auf Ihre Kosten! Wenn der Zahnarzt nicht bereit ist, dem im Moment wichtigsten Menschen in seinem Leben, dem Patienten vor sich, der immerhin seine gut gepolsterte Existenz finanziert, ausreichend Zeit für befriedigende Antworten zu schenken, sollten Sie sich fragen, ob Sie in den richtigen Händen sind.

Sicherlich spielt bei Ihrem Unbehagen auch der Eindruck ausgeliefert zu sein eine wichtige Rolle. Denn kaum ist die Begrüßung vorbei, beginnt der Zahnarzt unverzüglich mit seiner Arbeit. Leider nimmt sich nicht jeder Zahnarzt aus wirtschaftlichen Gründen Zeit für ein persönliches Wort, für Erklärungen oder Erläuterungen. Ich kenne Kollegen, die aus Rentabilitätsgründen den Patienten nicht einmal begrüßen, er liegt bereits im Behandlungsstuhl perfekt vorbereitet, den Speichelsauger schnorchelnd im geöffneten Mund.

Time is money.

Das weiß auch der Patient und traut sich daher kaum den Doktor zu unterbrechen und noch seltener nachzufragen, was der Arzt denn nun in seinem Mund gefunden hat, was der Befund für ihn bedeutet und erst recht nicht, ob es zur Meinung des Arztes eine Alternative gibt.

Wie bemerkte noch ein kluger Mensch leicht satirisch:
„Wenn du deinen Arzt wechselst, solltest du dich vorher nach seiner Lieblingsdiagnose erkundigen." Denn die wird er möglicherweise auch bei Ihnen stellen, ganz gleich, was Sie plagt.

Der Doktor ist für viele Menschen immer noch eine Respektsperson. Das soll auch gerne so bleiben. Aber Sie können im Gegenzug auch seinen Respekt Ihnen gegenüber erwarten und einfordern. Vielleicht würde Ihnen das viel Kummer ersparen.
Er sollte Ihnen genauso respektvoll zuhören, wie Sie ihm, und Ihre Gedanken und Befürchtungen ernst nehmen und darauf eingehen. Er sollte versuchen, Ihnen seine Meinung und Überzeugung in verständlicher Sprache, möglichst ohne Fremdworte, darzulegen, ohne Sie zu bevormunden oder Ihnen seine Meinung überzustülpen oder gar Ihre Befürchtungen ohne Erläuterung vom Tisch zu wischen. Tut er das nicht, fragen Sie so lange nach, bis Sie es verstanden haben. Das gehört zu seinen Pflichten!
Sie wollen ja gar kein Besserwisser sein – Sie wollen nur verstehen und mitentscheiden dürfen. Denn vielleicht ist Ihnen ja ganz anderes wichtig als dem Fachmann vor Ihnen.
Er ist – genau wie Sie – *nur ein Mensch* mit all seinen Ängsten, Vorurteilen, seelischen Verwundungen, gelegentlichem Unaus-

geschlafensein, Ärger mit Kids, Partner, Finanzamt oder Angestellten, Abneigungen und Lieblingsmeinungen und daher wie jedermann anfällig für Fehler und Irrglauben.

Das DR. vor seinem Namen ist lediglich so etwas wie ein *Fleiß-kärtchen* als sichtbares Zeichen, dass er sich für ein paar Monate mit einem selbst gewählten Thema beschäftigt hat, das nicht einmal mit Medizin zu tun gehabt haben muss. Es genügen bereits statistische Themen, also Rechenaufgaben. Es sagt daher nichts über besondere intellektuelle, menschliche oder ärztliche Fähigkeiten aus!

Denn der Weißkittel vor Ihnen ist bei weitem nicht klüger als Sie ... er hatte lediglich das Glück eines Elternhauses, ihm eine Ausbildung mit anderen Schwerpunkten zu finanzieren.

Daher sollten Sie von ihm als Zeichen seines Respektes vor Ihnen seine Akzeptanz Ihrer Meinung erwarten können. Auch wenn er anderer Meinung sein sollte – die letzte Weisheit hat niemand mit Löffeln gefressen und irren ist menschlich.

Bereits Albert Einstein litt unter der Einsicht:

Es ist schwieriger, eine vorgefasste Meinung zu zertrümmern, als ein Atom."

EINSTIMMUNG

Es roch immer irgendwie nach heißem Wachs. Doktor Gensler gehörte zu den Zahnärzten, die die Zahnprothesen selbst in der Praxis anfertigten. Und da war im Nebenraum auch immer wieder dieses eigenartige hohe Sirren, das sich mit dem Klirren von abgelegtem Stahl auf Porzellan abwechselte.

Ich war etwa vier Jahre alt, als sich mein Lebensweg in den Räumen dieser betagten Praxis mit ihrem abgelaufenen Linoleum und dem bunten Sammelsurium an verschlissenen Wartezimmerstühlen entschied. Auch heute noch vermittelt mir der Geruch von heißem Modellierwachs im zahntechnischen Labor jene eigenartige Faszination meiner Kindheit, die geheimnis- und verheißungsvoll von handwerklichem Geschick und Medizin sprach.

Natürlich kann ich nur bei sehr wenigen Menschen eine ähnliche Begeisterung für meinen Beruf wecken. Der Gang zum Zahnarzt ist nun mal für viele Menschen wie ein Gang zum Schafott. Dieses Buch soll aber ohnehin keine zahnärztliche Leidenschaft wecken. Es soll Ihnen als Laien deutlich machen, was Sie von Ihrem Zahnarzt erwarten können, wo seine Grenzen sind und wo Sie als Patient getrost anderer Meinung sein können und dürfen. Seine weiße oder uni-farbene Kleidung oder sein Arzt-Titel ist kein Freifahrtschein fürs Rechthaben.

Oder wenn Sie unnötige Risiken für Ihre Gesundheit in Kauf nehmen sollen. Beispiel: *Der Zahnarzt versichert Ihnen mit ernster Miene: Amalgam ist längst nicht so schädlich, wie es immer von der Boulevard-Presse dargestellt wird. Ich habe es selber im Mund.*

Erstens wird er Ihnen das wohl kaum mit aufgerissenem Mund zu beweisen versuchen und zweitens, wenn er denn tatsächlich noch Amalgam im Mund haben sollte – ich habe solche Kollegen erlebt – kann jeder mit seiner eigenen Gesundheit machen, was er will. Er sollte Ihnen nur nicht seine Überzeugungen als allgemeingültig verkaufen.

Nichts liegt mir dabei ferner, als das Vertrauen der Patienten in meinen Beruf untergraben zu wollen.

Frau Schmelzinger war eine imposant geschminkte und stets mit eindrucksvollem Schmuck behängte ältere Dame. Sie legte offensichtlich großen Wert auf ein gepflegtes Äußeres, betonte bei jeder Gelegenheit, dass sie die Ehefrau eines Konsuls war, und wünschte, auch so angesprochen zu werden. Nun saß sie ratlos und verzweifelt vor mir und schilderte einen deprimierenden Leidensweg mit ständigen unklaren Schmerzen, die kurz nach dem Eingliedern einer Brücke aufgetreten waren. Mehrere Kollegen waren an seiner Lösung bereits gescheitert.

Mir dämmerte, dass dieses Problem eine völlig andere Ursache haben musste, denn mein Ausbildungswissen aus Feinmechanik und medizinischem Grundwissen half hier nicht. Ich wusste zwar, wie man mit perfekten Kronen und Brücken aus einem hässlichen Entlein einen wunderschönen Schwan zauberte – wie dieselbe zahnärztliche Arbeit jedoch aus einer energiegeladenen Frau ein Häuflein Elend machte, wusste ich (damals noch) nicht.

Und diese Ratlosigkeit war der Anlass, mich mit dem Unsichtbaren hinter dem gelernten Wissen zu beschäftigen.

Meine Mutter war 2 Jahre zuvor an Brustkrebs erkrankt. Diese Erkrankung hing wie eine dunkle Wolke über unserer Familie. Die linke Brust wurde entfernt und der Chirurg drängte auf eine Bestrahlung, verbunden mit Chemotherapie.

Die 70er-Jahre waren die Zeit des Aufbruchs aus alten Denkzwängen, ich durfte außerhalb der Wohnung keine Jeans tragen, weil *das doch Arbeiterhosen waren.* Und auch am Familientisch waren sie nur als Ausnahme gestattet.

Meine Haare trug ich lang, wie die Beatles sie trugen. Und auch in der Medizin war dieser Aufbruch zu spüren.

Mein Vater war selbstständiger Ingenieur und musste zum Missfallen meiner Mutter immer wieder mal mit Geschäftspartnern essen gehen. Meine Mutter lehnte es in der Regel ab, ihn zu begleiten, weil die Tischgespräche sich meist um Beruflich-Technisches drehten.

Anlässlich eines dieser Essen bekam mein Vater die Adresse eines alten Dortmunder Arztes, Dr. Heinz Kubina, der, für die damalige Zeit noch völlig unüblich, mit alternativen Methoden behandelte.

Und daran erinnerte mein Vater sich nun. Meine Mutter bekam rasch einen Termin bei ihm, verbunden mit der dringenden Empfehlung, sich *auf gar keinen Fall bestrahlen zu lassen und auch statt der Chemotherapie gäbe es anderes* und ließ sich, ebenfalls auf seinen Rat hin, zwei tote Zähne entfernen.

Wir alle änderten in der Folge unsere Ernährungsweise grundlegend und konsequent: viel Rohkost, keinen Zucker mehr (nicht der Karies wegen, sondern aus ernährungsphysiologischer Sicht), milchsaures Gemüse, regelmäßige Fastentage und statt der aggressiven Medikamente gab es nun einen regelmäßigen Cocktail aus Ozon, Enzymen, Mistel, Eigenblut (ist zur

Zeit leider verboten), Nahrungsergänzungsmitteln, meditative Einkehr mit Imaginationsübungen (Simonton, siehe später) und manches andere – für die damalige Zeit (1975) sehr ungewöhnlich, denn die offizielle Medizin verteufelte mit ihrer allzu bekannten Arroganz selbstherrlich und überheblich dieses gesamte *unwissenschaftliche Zeugs*, ohne auch nur im Geringsten zu wissen, worum es sich dabei handelte. Eben Schulmedizin vom Feinsten.

Meine Mutter hatte jedoch Vertrauen gefasst. Die Psychoonkologie, die Dr. Carl Simonton (1942–2009) zusammen mit seiner Frau Stephanie gefunden hatte und deren Regeln sich mit dem Gedankengut meiner Mutter verbanden, wies dabei verblüffende Erfolge auf.

70 % der vorher *ausbehandelten* Patienten (so nennt man Kranke, denen mit herkömmlichen Methoden nicht mehr weitergeholfen werden konnte) und die mit einer prognostizierten Lebenserwartung von vielleicht noch einem halben Jahr nach Hause geschickt wurden, hatten nach Anwendung der Simonton-Methode anschließend keine feststellbare Krebserkrankung mehr. Auf Simonton komme ich später noch einmal zu sprechen.

Was immer man auch von der alternativen Medizin und solchen ungewöhnlichen Methoden halten mochte – meine Mutter starb erst 40 Jahre später, gesund, mit der Welt versöhnt und in sich ruhend mit 96 Jahren, ohne auch nur einen einzigen Rückfall gehabt zu haben. Ihr damaliger Chirurg hingegen suchte diesen alternativen Arzt wegen seiner Erfolge leider zu spät nach dem Auftreten von eigenem Lungenkrebs und dem Versagen der Schulmedizin an ihm selbst auf – und wurde kaum ein Jahr später zu Grabe getragen.

Heute weiß ich, dass die Ganzheitliche Zahnmedizin die Zahnmedizin der Zukunft sein wird. Wenn wir das Kausystem nicht mehr isoliert vom Rest des Organismus und den ganzen Menschen nicht mehr isoliert von seinem Umfeld betrachten und behandeln, können wir besser und erfolgreicher auf die Bedürfnisse unserer Patienten eingehen.

Die Notwendigkeit ganzheitlichen Denkens ergibt sich schon aus den vielfältigen Vernetzungssystemen unseres Organismus. Wir lernen in der modernen Medizin immer weitere Vernetzungssysteme kennen:

› das System der Grundregulation
› das unspezifische Immunsystem
› das spezifische Immunsystem zusammen mit dem Lymphsystem
› das Blutkreislauf-System
› das hormonelle System usw.

Damit war für mich der Weg vorgezeichnet, das universitäre Wissen nur als Handlauf zur Orientierung und nicht als für alle Zeiten festgefügte Eisenbahnschienen, an denen nicht gerüttelt werden durfte, zu begreifen.

So begann mein Weg in die eigentliche Medizin, mein Freischwimmen aus dem von der Schulmedizin *betreuten Denken*, dem endlich fruchtbaren Neben- und Miteinander der verschiedenen Denkschulen, dem Mut zum *Wer heilt, hat Recht*, statt der Frage *Wo und wann ist diese Studie denn veröffentlicht worden?*, wie auch den Streitereien der Ärzte untereinander: *Da kenne ich aber ganz andere Studien.*

Denn genau hier liegt unser aller Problem: Wir leben oftmals widerspruchslos in einer Welt voller (zumeist) selbst ernannter

Fachleute. Das Internet ist dafür das beste Beispiel. Ob derjenige, dessen Auskunft wir auf dem Bildschirm suchen, nun ein sog. Influencer oder ein Oberarzt der Charité in Berlin ist, spielt dabei keine Rolle. Wir können aus unserem bequemen Sessel heraus nicht die Kompetenz desjenigen beurteilen, der uns anscheinend kluge Ratschläge erteilt.

Es reicht meist, dass er sich als kompetent dar- oder vorstellt – wie der damalige Chefarzt am Krankenbett meiner Mutter, der ihr nicht helfen konnte, der namenlose Autor im Internet oder der Verfasser der Hitler-Tagebücher im STERN, Konrad Kujau, die für Experten aufregende Originalexemplare waren – und sich lediglich als genial-kreativer Umgang mit der Leichtgläubigkeit der Menschen herausstellten.

Das geschriebene (und veröffentlichte) Wort, das Gesicht auf dem Bildschirm oder die weiße Berufskleidung allein verleihen einer Aussage dummerweise eine Kompetenz, die unserem Bauchgefühl, unserem normalerweise instinktiven Beurteilen einer Situation, sehr schnell den Wind aus den Segeln nimmt.

Denn *es war ja im Fernsehen* oder *es stand ja in der Zeitung* oder *Du kannst es ja googeln.*

In der Naturwissenschaft (und dazu gehört auch die Medizin) wird auf dieser Schiene in unfassbarem Umfang gemogelt, betrogen und geklaut. Wissenschaftler (und damit auch Ärzte) nutzen und missbrauchen oftmals ihren bisher untadeligen Ruf, um Kritiker abzuschmettern und zu Kongressen und Vorträgen weltweit eingeladen zu werden. Auch dazu finden Sie in diesem Buch ein kurzes Kapitel (**Alles nur geklaut**).

Die Leidtragenden sind dann meist die Kranken, die sich Hoffnungen machen auf ein Verkürzen ihrer Leiden oder hoffen, sie sogar beenden zu können.

Im schlimmsten Falle bringen sie anschließend missgebildete Contergankinder zur Welt, weil sich die Mütter darauf verließen, dass dieses Schlafmittel ja nach einhelliger offizieller Meinung der Experten und Aussagen der Hersteller *mit Sicherheit völlig unschädlich, in langen Testreihen erprobt und die Zulassung staatlich genehmigt* war.

Die Medien (dazu zähle ich auch die Standesvertreter in weißen Kitteln) stehen dabei stellvertretend für die Welt der Wissenschaft; die selbst ernannten Ratgeber ersetzen schnell kritisches Hinterfragen, weil das unbequem und langsamer ist als das einfache und schnelle Anklicken eines kompetent erscheinenden Unbekannten, von dem wir aber nicht wissen, ob er vielleicht nur ein Influencer, Wichtigtuer, Blender oder Profilneurotiker ist. Mutter GOOGLE hat für viele Menschen mittlerweile die eigene Lebenserfahrung, gesunde Distanz und kritische Selbstwahrnehmung komplett ersetzt.

So auch in diesem Fall von Frau Schmelzinger: Die Kollegen stimmten überein, dass die Patientin seelische Störungen haben MUSSTE, denn die Ursache von Symptomen, deren Herkunft unerklärlich waren, konnte logischerweise NUR in der Psyche der Patientin liegen – und selbstverständlich nicht in der Unfähigkeit der Kollegen. Und so erklärte man sie flugs zur psychisch Kranken und stellte sie mit Psychopharmaka ruhig. Damit wurde sie zu einer bequemen Patientin, denn das Nörgeln über ihre Beschwerden ließ nach, das Umfeld konnte aufatmen und sich endlich Wichtigerem zuwenden.

Welche Ursachen nun Frau Schmelzinger das Leben zur Hölle machten und für viele andere ähnliche Leidensgeschichten verantwortlich sind, werde ich im Kapitel **Der falsche Biss** näher erläutern.

In meiner Weltschau der Notwendigkeit, nach größeren Zusammenhängen Ausschau zu halten, ist eine Zahnbehandlung untrennbar mit der Sicht auf den ganzen Menschen verbunden. Jedoch – dem klassischen Zahnarzt fällt ein ganzheitliches Denken nicht leicht. Er hat es schlichtweg nicht gelernt. Warum ist das so?

Für die Antwort müssen wir einen kurzen Blick auf seine Geschichte werfen. Die Zahnmedizin ist eine verhältnismäßig junge Wissenschaft und weitaus weniger eine Geschichte der Zahn*MEDIZIN* als eine Geschichte der Zahn*REPARATUR* von handwerklich ausgebildeten Wund-Chirurgen, von technischer Reparatur und von Zahnersatz. Der Begriff Zahn*ARZT* stiftet hier Verwirrung. Ein Arzt ist ein medizinisch ausgebildeter und zur Ausübung der Heilkunde zugelassener Heilkundiger. Beides trifft auf den Zahnarzt NICHT zu. Er ist Reparateur technisch-mechanischer Defekte.

Bis zur Mitte des 19. Jahrhunderts beschränkte sich die Ausbildung auf eine Lehre bei einem Bader, Barbier oder Chirurgen und wurde ohne den Nachweis einer schulischen Vorbildung absolviert.

Ab 1835 galt in Preußen eine zweijährige chirurgische Ausbildung als Wundarzt 2. Klasse, also eines handwerklich ausgebildeten Chirurgen der zweiten Qualifikationsstufe, als Voraussetzung zur Ausübung des Zahnarztberufes.

1869 erlaubte die sog. Kurierfreiheit die Ausübung ohne medizinische Ausbildung und ohne Approbation (der staatlichen Zulassung).

Noch 1879 nennt der Berliner Zahnarzt Karl Sauer in seiner Erhebung über Fachunkundige, die zahnärztliche Behandlungen ausführten, folgende Berufe:

Barbiere, Friseure, Gastwirthe, Porzellanreisende, Goldarbeiter, Barbierstochter, Malergehilfe, Buchhändler, Lazarethverwalter, Kreisgerichtssecretair, Schauspieler, Kegelbahnwirth, Thierarzt, Drechslergeselle, Kaminfeger, Wundarzt, Schauspielerswitwe, Opernsänger und Invalide.

Für die Zahnbehandler ohne Universitätsabschluss schlugen die wenigen akademisch ausgebildeten Zahnärzte zur Abgrenzung und zur Sicherung ihrer Pfründe die ironisch-abwertenden Berufsbezeichnungen *Zahnarbeiter* beziehungsweise *Gebissarbeiter* vor.

Dem Zahnarzt wurde also recht spät seine universitäre Zugehörigkeit gewährt und er hat daher von der jahrtausendealten Entwicklung der Allgemeinmedizin wie auch vom allgemeinen gründlichen medizinischen Wissen des Allgemeinarztes nicht viel mitbekommen.

Eine klare Voraussetzung, zum begehrten Stand der Doktoren zu gehören, war das Abitur. Aber Mitte des 19. Jahrhunderts war das Abitur in Europa noch keine Voraussetzung für das Studium der Zahnmedizin.

Sie war bis dahin der Philologischen Fakultät zugeordnet, deren Studenten daher als Immature (ohne Reife) galten – als Studierende ohne Abitur. Die Promotion (Erlangung der Doktorwürde) wurde insbesondere deshalb angestrebt, um sich als Akademiker von den *Zahnkünstlern* und den späteren Dentisten – die sich ebenfalls Zahnärzte nennen durften – zu unterscheiden.

Zahnmedizinische Promotionen nehmen im Vergleich mit Promotionen in anderen Fächern eine Sonderrolle ein. Sie sind hinsichtlich Anspruch und Umfang oft eher mit Diplomarbeiten in naturwissenschaftlichen Fächern zu vergleichen.

Die vorherrschende Beanspruchung von medizinischen Zuständigkeiten durch Allgemeinmediziner war bis in die 1930er-Jahre ein Problem für die junge zahnärztliche Disziplin.

Denn ihre Priorität lag von vornherein auf dem handwerklichen Aspekt des Berufes und das allgemeinmedizinische Wissen ordnete sich auf das notwendige Maß dem unter. Wer das nicht regelmäßig und freiwillig auf Fortbildungen auffrischte, war bald darauf nur noch akademischer Handwerker.

Aus diesem Selbstbild stammt auch die leichte Geringschätzigkeit, mit der Allgemeinärzte oftmals auf den *kleineren Bruder* Zahnarzt herabsehen – gepaart mit dem Neid auf ein gutes Einkommen.

Andererseits war da aber auch der dringende Wunsch der Zahnärzteschaft, in ihrem Beruf akademische Anerkennung zu finden. Denn man kann es drehen, wie man will – die medizinische Fachwelt findet außerhalb statt.

Erst im 20. Jahrhundert erlangte die Zahnmedizin für ihr sehr kleines Fachgebiet dann ein vergleichbar hohes wissenschaftliches Niveau, ähnlich der Medizin.

Dieser Weg ist wichtig, um den modernen Zahnarzt zu verstehen. Er begann als Wundarzt 2. Klasse und reifte zum Bio-Techniker und Bio-Ingenieur, der verloren gegangene Zahnsubstanz wiederherstellen, gezogene durch künstliche Zähne ersetzen und sogar künstliche Wurzeln in den Knochen einfügen kann.

Er entfernt kranke oder tote Nerven aus Zähnen, verändert die Position und Anordnung von Zähnen mit Klammern und hilft Menschen, die alle Zähne verloren haben, wieder ausreichend kauen zu können.

Und er tut es aus seinem eigenen technischen Verständnis der Medizin heraus. Er begreift sich weitaus eher als Zahn-Ingenieur, der Probleme in einem technischen Rahmen löst, als jemand, der in übergeordneten Zusammenhängen denkt.

Ein Zahnarzt, der Zähne beispielsweise auch als Symbol für Durchsetzungsvermögen sehen kann (Zähne fletschen, Standort verteidigen) und demzufolge eine Zahnlockerung einem Leiden unter mangelndem Durchsetzungsvermögen zuordnet, ist extrem selten. Er kennt eben eher den technischen Aspekt.

In diesem Ratgeber geht es mir nicht darum, andersdenkende Kollegen oder die sogenannte Schulmedizin belehren zu wollen oder gar zu verunglimpfen.

Der heutige Zahnarzt hat sich mühsam im Laufe der Jahrhunderte vom Bader, der heute Friseur heißt, zum hoch spezialisierten Facharzt weiterentwickelt.

Wenn der Patient einen technisch ausgefuchsten Spezialisten für seine Zahnprobleme sucht, ist er bei einem Zahnarzt, einem akademisch bestausgebildeten Feinmechaniker, an der richtigen Adresse.

Dieser begreift allerdings von seinem Selbstverständnis her den Zahn nicht als Teil einer größeren Einheit mit all seinen Verflechtungen, wie ein Arzt es täte, sondern als handwerklich-technische Herausforderung, den Zahn also NUR als Werkstück, den umzuarbeiten oder anzupassen er angetreten ist.

Der im Laufe der Jahrzehnte seine Arbeiten mit immer verfeinerterem technischem Gerät durchführt, mit dem Mikroskop bewundernswert in schwierigster Umgebung arbeitet, wenn er beispielsweise winzigste Wurzelkanäle im Mund reinigt und füllt.

Aber er ist und bleibt ein Handwerker, der sich auf sein handwerkliches Können auf hohem Niveau verlässt.

Der Patient sollte jedoch keinen Zahn-ARZT erwarten, dessen Wissensgrundlage über das im Studium vermittelte medizinische Grundwissen hinausgeht, wenn wir die allgemeine Definition eines Arztes zugrunde legen.

Aus guten Gründen verbietet der Gesetzgeber dem Apotheker, das Rezept eines Zahnarztes einzulösen, wenn darauf anderes als Dentalpharmazeutika, Analgetika (Schmerzmittel), Antibiotika oder Sedativa (Beruhigungsmittel) verordnet werden. Weil er nur in deren Anwendung ausgebildet ist und die Rezeptpflicht ansonsten sinnlos wäre. Nicht mal *die Pille* darf er seiner Frau oder Tochter verschreiben, im SARS-CoV-2-Zeitalter keinen Rachenabstrich für einen Corona-Test durchführen und auch nicht Blut abnehmen für andere Tests und Belange. Weil er nun mal kein Arzt nach allgemeiner Definition und Ausbildung ist.

Seit dem Altertum durchlief der spätere Heilkundige, zunächst oftmals ein Priester, sogenannte Ärzteschulen (z. B. Schule von Kos, Schule von Knidos, Alexandrinische Schule), die sich hinsichtlich ihrer Wissensvermittlung an unterschiedlichen ärztlichen Theorien (z. B. Methodiker, Pneumatiker, Hippokratiker) und philosophischen Strömungen (z. B. Epikureer, Stoiker) ausrichteten.

Die moderne Ausbildung von Ärzten begann im 18. Jahrhundert mit der Erweiterung des naturwissenschaftlichen Wissens und der Einführung von systematischem praktischem Unterricht am Krankenbett.

Diese umfassende Ausbildung, verbunden mit tieferem Wissen um die menschliche Natur, hat das Selbstverständnis der Zahnärzte immer schon gewurmt ... *nur* der kleine Handwerksbruder des ärztlichen Standes zu sein.

Um diese Lücke zu schließen, hat sich in den letzten 40 Jahren der ganzheitlich ausgebildete, biologische oder Ganzheitliche Zahnarzt herausgebildet. Dieser sieht sein Handeln in größere medizinische Zusammenhänge jenseits der Mundhöhle eingebettet und verfügt über ein weitaus umfassenderes Wissensspektrum darüber, was sein zahnärztliches Handeln im Organismus zur Folge haben kann.

Der Zahnfeinmechaniker ist dabei keine Erfindung der Neuzeit. Bereits die Ägypter um 2600 und später die Etrusker 800–300 v. Chr. entwickelten in der Toscana wahre Meisterschaften im Herstellen von Zahnersatz aus gezogenen oder geschnitzten Zähnen, verbunden mithilfe von dünnem Golddraht oder Goldblechen. Ihre Metallurgen erzeugten aus allergenarmen Gold-Silber-Kupfer-Legierungen hochbelastbaren Zahnersatz, der den Vergleich mit modernen Arbeiten nicht zu scheuen braucht.

Ludwig XIV. dem französischen Sonnenkönig, wurden auf seinen Wunsch vorsichtshalber alle Zähne gezogen und dabei der Unterkiefer wie auch der Gaumen mehrmals gebrochen. Und alles natürlich ohne Narkose.

Dr. Daquin, sein Leibarzt, notiert einen Monat später in seinem Tagebuch: „Zum Zweck der Desinfektion habe ich seiner Majestät das Loch im Gaumen 14 Mal mit einem glühenden Eisenstab ausgebrannt."

Als Folge quollen Speisen und Getränke bei Tisch daher oftmals aus seiner Nase. Auch größere Essensreste verkeilten sich dort und blieben für längere Zeit in dieser Öffnung stecken. Zeitgenossen berichteten von oftmals unerträglichem Gestank in der Nähe des Königs.

Im damaligen 17. Jahrhundert hielt man Zähne für die Ursache der meisten Übel, was in der modernen Medizin für manche Erkrankungen tatsächlich belegt werden konnte.

US-Präsident George Washington verfügte über 6 Totalprothesen, von denen keine wirklich passte. Das Halten von öffentlichen Reden wurde für ihn daher zu einem Albtraum.

Das alles ist zum Glück Vergangenheit. Dank enormer Fortschritte der Zahnmedizin ist für den modernen Menschen der Zahnersatz technisch wie medizinisch unproblematisch geworden. Wir implantieren heute künstliche Wurzeln und setzen Weisheitszähne *einfach* um in eine vorhandene Lücke. Trennen problematische Wurzeln ab und können den Restzahn stehen lassen. Setzen eigenes Knochenmark einfach an eine andere Stelle oder benutzen dazu entsprechend veränderten fremden Knochen.

Die Zahnmedizin siedelte also vom Hinterzimmer des Baders in moderne OPs um. Dort werden von leidenschaftlichen Kieferchirurgen und Zahntechnikern wahre technische Wunder vollbracht.

Wohlgemerkt – **technische** Wunder. Das Ergebnis dieses akademischen Handwerks entspricht immer mehr den Wünschen des heutigen Menschen nach Bequemlichkeit, einfacher Handhabung und vordergründiger Ästhetik. Ob wir hierbei dem Patienten letztlich nicht doch einen Bärendienst durch Vorgehensweise und verwendetes Material erweisen, wird der weitere Verlauf seines Lebens zeigen.

Dass im Übrigen nicht jeder Zahnarzt oder Zahntechniker hier seinen für ihn geeigneten Traumberuf gefunden hat, erfährt man spätestens, wenn man sich anschließend im Spiegel nicht wiedererkennt, der Zahnarzt jedoch bedauernd erklärt, dass Farbe und Form der Neuen doch eigentlich wunderbar passen, die eigenen Vorstellungen aber leider technisch nicht umsetzbar seien. Oder wenn die Mitmenschen sich augenzwinkernd zuraunen: „Hast du gesehen ... der hat wohl neue Zähne."

Und so endet für manchen Menschen der Traum, endlich ein unwiderstehliches Hollywood-Lächeln zeigen zu können, am unüberbrückbaren Gegensatz von Wunsch und seiner technischen Umsetzbarkeit.

Leider setzen Natur, vorhandene Anatomie und Materialeigenschaften von Metall, Kunststoff und Keramik uns Zahnärzten manchmal unüberwindbare Grenzen. Das ist ärgerlich, aber nicht immer vorhersehbar. Und das Ergebnis auch nicht immer einklagbar.

Ein kurzer Ausflug in die Rechtssprechung: Sie schließen mit dem Zahnarzt einen Dienstvertrag mit nicht-garantierbarem Erfolg, sobald Sie sich auf seine Behandlungsliege legen, auch wenn das nicht jedem Patienten von vorneherein klar war. Ein Werkvertrag hingegen, den ich mit der Autowerkstatt schließe, beinhaltet einen eindeutigen und messbaren Erfolg, der einklagbar ist.

Mit der Beauftragung eines Zahnarztes schließen Sie automatisch einen sogenannten Dienstvertrag, der den Arzt zur Ausschöpfung aller seiner individuellen Möglichkeiten und Fähigkeiten verpflichtet, aber von seinem Konzept her keinen Erfolg garantieren kann, der daher auch nicht einklagbar ist. Denn die Natur kennt, anders als das Produkt Auto, weder Normen noch garantierte Reaktionen. Sie kaufen also die *Katze im Sack*, besser formuliert: die Kunst, die Erfahrung und die Fertigkeiten des Arztes. Aber was dann anschließend im Zusammenspiel mit dem Organismus daraus wird, ist für den Zahnarzt nicht vorhersehbar.

Auch ein Gärtner, bei dem Sie einen Baum oder eine Pflanze erstehen, wird Ihnen keine Anwachs- oder Blühgarantie geben können.

Und hier kommen wir zu den Grenzen des Zahnarztes. Unsere universitäre Ausbildung lässt uns den Zahn als *Werkstück* begreifen, ähnlich einer Brille oder einem Hörgerät. Und so technisch gehen wir auch damit um:

Wir öffnen ihn, um seinen Nerven herauszunehmen, wenn er schmerzt. Wir schleifen ihn um, wenn er anschließend eine Krone tragen soll. Wir ziehen Zähne, wenn uns die Optik nicht gefällt oder er andere Zähne verschieben könnte (siehe Kapitel **Weisheitszähne**). Und wir setzen an seine ursprüngliche Stelle Werkstücke aus Metall, Keramik oder Kunststoff in Form von Implantaten, ohne in Erwägung zu ziehen, dass ein Zahn ein komplettes Organ darstellt, wie Herz, Niere oder Leber. Und das ebenso mit der Einheit des Körpers in allen Feinheiten bis hin zur seelischen Ebene untrennbar vernetzt war (oder ist).

Wir neigen aus unserer naturwissenschaftlichen Sicht heraus dazu, den Menschen nur als Ansammlung von Körperzellen zu sehen, als nützliche Maschine, die gefälligst zu funktionieren hat, auch wenn wir sie aus Bequemlichkeit mit Junkfood füttern – oftmals weil uns ein sorgsamer Umgang mit diesem unfassbar feinen Gespinst aus Materie, Energie und Geist zu mühsam ist.

Der Dichter Heinrich Heine hat unbeabsichtigt dem ganzheitlichen Gedanken ein Denkmal gesetzt. Dass jeder Mensch einzigartig und unfassbar vielgestaltig ist und daher seine Originalität nicht mit Ergebnissen aus Google-Datenbanken erfasst werden kann:

Denn jeder einzelne Mensch ist schon eine Welt, die mit ihm geboren wird und mit ihm stirbt. Unter jedem Grabstein liegt eine Weltgeschichte.

Unter ganzheitlicher Betrachtungsweise hängt also tatsächlich an jedem Zahn eines Menschen letztlich ein gesamter Mensch, mit all seinen feinen und feinsten Verflechtungen, mit seinen Sorgen und Nöten, mit Erfolgen und Misserfolgen, mit all seiner Existenzproblematik, auch mit seiner symbolischen Bedeutung *sich im Leben durchbeißen, die Zähne zusammenbeißen, jemandem die Zähne zeigen, jemandem diesen Zahn ziehen, sich an etwas die Zähne ausbeißen, jemandem auf den Zahn fühlen, etwas zähneknirschend tun,* und letztlich: *ins Gras beißen* ...

Kaum jemand wird heute noch auf die Idee kommen, die Wirksamkeit von Akupunktur abzustreiten. Sie ist genügend erforscht und erprobt, Krankenkassen und Gutachter erkennen ihre Wirkung an. Ich selbst habe durch meine Ausbildung auf diesem Gebiet Patienten von Schmerz befreien oder doch ihn zumindest lindern können.

Die Lehre der Akupunktur bezieht sich unter anderem auf dieses feine Gespinst, das den Körper durchzieht und Informations- und Steuerungsaufgaben hat. Und das wir mit feinsten Nadelreizen zu unserem Wohl nutzen, das jedoch auch durch krankhafte oder unnatürliche Umstände (ich denke hier an Implantate, Piercings, Ohrringe, Tattoos ... ja, auch Tattoos, denn auch Bilder und Symbole auf der Haut zeigen unter bestimmten Umständen Wirkung) im Körper Signale erzeugen kann, die denkbar unerwünscht sind. Zeigen Sie einem Menschen, der gerade guter Dinge ist, ein Foto seines Lieblingsfeindes, der ihn gerade gnadenlos über den Tisch gezogen hat. Er WIRD reagieren. Wie auch immer. Oder einem Rechtsradikalen ein Nazi-Symbol. Er bekommt leuchtende Augen.

Das Schwierige an der Deutung dieser Signale ist die nichteindeutige Zuordnung seiner Ursache.

Das wird deutlich z. B. in der sogenannten Neuraltherapie (*Neur-* = Nerv), wo ein jahrelanger Schmerz z. B. in der Schulter durch eine einmalige Injektion mit Procain (ein örtliches Betäubungsmittel) in eine alte Narbe am Bein dauerhaft ausgelöscht werden kann.

Für die Erklärung dieses Phänomens gibt es theoretische Ansätze – eine *wissenschaftliche* Deutung gibt es nicht, was dem Patienten, den ich gerade von seinem jahrelang quälenden Schmerz befreit habe, herzlich wurscht ist.

Ein Zahn, der aufgrund seiner Zahn-Organ-Beziehungen schmerzt (siehe das entsprechende Kapitel), muss weder eine Karies noch eine Fehlbelastung haben. Auch das Röntgenbild zeigt in diesem Fall dem ratlosen Zahnarzt keinen Befund. Aber die Frage nach chronischen Darmbeschwerden oder einer chronischen Bronchitis kann durchaus Hinweise auf Ursachen aus ebendiesem Bereich des Körpers geben.

Und da sind wir genau an einem jener Punkte, die mich dieses Buch nach 40 Berufsjahren schreiben ließen.

Es soll kein Buch über unfähige Zahnärzte sein. Unfähigkeit findet man in jedem Beruf. Ich möchte vielmehr darlegen, dass

Medizin NICHT ein festes System ist, in dem es ein zweifelsfreies Richtig und Falsch gibt. Ich möchte den Patienten Mut zur eigenen Meinung machen durch Informationen über jene Bereiche, in denen man aus guten Gründen anderer Meinung sein kann als der Fachmann in Weiß. Mut machen zum Zweifel an der manchmal arroganten und eingebildeten, weil nicht immer begründbaren Kompetenz des Mediziners (*Ihr Kind MUSS eine feste Klammer bekommen*). Denn es geht schließlich nicht um seinen, sondern um den Körper des Patienten, um die eigene Gesundheit.

Weitaus weniger Zahnärzte tragen selbst Silberamalgamfüllungen in ihren Zähnen, als man aus ihrem Eintreten für dieses Material vermuten könnte. Und das aus gutem Grund, wie wir später noch sehen werden.

Dieser Fachmann hat sich also irgendwann zu einer Meinung, einer Überzeugung entschlossen, die aber nur sein eigenes Weltbild widerspiegelt. Und die nicht unbedingt der Weisheit letzter Schluss sein muss. Der Naturwissenschaftler, zu denen auch der Arzt gehört, weiß, dass sich mittlerweile die wissenschaftlichen Grundüberzeugungen immer schneller als überholt und teilweise sogar als falsch herausstellen.

Dieses Buch soll unter anderem von der klassischen Zahnmedizin abweichende Meinungen darlegen, die ebenso richtig oder falsch sein können wie die Meinung des Zahnarztes, der gerade vor Ihnen steht. Ich habe gehörigen Respekt vor dem Patienten, der mir sagt „Das kann ja alles sein, Herr Doktor, aber ich habe trotzdem das Gefühl, dass ...".

Die Pfeiler, auf die sich die Naturheilverfahren seit Generationen gründen, sind hingegen nicht immer wieder korrekturbedürftig wie die Auffassungen der modernen Wissenschaft. Da wird nicht, wie Altbundeskanzler Kohl es einst spöttisch nannte, *jeden Tag eine andere Sau durchs Dorf getrieben*, weil mal wieder jemandem ein Mikroskop-Bild photoshoppte und sich damit in der wissenschaftlichen Welt wichtig tuen wollte. Oder eine Studie fälschte, um seinem Umfeld zu imponieren. Oder weil er dafür einfach viel Knete einstrich.

Wir Ganzheitsmediziner gründen uns auf teilweise Jahrtausende altes Wissen über den Menschen, entstanden durch beharrliche Beobachtung und Intuition, als man sich noch die Zeit nahm zu beobachten, zu vergleichen und abzuwägen.

Galenos, ein Verehrer des Hippokrates, erkannte bereits 200 v. Chr.:

„Heilkunst ist Lebenskunst. Man muss auf die Natur des Kranken achten, denn für jeden besteht eine besondere Therapie" ... „Kein Mensch ist wie der andere. Man darf nicht einfach von Krankheiten sprechen und davon, wie sie behandelt werden. Es gibt eigentlich keine Krankheiten, sondern nur kranke Menschen."

Und mit dieser Erkenntnis, dass es keine Krankheiten, sondern nur kranke Menschen gibt, tut sich die Schulmedizin so unendlich schwer.

Für sie ist eine Erkrankung wie eine defekte Funktion in einem Konsumartikel. Wie ein Auto, das nicht anspringt, weil der Motor abgesoffen ist. Wie ein Staubsauger, der plötzlich streikt, weil der Stecker einen Wackelkontakt hat.

Diese Beispiele sollen darauf hindeuten, dass wir längst noch nicht alle Vokabeln der Körpersprache beherrschen, auch wenn wir eine akademische Ausbildung durchliefen. Und dass vor allem ein bestimmtes Symptom nicht auf dieselbe Bedeutung oder Ursache bei jedem Menschen schließen lassen muss. *Was dem einen sin Uhl, ist dem anderen sin Nachtigal.*

Den Heilkundigen zeichnet daher aus, dass er nicht das Symptom des Kranken googelt, also mit einer Datenbank von anonymen anderen Kranken abgleicht, sondern sich dem erkrankten Menschen liebevoll und ausgiebig zuwendet, um herauszufinden, was das Symptom für diesen speziellen Menschen bedeuten könnte.

Und das gilt natürlich auch in der ganzheitlichen Zahnmedizin. Zum Beispiel kann ein unterer kleiner Backenzahn schmerzen, wenn mit dem Magen etwas nicht stimmt, und eine Nieren-/Prostata-/Gebärmutter-Unregelmäßigkeit kann zu Problemen im Schneidezahnbereich führen. Dieses Thema stelle ich Ihnen später im Kapitel **Zahn-Organ-Beziehungen** vor.

Aber Achtung! Ein Hinweis auf Ganzheitliches Behandeln in der betreffenden Praxis hat sich leider als marktwirksam erwiesen. Mittlerweile nutzt mancher Zahnarzt diesen Begriff inflationär auf seinen Praxisschildern, Briefköpfen, Homepages und Visitenkarten, weil er damit auf Patienten hofft.

In den seltensten Fällen kann der Patient diese Qualifikation überprüfen. Und sie ist auch manchmal nur Marktschreierei mit fantasievoll ausgestalteten Teilnehmer-Urkunden an den Praxiswänden, die von Crash-Kursen und Wochenendseminaren in den entsprechenden Fächern zeugen. Ernsthafte und belastbare Kenntnisse in Naturheilverfahren (die ich hier im

Zusammenhang mit einer ganzheitlichen Ausbildung sehe) erlangt man nicht an wenigen Wochenenden.

Kommt der Praxisinhaber gerade wieder frisch von einem der beliebten Wochenend-Crashkurse, werden Anteile dieses *neuen Wissens* geschwind als neueste Aspekte der Ganzheitlichkeit in das Marketing einbezogen, sofern sie gerade werbe- und imagewirksam im Trend liegen.

Es ist für den gutgläubigen Patienten unvorstellbar, mit welcher Dreistigkeit Marketing-Profis den Praxisinhabern und den Helferinnen Schulungen in Werbe- und Verkaufstechniken anbieten; wie Zahnärzte dabei lernen können, den Verkauf von Privatleistungen zu steigern und dem *Kunden* schmackhaft zu machen.

Das geht bis hin zum großflächigen Umkreisen mit roten Filzmarkern von unwesentlichen Zahnfleischtaschen auf dem Röntgenbild vor den Augen des Patienten, um ihm über Ängste Prophylaxebehandlungen zu verkaufen. Diese Kurse habe ich selbst erlebt.

Der Patient kann die Dringlichkeit oder die Notwendigkeit der angebotenen Maßnahmen nicht beurteilen. Er darf aber erwarten, dass bei einem ausgewiesen ganzheitlichen Zahnarzt das ganzheitliche Denken und er selbst bei jeder Behandlung im Vordergrund stehen.

Homöopathische Ärzte haben beispielsweise eine 10 (!)-jährige medizinische Zusatzausbildung durchlaufen. (Deutscher Zentralverein homöopathischer Ärzte).

Leider ist der Begriff *Ganzheitliche Zahnmedizin* oder auch *Biologische Zahnheilkunde* nicht vom Gesetzgeber geschützt. So kann jeder Hansel diese Begriffe verwenden.

Die homöopathischen Ärzte handhaben das ganz anders. Bei ihnen muss das Homöopathie-Diplom erworben werden, bevor man damit vor Patienten angeben kann. Die folgenden Erwerbsregeln zeigen Ihnen, wie weitläufig ein homöopathisch behandelnder Arzt ausgebildet wird. Das gibt den Patienten Sicherheit, dass der Arzt, dem er seine Gesundheit anvertraut, weiß, was er tut.

REGELUNG FÜR DEN ERWERB DES HOMÖOPATHIE-DIPLOMS

Nach Vorgaben des Deutschen Zentralvereins homöopathischer Ärzte: 6 Weiterbildungskurse mit
› je 40 Stunden (Kurs A bis F)
› und praktische Beschäftigung unter Anleitung eines Weiterbildungsbefugten
› über mindestens drei Jahre (300 Stunden Supervision) oder eine
› einjährige Weiterbildung im Krankenhaus.

Jeder Zahnarzt kann sich sein Schild hingegen selbst malen und er darf sich mit diesen Bezeichnungen schmücken, wenn er hofft, damit Patienten anzulocken. Finden Sie nicht auch, dass das ein bisschen nach Wild-West riecht?

Ein ganzheitlicher oder biologischer Zahnarzt durchläuft einen langjährigen und kostspieligen Ausbildungsgang, der noch einmal **alle Gebiete der Medizin** unter dem Aspekt der Ganzheitlichkeit umfasst. Sie dürfen von ihm also zu Recht fundiertes Wissen und Auskunft auch jenseits der Zahnmedizin auf allen Gebieten komplementärer Verfahren erwarten.

Trauen Sie sich ruhig, im Zweifelsfall den Kollegen nach seiner umfangreichen Qualifikation zu fragen. Wochenend-Diplome an der Wand sagen NICHTS aus. Oder vergewissern Sie sich wenigstens, dass er das Siegel *Qualifiziertes Mitglied in der GZM* (Internationale Gesellschaft für Ganzheitliche Zahnmedizin www.gzm.org) erworben hat.

Die einfache Angabe *Ganzheitliche/biologische Zahnmedizin* ohne nachweisliche Qualifikation durch die deutschen Gesellschaften für Ganzheitliche Zahnmedizin (GZM oder BNZ), oftmals noch mit dem veredelnden Zusatz *Amalgamfreie Praxis* (oder ähnlich) zeugt eher von kreativem Eigen-Marketing als von fundierter Weiterbildung.

Also: Augen auf, wem Sie sich und Ihre Liebsten aufgrund irgendeines Siegels anvertrauen.

Apropos Vertrauen: Scheuen Sie sich nicht, einmal nachzufragen, wie es in dieser Praxis mit dem Notfall-Management gehalten wird. Warum?

Bei einem Herz-Kreislauf-Versagen spielt die Zeit eine entscheidende Rolle. Werden rechtzeitig die richtigen Maßnahmen ergriffen, hat der Patient eine Überlebenschance von etwa 50 bis 70 Prozent. Doch diese sinkt rapide: um etwa zehn Prozent pro Minute. Es geht also tatsächlich um Minuten: Drei, vier, fünf Minuten – mehr sind es nicht.

Jede Spritze in den Unterkiefer birgt die Gefahr eines versehentlichen Treffens von großen Unterkiefer-Blutgefäßen und damit eines Herzstillstandes. Davon kann sich kein Zahnarzt freisprechen.

Daher: Hält diese Praxis regelmäßig (jährlich) Übungen ab und ist sie souverän im Umgang damit? Schließlich gibt es professionelle Trainer, die in die Praxis kommen. Denn es sind SIE und IHRE Familie, die einer Fehleinschätzung gegebenenfalls zum Opfer fallen!

› Jährliche Auffrischung, am sinnvollsten in der Praxis?
› Auffrischung mit dem gesamten Team?
› Kommunikationstraining im Notfall?
› Erste Hilfe bei Kinder-Notfällen?
› Laut *European Resuscitation Council* geraten die erworbenen Kenntnisse bereits nach drei Monaten langsam in Vergessenheit.

Auch im Rahmen der kontrollierten Fort-/Weiterbildungspflicht werden lediglich die streng fachbezogenen Kenntnisse rund um den Zahn aufgefrischt. Das Wiederholen des gesamten medizinischen Fachwissens außerhalb der Zähne ist freiwillig und wird nicht kontrolliert. Allgemeinmedizinisches Wissen kann nach bestandenem Staatsexamen getrost verfallen, weil es nie wieder geprüft wird. So muss der Zahnarzt sich nicht wundern, dass er in der Medizin nicht für voll genommen wird.

KLEINE OPTISCHE KORREKTUREN

Ein schönes Lächeln öffnet Türen gilt in einer Zeit, in der Modemarken und Schönheitsoperationen bereits bei Minderjährigen gesellschaftliche Eintrittskarten darstellen, leider in besonderem Maße.

Die moderne Zahntechnik lässt mit modernen Verfahren und modernen Werkstoffen deutliche kosmetische Verbesserungen der sichtbaren Zahnpartien zu.

Nicht immer sind wir mit der äußeren Erscheinung unserer Zähne zufrieden. Sicher – hässlich sind sie nicht. Aber diese kleine Lücke/Spalte zwischen den Vorderzähnen oder dieser gedrehte oder herausstehende Eckzahn müssten nun wirklich nicht sein. Könnte man sie schließen oder das Erscheinungsbild verändern, sähe alles viel gepflegter aus. Das Umfeld hat es zwar noch nicht registriert (jedenfalls haben sie noch nichts gesagt) aber zumindest ich sehe sie jeden Morgen beim Zähneputzen und traue mich manchmal nicht, frei herauszulächeln!

„Meine Zahnärztin sagt, da müssten Kronen drauf, wenn die Lücke geschlossen oder der Zahn eine andere Form bekommen sollte. Billig sind die bestimmt nicht – Muss das sein?"

Ähnliche Aufforderungen sind immer mal wieder zu hören und manchmal sollen sogar Zähne gezogen werden, wenn sie nicht perfekt stehen.

Nein – das muss nicht sein. Lücken zwischen den Zähnen können mit haltbar angeklebten Kunststoff-Erweiterungen geschlossen werden, ohne die vorhandenen Zähne für Kronen anzuschleifen. Und diese Erweiterungen, die wie kleine unsichtbare Flügelchen aussehen, können jederzeit rückstandslos wieder entfernt werden.

Diese kosmetischen Korrekturen können an allen Zähnen vorgenommen werden. Die meisten Zähne, die farblich oder in der äußeren Form auffallen, können so optisch wieder eingeordnet und farblich unsichtbar gemacht werden.

Das geht natürlich nur, wenn sie nicht allzusehr aus der Reihe tanzen.

Die Kosten dafür tragen, als kosmetische Korrekturen, natürlich nicht die Krankenkassen. Die müssen Sie mit Ihrem Zahnarzt aushandeln.

Nachteile aus ganzheitlicher Sicht: Alle Probleme, die verarbeiteter Kunststoff im Mund mit sich bringt, wie Abrieb von Nanopartikeln, allergische Reaktionen auf Kunststoffbestandteile oder das Verschlucken von Weichmachern. Aber das müssen Sie bei allen Kunststoff-Füllungen in Kauf nehmen – siehe Kapitel **BPA in Kunststoff-Füllungen.** Die Alternative *Zemente* ohne Kunststoffe an Frontzähnen waschen sich zu schnell aus. Nebenwirkungsfreies Füllmaterial mit Kunststoffen ist mir nicht bekannt.

Bei tatsächlich störenden Zahnfehlstellungen ist diese kleine optische Maßnahme nicht mehr möglich. Aber auch bei Erwachsenen können mit kieferorthopädischen Maßnahmen Zähne in ihrer Stellung im Gebiss korrigiert werden.

Die Methode des führenden Herstellers heißt Invisible Aligners (unsichtbares *In-die-Reihe-Bringen*).

Hier rate ich allerdings aus ganzheitlicher Sicht zur Vorsicht, Jede Veränderung der Stellung der Zähne zueinander kann nicht mehr völlig rückgängig gemacht werden; und es ändert gleichzeitig auch automatisch das Ineinandergreifen der Höcker und das Aneinandervorbeigleiten der Zahnflächen. Wir nennen das *den Biss*. Und damit greifen Sie in ein hochsensibles eingespieltes System ein, was wie im Kapitel **Der falsche Biss** beschrieben zu erheblichen orthopädischen Problemen führen kann. Weil der Körper zunächst versucht, alles Störende auszugleichen und gegenzusteuern, spüren Sie die Folgen in den wenigsten Fällen unmittelbar.

Wer seine Freunde mit über Nacht plötzlich strahlend weißen Zähnen überraschen möchte, muss zum Bleaching greifen. Das Zahnbleichen (*Bleaching*) beruht auf einer Veränderung von Oberflächenstrukturen des Zahnschmelzes mittels gebundenem Wasserstoff-Peroxyd. Ganz ähnlich dem Bleichen von Strähnchen, die mir mein Friseur kopfschüttelnd vor über 30 Jahren in einem Anflug von eigener Eitelkeit ins Haar bleichen musste.

Wie steht es dabei mit der Schädlichkeit? Mikroskopaufnahmen der Zahnoberfläche vorher und nachher zeigen nur geringfügige Unterschiede. Da aber in den USA mittlerweile ca. 30 % des zahnärztlichen Umsatzes mit Bleaching-Behandlungen erwirtschaftet wird, traue ich den Veröffentlichungen unserer auf Umsatz eingeschworenen transatlantischen Brüder über geringe Unschädlichkeit nicht unbedingt.

Profitinteresse in einem schnell wachsenden Markt könnte manche anderslautende Untersuchung unter den Tisch kehren. Mit Peroxyd gebleichte Haare verlieren beispielsweise letztlich ihre Elastizität, werden spröde und brechen.

Sie können natürlich zur Kostenersparnis auch zuhause bleachen (ein schreckliches eingedeutschtes Wort). Da der Zahnarzt dazu das umliegende Zahnfleisch zum Schutz mit einem Zahnfleischverband abdeckt, ist das Verfahren relativ schonend. Dieses Schützen wird Ihnen hingegen als Heimarbeit nicht gelingen, das Eigenbleachen zu Hause endet daher nicht selten mit schmerzhaft-angeätztem Zahnfleisch.

Und der Patient sollte VORHER wissen, dass Bleachen, auch beim Zahnarzt, in sehr seltenen Fällen mit der Überraschung von zwar helleren, aber plötzlich fleckigen Zähnen enden kann. Ohne Reset-Knopf!

ALLES NUR GEKLAUT

„Die Welt hat genug für jedermanns Bedürfnisse,
aber nicht genug für jedermanns Gier."

Mohandas Karamchand Gandhi

Wissenschaftler sind Menschen wie du und ich, die eine ziemlich hohe gesellschaftliche Achtung genießen (Party-Smalltalk: „Ach, Sie sind Wissenschaftler – sagen Sie bloß – was ist denn Ihr Forschungsgebiet?").

Wenn sie in Laboren arbeiten, unterscheiden sie sich lediglich durch das Tragen von weißen Kitteln von allen anderen. Nicht immer, weil sie sich bekleckern könnten, sondern durchaus auch, weil es sich um ein Statussymbol handelt.

Und wenn sie für ihre Arbeit Geld, gesellschaftliche Stellung und kollegiale Anerkennung bekommen, wandeln sie dafür leider durchaus nicht immer auf dem Pfad der Tugend.

„Es ist alles nur geklaut", singen *Die Prinzen*, „das ist alles gar nicht deines, nur gestohlen und geraubt."

Lassen Sie sich in diesem Kapitel überraschen, wie viel in der sogenannten Wissenschaft geklaut und gelogen wird.

Schauen wir uns erstmal den Hintergrund von Studien an. Studien werden in Auftrag gegeben. Kaum ein Arzt kann Studien aus eigenem Interesse durchführen und bezahlen. Daher haben Studienergebnisse auch immer etwas mit dem Auftraggeber zu tun.

Das sollten Sie wissen, wenn Ihnen mal wieder das Ergebnis einer *Studie* präsentiert wird. Die alten Lateiner hatten dafür ein treffendes Bonmot.

Frag dich immer: *Cui bono,* zu deutsch: Wem nützt dieses, wer profitiert von dieser Studie? Oder wem nutzt es, wenn ein missliebiges Ergebnis lieber unterdrückt wird?

Nachfolgend erzähle ich Ihnen, wie die Wissenschaft auf Anweisung der Politik einer lieben Freundin vier Jahre ihres Lebens klaute, nur weil das ehrliche Forschungsergebnis unerwünscht war.

Sie schrieb eine Doktorarbeit in Gesellschaftspolitik. Weil das Ergebnis ihrer Arbeit nicht der Erwartung entsprach, die ihre Auftraggeberin, eine SPD-nahe Stiftung, sich davon erhoffte, musste sie die bittere Erfahrung machen, dass die Arbeit in der Schublade ihres Doktorvaters (das ist der Professor, der das Thema vorgibt und die Arbeit bis zum Schluss begleitet) auf Nimmerwiedersehen verschwand. Und vier Jahre Forschungsarbeit für die Katz waren. Sie können sich nicht vorstellen, wie viele unliebsame Studien in Schubladen und Tresoren verschwinden. Denn auch das ist Lügen und Betrügen.

Soviel zur Glaubwürdigkeit dieser Branche. Es ist eben nicht nur *alles geklaut, gestohlen und geraubt,* sondern auch Wichtiges und ehrlich Erforschtes wird uns vorenthalten.

Dieses Kapitel ist den *In Amerika gibt es eine neue Studie-*Freaks gewidmet. Der Mensch ist trotz aller Erfahrungen schnell bereit, dem *Fachmann* zu glauben, wenn er sich nur mit Titel, Beziehungen und Stellung in der akademischen Welt geschickt verkauft.

Ein bisschen Skepsis wäre allein schon beim Begriff *Studie* angebracht. Denn bei keiner anderen Gattung wissenschaftlicher Veröffentlichungen wird offensichtlich ähnlich so viel gelogen. **Denken Sie daran:** Der Zeitaufwand für jede Studie muss von irgendjemandem bezahlt werden.

Niemand arbeitet umsonst, wenn er davon seinen Lebensunterhalt bestreiten muss. Und wenn Sie mal schüchtern nachfragen, wer denn die Studie in Auftrag gab, wissen Sie bereits, in welche Richtung das wahrscheinliche Ergebnis zielt. Der Volksmund sieht das ganz pragmatisch und formuliert: *Wes Brot ich ess', des Lied ich sing.*

Ich habe Ende der 60er in Köln studiert. Von einem bekannten Zahnpasta-Hersteller wurde während meines Studiums eine *Studie* über die Reinigungskraft verschiedener Zahnpasten an der Zahnklinik in Auftrag gegeben.

Die konservierende Abteilung (die Abteilung für *Löcherbohren*) hatte immer schon über fehlende Mikroskope für eigene Forschungsvorhaben geklagt. Jetzt raten Sie mal, mit welchen unerwarteten Kostbarkeiten der glückliche Professor uns Studenten nach Abschluss der Studie überraschte. Und welche Zahnpasta bei dieser Studie am besten abschnitt?

Stürzen wir uns in die hässliche Wirklichkeit:

TAZ, 03.04.09 Scott Reuben, Professor am Baystate Medical Center in Springfield in Massachusetts und bis vor Kurzem ein international renommierter Schmerzforscher hat 21 seiner Studien gefälscht. Viele seiner Empfehlungen wurden auch in Deutschland im Klinikalltag umgesetzt. Angesehene Fachmagazine hatten Reubens Arbeiten publiziert. Jetzt stellt sich heraus, dass Reuben die Ergebnisse seiner Studien teilweise gefälscht, teilweise komplett frei erfunden hat.

Man kam Reubens Machenschaften rein zufällig auf die Spur. Im Mai vergangenen Jahres entdeckte ein leitender Angestellter des Baystate Medical Centers Ungereimtheiten in Reubens

Arbeiten. Eine Routineprüfung ergab, dass Reuben für zwei klinische Studien keine nötigen Formulare der teilnehmenden Krankenhäuser besaß. Bei einer anschließenden Untersuchung stellte sich heraus; dass es bei 21 Studien über die Wirksamkeit von Schmerzmitteln keine nennenswerte klinische Forschung gibt. Die älteste Veröffentlichung stammt aus dem Jahr 1996.

Doch es kommt noch schlimmer: Reuben pflegte offenbar ausgezeichnete Kontakte zur Pharmaindustrie. Sein Betrug habe gewerbliche Züge angenommen, erklärte der Anästhesist Volker Wenzel, Universität Innsbruck, gegenüber der Süddeutschen Zeitung. In der Kritik steht unter anderem der Pharmakonzern Pfizer (Umsatz 50 Milliarden, u. a. Viagra, dessen Patent der oberste Gerichtshof Kanadas Pfizer wieder entzog, weil die Offenlegung über die Erfindung und deren Funktionsweise nicht stattgefunden habe.)

Er gewährte Reuben insgesamt fünf Forschungsdarlehen. Zudem war Reuben als bezahlter Sprecher für das Unternehmen tätig.

Scott Reuben ist jedoch kein Einzelfall. Gemäß einer Veröffentlichung des Fachmagazins NATURE wird nur EIN Prozent aller Betrugsfälle aufgedeckt.

Und NATURE zieht unter anderem eine Studie zurück, die behauptet hatte, normale Körperzellen von Mäusen durch ein Bad in Zitronensäure wieder in Stammzellen verwandelt zu haben. Diese Forschungsergebnisse hatten weltweit für Furore gesorgt. Doch dann waren Ungereimtheiten aufgetaucht, unter anderem waren offenbar Abbildungen frisiert worden.

Das *Journal of Vibration and Control* annullierte gleich 60 seiner Beiträge. Es hatte sich herausgestellt, dass der Peer-Review-Prozess, der eingereichte Beiträge auf ihren Gehalt und ihre Korrektheit prüfen soll, systematisch unterwandert worden war: Wahrscheinlich mehr als 100 Benutzerkonten in dem Online-System waren fingiert – diese Wissenschaftler existieren überhaupt nicht. In mindestens einem Fall hatte ein Forscher seine eigene Studie unter erfundenem Namen begutachtet und zur Veröffentlichung empfohlen.

Demnach ist die Aussage *Alles nur gestohlen und geraubt* näher an der Wahrheit, als der interessierte, wissenschafts- und fortschrittsgläubige Laie vermutet. Gesellschaftlich sind *der Herr Professor* und *der Wissenschaftler* hochgeachtet – sicherlich teilweise zu Recht. Dennoch mehren sich massiv die Fälle, wo Schummelei und dreistes Lügen in diesen Personenkreisen aufgedeckt wird.

Seien Sie also kritisch – nur weil es *eine Studie* besagt oder *ein Professor* mit seinem Namen dahintersteht, wird dadurch keine Neutralität oder Wissenschaftlichkeit gewährleistet. Die Aussicht auf Geld oder Ruhm ist in vielen Fällen allzu verlockend.

Die neueste Unverschämtheit, die die Erde weiterhin verpestet und unsere Zukunft auf diesem Planeten aufs Spiel setzt:

Glyphosat-Studien, direkt aus dem Fälscherlabor, vom 15.02.2020. Als die Behörden das unter Krebsverdacht stehende Pestizid als ungefährlich einstuften, beriefen sie sich auch auf das deutsche, staatlich kontrollierte Labor LPT (Laboratory of Pharmacology and Toxicology GmbH & Co. KG, Hamburg), das offenbar Experimente manipuliert hat. Dabei hatten sogar deutsche Aufsichtsämter der Firma attestiert, sauber zu arbeiten.

Mittlerweile wissen wir, dass neben gefälschten Versuchsreihen auch einige der an den Experimenten gestorbenen Versuchsaffen heimlich gegen gesunde Tiere ausgetauscht wurden.

Die Hamburger Tierschutzexpertin der Grünen-Fraktion, Christiane Blömeke, beklagte im Januar 2020, es sei weiterhin unklar, „welche Auswirkungen die Manipulation von Testreihen in den Laboren von LPT auf die Zulassung von Medikamenten hatte". „Wir wissen immer noch nicht, ob Medikamente auf dem Markt sind, deren Zulassung auf manipulierten Studien basieren. Zu diesen Vorgängen hatten wir bereits eine Strafanzeige bei der Staatsanwaltschaft gestellt und eine Risikoanzeige beim Bundesinstitut für Arzneimittel und Medizinprodukte eingereicht." Antworten stünden noch aus.

Also: Namhafte Professoren, Klinikdirektoren, Chefärzte und angesehene Spezialisten mogeln in unglaublichen Ausmaßen – ihnen ist jedes Mittel recht, um Ansehen, lukrative Posten und Finanzierungsmittel für ihre Großforschungsprojekte zu bekommen.

Das System der *Big Science* (der Wissenschaft in großem Rahmen und mit hohen Zuwendungen) wird dabei immer stärker zum Spielfeld mittelmäßiger und betrügerischer Wissenschaftler.

Nachfolgend eine weitere kleine Auswahl von Betrügereien aus den letzten Jahren im medizinischen Sektor.

Der norwegische Krebsforscher Jon Sudbø gab im Januar 2006 zu, mehrere hundert Patientendaten von Mundkrebskranken frei erfunden, sie zu einer Studie verarbeitet und diese in der angesehenen Fachzeitschrift *The Lancet* veröffentlicht zu haben. Die Aussage dieser Fälschung war, dass das Risiko für Mundkrebs bei Rauchern angeblich auf die Hälfte gesenkt werden könne, wenn man über längere Zeit Paracetamol einnehme.

Der Fall Reuben erweckt Misstrauen gegenüber der klinischen Forschung. Er wirft Fragen auf. Wieso konnte ein Wissenschaftler über zwölf Jahre lang Studien fälschen, ohne dass dies auffiel? Warum veröffentlichten renommierte Fachmagazine über einen so langen Zeitraum gefälschte Forschungsergebnisse?

Wir leben nun einmal in einer Wirtschaftsform, wo nicht Kartoffeln gegen Eier getauscht werden und beide Handelspartner den Gegenwert abschätzbar in der Hand halten. Wir leben in einer Zeit, wo alles, aber auch wirklich alles gegen Geld aufgewogen werden kann und – leider auch wird.

Auch Gesundheit und Krankheit sind Waren, mit denen viel Geld verdient wird.

Bitte denken Sie also daran, wenn Sie wieder einmal zu einer Kaufentscheidung auf welchem Feld auch immer (Zahnpasta, Wahl eines Zahnarztes, der für seine Praxis wirbt, oder das neueste Katzenfutter) gedrängt werden sollen. Jeder will nur Ihr Bestes – Ihr Geld.

Auch ein guter Ruf einer Firma oder einer Institution oder wenn es *ein Professor* gesagt hat, spielen auf diesem Spielfeld mit.

Sie allein müssen die Folgen einer Leichtgläubigkeit tragen. Ihr Gegenüber hat sein Geld im Sack und lächelt erfreut.

Und das sollte Ihnen, liebe Leser, eine Warnung und eine Mahnung zugleich sein. Wir Wissenschaftler schmunzeln nicht unbegründet über das geflügelte Wort: *Glaube keiner Statistik, die du nicht selbst gefälscht hast …*

BPA IN KUNSTSTOFF-FÜLLUNGEN

Die Büchse der Pandora ist längst weit offen. Um 1900 wurde die Substanz mit östrogener Wirkung erstmalig synthetisiert und seit Mitte des vorigen Jahrhunderts in immer neuen Anwendungsbereichen auf unsere Umwelt losgelassen. Wobei *Östrogen* den Oberbegriff für weibliche Hormone darstellt. Weltweit werden pro Jahr sechs Millionen Tonnen Bisphenol A (BPA) hergestellt, davon knapp eine halbe Million in Deutschland.

Der mittlere Gehalt an BPA im menschlichen Blut ist mittlerweile höher als die Konzentration, die bei Mäusen zu einer Beeinträchtigung der Sexualentwicklung führt

In allen **zahnärztlichen Kunststoff-Füllungen** ist BPA mit seiner ständigen Abgabe von Östrogenen mittlerweile zu finden. BPA sorgt chemisch gesehen dafür, dass das verwendete Plastik härter und damit länger haltbar wird, und ist damit in vielen alltäglichen Gegenständen aus Kunststoffen enthalten, wie eben leider auch in Zahnfüllungen.

Bisphenol A (BPA) gehört zu den hormonellen Schadstoffen, die bereits in winzigen Mengen in unseren Hormonhaushalt eingreifen. **Es ist außerdem ein gutes Beispiel dafür, wie wenig die traditionelle Risikobewertung noch geeignet ist, tatsächliche Schäden zu erfassen:** Möglicherweise ist es durch eine direkte Einwirkung auf Hormonrezeptoren in geringeren Konzentrationen schädlicher als in größeren Mengen. Frühreife, eine reduzierte Spermienzahl oder auch Verhaltensstörungen werden als mögliche Folgen diskutiert.

Wird die Substanz erhitzt, direkt oder in der Spülmaschine, löst sich die Chemikalie und gibt den Stoff an unseren Organismus ab.

Unser aller Problem, das sich in der Zukunft noch erheblich verschärfen wird, ist eben diese Östrogen-ähnliche Wirkung und damit eine massive Störung im Hormonhaushalt des Menschen.

In vielen Ländern haben bis zu 40 Prozent der jungen Männer eine verminderte Spermienqualität, verbunden mit immer häufiger werdenden Missbildungen der Geschlechtsorgane wie Hodenhochstand. Komplikationen in der Schwangerschaft nehmen zu wie Frühgeburten und ein geringes Geburtsgewicht.

Auch die hormonbedingte Krebshäufigkeit darf nicht fehlen: Z. B. Brust-, Prostata- und Hodenkrebs haben in den vergangenen 40 bis 50 Jahren weltweit zugenommen. Ein Trend zu verfrühter Pubertät bei Mädchen (verbunden mit einer frühen Brustentwicklung) ist zu beobachten und Fettleibigkeit und Diabetes-Typ-2 traten in den vergangenen 40 Jahren weltweit deutlich häufiger auf.

Hormonelle Schadstoffe wirken meist nicht akut giftig. Sie können jedoch wichtige Entwicklungsprozesse stören, die in ganz bestimmten Zeitfenstern des Wachstums ablaufen. Föten im Mutterleib, Kleinkinder und Pubertierende reagieren besonders empfindlich auf hormonelle Schadstoffe. Sie sind störungsanfälliger, weil sich ihre Organe in der Entwicklung befinden. Sie stehen noch dazu im Verdacht, Schädigungen der Gehirnentwicklung hervorzurufen.

In Deutschland ist ein Verbot von BPA jedoch noch in weiter Ferne. Immer wieder heißt es, dass der enthaltene BPA-Wert für Menschen noch im sicheren Rahmen sei.

In Kanada, Dänemark und Frankreich hingegen ist BPA zumindest bei der Herstellung von Kinderprodukten verboten.

Es gibt jedoch auch einige Unternehmen, die nicht auf BPA verzichten möchten. Laut ihnen ist BPA nicht nachgewiesen schädlich und Studien zu dem Thema seien Mythen.

Nun ja – was wir von Beschwichtigungen der Regierung und ihrer Beamten zu halten haben, sollte jedem klar sein. Unruhe unter der Bevölkerung führt zwangsläufig zu Mehrarbeit in den Verwaltungen. Und wer könnte es den armen vielbeschäftigten Staatsdienern bis hinauf ins Kanzleramt verdenken, wenn sie ihre Ruhe haben wollen vor aufsässigen Bürgern und lästigen Fragen?

WAS SIE ALS VERBRAUCHER TUN KÖNNEN?

Kunststoffprodukte aus BPA oder Polycarbonat (dessen Ausgangsmaterial BPA ist) nicht über 50 Grad erhitzen (Vorsicht – Spülmaschine!), Teller, Tassen, Gläser danach kalt abspülen, um die freigesetzten BPA-Rückstände zu entfernen.

Wenn Sie Kunststoff-Füllungen im Mund tragen ... nun ja ... Sie werden sie deshalb nicht wieder entfernen lassen. Aber es gibt, wenn auch wenige, Alternativen, siehe Kapitel **Füllungen**. Trotzdem bleibt ein unsicheres Gefühl.

Bezüglich des BPA-Gehaltes der Zahnfüllungen schauen Sie bitte ins Kapitel **Füllungen – Kunststofffüllungen**.

Ansonsten: Als Verbraucher können wir mehr erreichen, als wir uns zutrauen. Wenn Sie sich weigern, Produkte mit BPA zu kaufen, werden Firmen irgendwann zu einer Änderung gezwungen (Hinweis: *BPA-frei*).

Kaufen Sie Ihre Lebensmittel daher am besten frisch und noch besser unverpackt. Gerade die Klarsichtfolien für Lebensmittel geben beängstigende Mengen an BPA unmittelbar an die damit eingeschlagenen Lebensmittel ab, wie Wurst und Käse.

Wasser in Plastikflaschen ist ebenfalls ein großes Problem. Steigen Sie am besten auf Glasflaschen oder auf einen Wassersprudler mit BPA-freien Glasflaschen um.

Auch in Konservendosen ist BPA meistens als Kunststoff-Auskleidung enthalten. Versuchen Sie also, möglichst darauf zu verzichten – frisch ist ohnehin gesünder.

Stichproben des BUND in handelsüblichen Konservendosen zeigten erschreckende Ergebnisse. Untersucht wurden Konserven mit Thunfisch, Tomaten, Kokosmilch sowie Mais und Sauerkraut. Knapp 74 Prozent der untersuchten Lebensmittelproben waren belastet. Der BUND hat die gesundheitsschädliche Chemikalie in häufig konsumierten Thunfisch-, Tomaten- und Kokosmilchkonserven aus den Regalen der großen Handelsketten Lidl, Rewe, Aldi, Edeka, Netto und Penny nachgewiesen.

Ich habe selbst immer wieder unter Kollegen gehört, dass BPA kein Problem sei – Bedenken werden abgewiegelt, weil es ja oft unter der Nachweisgrenze liegt. Merkwürdig jedoch, dass Schmetterlinge mithilfe ihrer Riech-Antennen auf einzelne Moleküle in der Luft auf Entfernungen von Hunderten von Kilometern reagieren. Damit hätte sich das Problem der biologischen Wirksamkeit kleiner Mengen erledigt. Dass wir ihre Wirkung im Organismus (noch) nicht nachweisen können, steht auf einem anderen Blatt. Millionen von Kindern mit lebenslangen Östrogenschäden sprechen eine andere Sprache.

Auch hier gilt wieder: Bangemachen vor weißen Kitteln gilt nicht. Nicht alles glauben, was Weißkittel selbstgefällig von ihrer Kanzel verkünden. Weißkittel haben in den seltensten Fällen die Studien selbst erstellt, auf die sie sich stützen. Sie vertrauen ihnen einfach. Und damit denen, die sie finanziert haben. Bzw. denen, die sie fälschten. Und wie vertrauenswürdig diese sind ...

Sich informieren und dann selbst entscheiden ist der bessere Weg.

KEINE KARIES MEHR

Öffnet der Patient seinen Mund und dreht man die sanfte Hintergrund-Musik im Behandlungszimmer leiser, kann man bei angestrengtem Lauschen, das Ohr dicht am Mund des Patienten, ein leises Tuscheln, Rascheln und Knistern vernehmen. Aha, da sind sie ja wieder.

Wird dann blitzschnell die Lupe herausgeholt und in Stellung gebracht, kann man vielleicht noch die letzten winzigen Kerlchen mit den roten Augen und dem gelb gefärbten Punkerschopf sehen, die nicht schnell genug in den Lücken zwischen den Zähnen verschwunden sind.

Der Patient schaut mich entgeistert an und fragt verunsichert, was denn mein Ohr an seinem Mund solle. Er ist von mir ja einiges an alternativen Behandlungsmethoden gewohnt. Aber das jetzt übersteigt seine Vorstellungskraft.

Lösen wir geschwind das Rätsel: Wenn man schnell genug und vorurteilsfrei ist, kann man das Treiben der aufdringlichen und dreisten Kariesbakterien rund um die Zähne für Sekundenbruchteile hören und beobachten.

Zurück in die Wirklichkeit ohne Punkerschopf: Kariesbakterien richten so viel Schaden an, weil sie sich am Zahn festklammern können (im Zahnbelag) und dort ungestört Säuren produzieren. Liegen diese längere Zeit an derselben Stelle, beginnt die Auflösung des Kalks im Schmelz.

Die einzige der Schulmedizin bekannte Möglichkeit, diese Auflösung des Schmelzes zu verhindern, ist die Fluoridgabe. Das Fluorid soll die Oberfläche widerstandsfähiger machen.

Auch wenn diese Fähigkeit mit gutem Grund bezweifelt werden darf, gibt es für diesen Zweck längst bessere Alternativen.

ALTERNATIVE 1

Süßt man seine Speisen mit Xylit (*Xylitol* = Birkenzucker), verhungern die armen Kerlchen aus 2 Gründen:

› Sie können das süße Xylitol nicht verstoffwechseln und schieben Kohldampf. Das alleine führt schon zu einer Kariesreduktion von 85 %. Denn chemisch betrachtet gehört es nicht zu den Kohlenhydraten, sondern zu den Zuckeralkoholen. Das hat jetzt nix mit Schnaps zu tun, sondern mit chemischer Klassifizierung. Und macht es damit zu einem beliebten und weit verbreiteten Zuckeraustauschstoff mit dem Namen E 967.

› Darüber hinaus regt Xylit die Speichelproduktion an und fördert die Bildung von Komplexen mit Calcium und Speicheleiweißen in der Mundhöhle, was schließlich in eine Remineralisation von Zahnhartsubstanz mündet – also eine Reparaturfunktion.

› Das Xylit zerstört die Oberflächen-Haftung der Plaque am Zahn (der Zahnbeläge), in denen sich die Bakterien vorher so trefflich verstecken konnten. Damit verlieren sie die Festklammerungs-Möglichkeit am Zahn und plumpsen hinunter. Der Säureangriff auf den Zahn ist vereitelt. Daher ist ein tägliches Lutschen von Xylit-Pastillen, wenn es gerade nichts zu süßen gibt, ebenso sinnvoll.

› Es führt bei alter vorhandener Karies zu Wiedererhärtungsprozessen – wie nützlich!

› **Und es übergreift sogar Generationen:** In einer weiteren Turku-Studie aus dem Jahr 2000 wurden die Wechselwirkungen zwischen Müttern, die regelmäßig xylithaltige Kaugummis kauten, und ihren Kindern (bis 2 Jahre alt) untersucht. Ein Ergebnis der Studie war, dass der regelmäßige

Konsum von Xylit-Kaugummis durch die Mütter den Befall mit *Streptococcus mutans* (den typischen Karies-Bakterien) bei den Kindern signifikant hemmt.

› Empfohlene tägliche Menge an Xylit/Xylitol ca. 5–10 g in Form von Lutschpastillen oder Kaugummi

Aber Achtung, es gibt bei Xylit wichtige Unterschiede. Xylit ist nicht unbedingt gleich Xylit. Aufgrund der steigenden Nachfrage erfolgt die industrielle Gewinnung nicht mehr aus der Rinde von Hölzern, sondern hauptsächlich aus Maiskolbenresten (oft sogar dann, wenn Birkenzucker auf dem Etikett steht!).

Leider muss auf den Verpackungen nicht darauf hingewiesen werden, ob diese aus genmanipuliertem Anbau stammen. Auch die Enzyme, die bei der Herstellung verwendet werden, kommen oft aus gentechnisch veränderten Mikroorganismen. Hier gibt es ebenfalls keine Kennzeichnungspflicht. Beim Kauf also unbedingt auf Bio-Produkte achten und darauf zurückgreifen.

Beruhigend: Unser Körper kennt Xylit. Dieses wird täglich dann erzeugt, wenn die Leber Kohlenhydrate umwandelt (zwischen 5 bis 15 Gramm pro Tag). Unser Organismus nimmt diese Substanz daher sehr gut an und verarbeitet sie hervorragend, weil er auch die notwendigen Enzyme selber herstellt, um Birkenzucker im Stoffwechsel zu verarbeiten.

Im Dickdarm wird das restliche Xylit (etwa ⅔ der eingenommenen Menge) dann durch Bakterien zerlegt und zu kleinen Fettsäurebestandteilen abgebaut und resorbiert. Diese werden anschließend zu Kohlendioxid (CO_2) und Wasser verstoffwechselt. Dabei entstehen also keine unerwünschten oder schwer abbaubaren Nebenprodukte.

Jedoch: Xylit kann bei Mengen oberhalb 30 g abführend wirken. Entsprechende Hinweise müssen sich auf Lebensmitteln befinden, deren Anteil an Xylit mehr als zehn Prozent beträgt. Die Darmbakterien bauen Birkenzucker sehr schnell ab. Deswegen kann Durchfall folgen auf eine Mahlzeit mit hohen Mengen an Xylit. Durch einen Gewöhnungseffekt verschwindet aber auch das nach ca. vier Wochen.

Bisher gilt Xylit für den Menschen als unbedenklich. Individuell kann jedoch eine Unverträglichkeit auftreten, vergleichbar mit einer Fruktosemalabsorption mit Symptomen wie Durchfall, Blähungen und Schmerzen.

Für Kinder unter drei Jahren ist unkontrollierter Verzehr daher nicht zu empfehlen.

Löst sich Xylit im Speichel, entzieht es der Umgebung Wärme und erzeugt auf der Zunge einen Kühleffekt, ähnlich dem Effekt von *Menthol*.

ALTERNATIVE 2

KREMO 058 von *Dr. Pandalis – Urheimisch*®, ein Produkt aus einer Mischung eines Oregano- und Schwarze-Johannisbeere-Extrakts mit Bio-Zertifikat, das nach offiziellen Studien die Kariesentstehung nachweislich und deutlich bremst. Angeboten wird es als Spülung und als Mundreinigungspastillen.

Kremo 058 verhindert nachweislich die Haftung der Bakterien am Zahn (und damit die Säureproduktion dort) und wirkt noch dazu antibakteriell, schmeckt aber leider sehr gewöhnungsbedürftig.

Unter allen angebotenen Methoden ist wohl dieser Extrakt demnach der zur Zeit wirksamste.

Seit einiger Zeit ist ein Buch auf dem Markt, das uns Zahnärzten vorwirft, nicht an wirklicher Vorbeugung interessiert zu sein, sondern nur, und teilweise sogar vorsätzlich, durch eher unsachgemäße Reparaturen das Gebiss und den Geldbeutel des Patienten in den Ruin zu treiben: *Zahnarztlügen, Wie Sie Ihr Zahnarzt krank behandelt*, von Dorothea Brand und Dr. Lars Hendrickson.

Abgesehen davon, dass das Buch durch zum Teil fehlende Sachkenntnis und daher laienhafte Darstellung, hineingemischte Falschinformationen und auch böswillige Unterstellungen Stimmung gegen Zahnärzte machen und den Verdruss der Patienten schüren soll, ist der angegebene Co-Autor auch durch intensive internationale Recherche nicht ausfindig zu machen, obwohl er angeblich Verfasser zahlreicher Studien und Vorträge, sogar im Rahmen der WHO, sein soll.

Das Internet kennt seinen Namen als Arzt nicht – obwohl das Internet nichts vergisst. Auch seine angebliche langjährige Praxis in den USA steht in keinem offiziellen, auch in keinem rückwirkenden Verzeichnis.

Daher könnte der Leser geneigt sein anzunehmen, dass die angeblich nur begleitende Journalistin das Buch allein schrieb, als Ausdruck von Frust und Wut auf ihren eigenen Zahnarzt. Was ja vorkommen soll. Niemand wird gezwungen, seine Zähne zu vernachlässigen.

Aber hinterher den Zahnarzt für die Folgen verantwortlich zu machen, ist schon schräg. Passt aber zum Zeitgeist, der gern die Selbstverantwortung leugnet und weitergibt.

Nun gibt es in jedem Beruf schwarze Schafe und ärgerliche Zeitgenossen, aber der weitaus größte Teil der Zahnärzte versieht meines Wissens gewissenhaft seine tägliche Arbeit, auch wenn jeder von uns seine eigenen Schwerpunkte und Grundüberzeugungen hat.

Selbstverständlich obliegt uns Zahnärzten auch die Aufgabe, unsere Patienten vorbeugend vor (kariösem) Schaden zu bewahren. Und alle Kollegen, die sich ernsthaft mit dem Thema beschäftigt haben und den aktuellen Forschungsstand kennen, geben ihren Patienten entsprechende Ratschläge mit auf den Weg.

Leider aber ist der Dreh- und Angelpunkt die Selbstverantwortung des Menschen, die unbequemerweise auch mit Konsequenz und Selbstbeherrschung unlösbar verknüpft ist. Denn die Industrie verführt uns, vor allem die Kinder, zu fast ungehemmtem Zuckerkonsum, oft auch durch versteckte Zucker.

Aber es ist jedem Menschen selbst überlassen, ob er Schokolade oder Kohlrabi, Chips oder Möhren isst. Einschließlich einer Vorbildfunktion bei seinen Kindern.

Und er kann weiterhin selbst dazu beitragen, seine Zähne weitgehend kariesfest zu machen, indem er konsequent einige wenige Grundregeln beachtet, die ich hier nachfolgend aufgelistet habe.

Es ist möglich, die Aktivität des wohl wichtigsten Kariesbakteriums, des *Streptococcus mutans* so weit zu reduzieren, dass kaum noch Karies auftreten kann.

Der Weg dahin besteht in:
Völliger (!) Verzicht auf Haushaltszucker (dazu gehören auch die sog. versteckten Zucker). Stärkehaltige Nahrung wie Mehlprodukte und Kartoffeln sollten Sie ebenfalls weitgehend meiden. Säurehaltige Getränke (Kohlensäure!), Fruchtsäfte, Schorlen und säurehaltige Obstsorten deutlich reduzieren. Nach

jeder Mahlzeit KREMO 058 Pastillen lutschen, alternativ Xylitolkaugummi oder Xylitol-Lutschpastillen Auf kalziumreiche Ernährung achten (ca. 1000 mg/Tag)

Warnen möchte ich vor im Internet beworbenem ACP, weil es bewusst Nanopartikel enthält, die zur Remineralisierung und Reparatur von winzigen Rissen im Zahnschmelz entwickelt wurden. Diese Verletzungen gehen der Bildung von Karies-Löchern voraus. Die Nanopartikel erleichtern beim Putzen das Ablösen der Bakterien von der Zahnoberfläche.

In diesem Zusammenhang möchte ich darauf hinweisen, dass die allgemeine Problematik von sogenannten Nanopartikeln noch nicht zufriedenstellend geklärt ist. Offizielle Stellen warnen zur Zeit noch davor, da diese Partikel aufgrund ihrer unglaublichen Winzigkeit durch Zelllücken schlüpfen und in jedes Organ eindringen können, mit der Folge von dadurch bereits beobachteten Erkrankungen.

Schmelzreparaturen durch Zahnpasten

Künstlicher Zahnschmelz

Die Zahnpasta BIO-REPAIR enthält künstlichen Zahnschmelz.

Moleküle aus einer dem natürlichen Zahnschmelz verwandten Substanz (Hydroxylapatit im Komplex mit Zinkcarbonat) verbinden sich mit der Oberflächenstruktur des Zahnschmelzes und verschließen die winzigen Defekte beim Zähneputzen.

Novamin

Ein sogenanntes bioaktives Glas, das als Inhaltsstoff der Zahnpasta zur Zahnschmelz-Remineralisation dient. Aktiver Inhaltsstoff ist Calcium-Natrium-Phosphosilikat und gibt diese
Elemente in ionisierter Form an den Schmelz ab. Soll Zahnhals-
Überempfindlichkeiten deutlich bessern.

Der Pharmariese GlaxoSmithKline (vor Kurzem mit Pfizer
vereinigt) kaufte das Patent im Mai 2010 auf für 135 Millionen
$ US. Damit dürfte jedem Verbraucher klar sein, mit welcher
Macht das Produkt in den Markt gedrückt wird und wie die
Chancen stehen, von nachteiligen Eigenschaften zu erfahren

Kalziumreiche Ernährung

Eine Literaturübersicht bestätigt die antikariogene Wirkung
von Milchprodukten, insbesondere von Käse. Er hemmt die De-
mineralisation des Zahnschmelzes und fördert die Remineralisation. So konnte bei Testpersonen, die über drei Wochen 6 Mal
täglich den Mund mit einer 10 %igen Saccharoselösung spülten,
die Zahnschmelz-Entkalkung allein durch das Kauen von 5 g
Cheddarkäse eine Minute nach jeder Spülung um 71 % reduziert
werden.

Aber auch probiotische Milchprodukte schützen vor Karies.
Im Rahmen einer finnischen Studie stellte man fest, dass der
Zusatz des probiotischen Keimes Lactobacillus rhamnosus GG
das Kariesrisiko und das Kariesvorkommen im Studienzeit-
raum von sieben Monaten signifikant senken konnte. Während
in der Verumgruppe (die Gruppe mit dem eigentlichen Wirkstoff) das Risiko von 40 auf 34 % sank, stieg es in der Placebo-
gruppe von 39 auf 43 % an.

Statt des Apfels am Abend könnte daher ein Stück Käse die Zähne deutlich besser auf die *Nachtruhe* einstimmen. Zähneputzen im Anschluss sollte aber in jedem Fall selbstverständlich sein.

Abschlussbetrachtung: Aus ganzheitlicher Sicht ist ein regelmäßiger Verzehr von Milchprodukten von zweifelhaftem Nutzen. Abgesehen von Laktose-Unverträglichkeiten nehmen wir hierbei immerhin die Babynahrung von Kühen zu uns, die durch natürliche hormonelle Substanzen das Gewicht der Kälber in kürzester Zeit nach oben treiben soll.

Aber auch hier gilt: die Menge macht's.

BIOKOMPATIBEL

Biokompatibel. Noch so ein viel strapaziertes Fremdwort. *Bios* gr. = Leben + kompatibel = verträglich. Es bedeutet, dass kein schädlicher Einfluss auf eine lebende Umgebung ausgeübt wird, dass zwei Substanzen, biologisch gesehen, *vereinbar* oder *verträglich* sind.

Nun – bei der Flut von neuen Produkten, die verkauft sein wollen, oder neuen Anwendungsbereichen verwundert es nicht, dass unser Körper irgendwann *die Faxen dicke* hat und insgeheim stöhnt: *Nein – nicht das auch noch.*

Hunderttausende von Kaninchenaugen werden für Verträglichkeitstests zerstört, weil unser Wahn nach neuen kosmetischen und Pflegeprodukten keine Grenzen kennt.

Oder weil weitere Unverträglichkeiten oder neue Allergien plötzlich in unserem Leben auftauchen. Oder ein schleichendes Unwohlsein oder ein scheußliches Asthma.

Wir sollten also auf Bio-Verträglichkeit von Zahnersatz-Materialien mit unserem Körper achten, um weitestgehend allergische und toxische Reaktionen und damit unerwünschte Nebenwirkungen beim Patienten zu vermeiden.

Kein Gegenstand in unserem Alltagsleben ist derart direkt mit dem Inneren unseres Körpers verbunden und gleichzeitig so viel aggressiven äußeren Einflüssen ausgesetzt wie der Zahnersatz oder die Zahnfüllung. Der, der ihn trägt, hat ihn unweigerlich Tag und Nacht im Mund – herausnehmbare Prothesen wie auch festsitzenden Zahnersatz (Kronen oder Brücken) – und das (hoffentlich) über Jahrzehnte. Diskussionen über zahntechnische Werkstoffe wie Gussmetalle und Kunststoffe sorgen immer wieder für Besorgnis bei betroffenen Patienten.

Leider behaupten verantwortliche Institutionen, wie z. B. Krankenkassen, immer wieder, dass für eine konkrete Bedrohung keine wissenschaftlichen Beweise vorliegen.

Wie aussagekräftig diese sind, lesen Sie bitte in **Alles nur geklaut** nach. Die betroffenen Institutionen gehen dabei meines Erachtens sehr fahrlässig mit unserer Gesundheit um. Bei den Kassen als auch bei Zahnärzten und anderen Heilberufen sind Dentalmaterialien mittlerweile ein Reizthema. Der Patient als Betroffener ist daher verunsichert.

Hinzu kommt, dass unsere Mundhöhle und unser Gebiss psychisch stark besetzt sind. Schließlich sind unsere Zähne nicht nur Kau- und Beißorgane, sondern symbolisieren auf der psychischen Ebene Kraft, Gesundheit und Schönheit. Der Konflikt, sich zahnärztliche Maßnahmen mit möglichen Vergiftungen zu erkaufen, ist für Zahnarzt und Patient nicht immer einfach zu lösen.

AMALGAM

An vorderster Front stehen sicherlich die als Füllungsmaterial verwendeten Amalgame, die auf Grund ihrer Zusammensetzung (50 % Quecksilber, 50 % Silber) schon seit der Einführung dieses Materials vor beinahe 170 Jahren in Wissenschaft und Öffentlichkeit in der kritischen Diskussion stehen.

Obwohl *offiziell* keine abgesicherten Hinweise auf die Existenz eines Krankheitsbildes *Amalgamvergiftung/Amalgambelastung* vorliegen, empfahl das Bundesgesundheitsamt (BGA) vorbeugend, die Quecksilber-Belastung der Bevölkerung durch eine Verringerung der Amalgamverwendung zu reduzieren. Insbesondere riet das BGA bei Schwangeren, Jugendlichen unter 15 Jahren, Nierenkranken, Hautkranken und bestimmten Allergikern von einer Versorgung mit Amalgam ab. Es wurde aber seitens des BGA mehrfach betont, dass keine wissenschaftlichen Erkenntnisse vorliegen, die den Verdacht eines gesundheitlichen Risikos durch Amalgam begründen.

Wenn also tatsächlich keine Erkenntnisse vorliegen, warum dann die Einschränkung, dass die o. a. Bevölkerungsgruppen von der Amalgamversorgung ausgenommen werden sollen?

Ich möchte hier keine Verschwörungstheorie anheizen, aber der gesunde Menschenverstand und die Erfahrung sagen mir, dass die Industrie kein Produkt mit gutem weltweitem Umsatz in seiner Anwendung zurückfährt, wenn man nicht finanzielle oder/und juristische Nachteile befürchtet.

Glücklicherweise gibt es, als USA-Import, mittlerweile Verbraucheranwälte, die nur darauf warten, lukrative Prozesse in Gang setzen zu können.

Mein Rat daher: Machen Sie, wenn auch vorsichtshalber, einen großen Bogen um dieses Material.

Nur gibt es merkwürdigerweise mittlerweile Staaten wie Norwegen und Schweden, die die Verwendung von Amalgam grundsätzlich verboten haben.

Meine persönliche Meinung zu diesem Thema finden Sie hier unter dem gesonderten Stichwort: AMALGAM

KUNSTSTOFFE

Kunststoffe haben in der Zahnheilkunde eine große Bedeutung erlangt. Zur Anwendung kommen meist sogenannte Komposit-Kunststoffe, die im Wesentlichen aus Kunstharzen, Füllkörpern und Verbundstoffen bestehen.

Kunststoffe können als plastische (formbare) oder feste Füllungsmaterialien wie auch als Befestigungsmaterialien (Kleber), zum Beispiel für keramische Restaurationen wie Keramik-Inlays oder Keramik-Kronen, eingesetzt werden.

Dentale Kunststoffe werden aus einer plastischen Konsistenz zur gewünschten Form, meist mittels UV-Licht, ausgehärtet, der Fachmann spricht von Polymerisation. Nach dieser Aushärtung hat der Kunststoff zwar seine endgültige Form erreicht, dennoch finden auch noch längerfristig chemische Umwandlungsreaktionen innen wie außen statt. Auch die in den Kompositen verwendeten Zusatzstoffe können chemische Komponenten enthalten und später freigeben, die sich unter Umständen schädlich auf den Gesamtorganismus auswirken.

So wurden zahnärztliche Kunststoffe unter anderem für folgende Erkrankungen verantwortlich gemacht:

› Allergien,
› Antriebs- und Denkstörungen,
› Darmerkrankungen,
› Dermatosen,
› Krebs,
› Lymphknotenschwellungen,
› psychische Erkrankungen.

Ähnlich wie beim Amalgam ist die Vielschichtigkeit der befürchteten Krankheitsbilder auffallend.

Das ist so, weil eventuelle Unverträglichkeiten wie auch überempfindliche oder allergische Reaktionen nicht unbedingt zu erkennbaren lokalen Reaktionen führen, sondern im Sinne von Fernwirkungen an anderen Stellen des Körpers in Erscheinung treten können.

Der Zusammenhang zu einer zahnärztlichen Behandlung dürfte damit oftmals nicht direkt feststellbar sein. Daher besteht die Gefahr, dass künftig schwer diagnostizierbare, chronische Krankheitsbilder mit vielfältigen klinischen Erscheinungsformen zunehmen.

Es gibt bislang keine überzeugenden Beweise dafür, dass das Risiko systemischer (den gesamten Organismus betreffender) Nebenwirkungen bei dentalen Kunststoffen geringer ist als beim Amalgam.

REINES GOLD UND LEGIERUNGEN

Reines Gold wird in der Zahnheilkunde nur noch selten eingesetzt, weil es für den alltäglichen Gebrauch zu weich ist.

In Western der alten Art beißt der misstrauische Wirt im Saloon in das zum Bezahlen der Rechnung angebotene Nugget, den Goldklumpen. Zeigen sich Bissspuren, konnte man daraus auf reines Gold schließen und das Nugget wurde akzeptiert.

Die verwendeten Legierungen (Mischungen) werden in Edelmetall- und Nichtedelmetall-Legierungen unterteilt. Als besonders hochwertig gelten die sogenannten hochgoldhaltigen Legierungstypen, die mindestens etwa 70 oder mehr Prozent Gold enthalten.

Weitere Bestandteile sind unter anderem Silber, Palladium (das mittlerweile wegen seiner Wirkung auf die Psyche höchst umstritten ist) und Platin, die in wechselnder Zusammensetzung die werkstoffkundlichen Eigenschaften beeinflussen.

Gold und Hochgoldlegierungen gelten gemeinhin als biokompatibel und ungiftig. Allerdings sind auch Allergien oder Unverträglichkeiten von Gold und Goldlegierungen bekannt, auch wenn Zahnärzte, die sich nicht mit Umweltmedizin beschäftigt haben, das bestreiten.

Viele Bestandteile dentaler Legierungen, wie Chrom, Gallium, Kobalt, Kupfer, Indium, Nickel, Palladium und Vanadium werden jedoch zunehmend kritisch betrachtet. Es gehört zum Grundwissen des Zahnarztes, dass sich diese Elemente auch in den sogenannten Loten befinden, mithilfe derer sich Metallbausteine aneinander löten/schweißen lassen. Potentiell schädigende Effekte durch Korrosionsprodukte aus Legierungen sind wissenschaftlich durchaus nachvollziehbar und werden heute ernster genommen als in vergangenen Jahren. Die Liste der klinischen Erscheinungsformen als Folge toxischer Korrosionsbestandteile umfasst unter anderem Zahnfleisch-Verfärbungen, Geschmacksirritationen, Schleimhautbrennen und Parodontopathien (Zahnbetterkrankungen).

Vor allem Palladium hat sich als ausgesprochen schädigend herausgestellt, mit Schwerpunkt schwerwiegender psychischer Veränderungen. Ich habe selbst eine Patientin erlebt, die nach der Eingliederung einer einzigen palladiumhaltigen Krone Ängste entwickelte, die es ihr unmöglich machte, unbegleitet aus dem Haus und zum täglichen Einkauf zu gehen. Nach Entfernen dieser Legierung brauchte es noch fast ein Jahr, bis die Patientin gesundete.

Sicherheit gibt es für den verunsicherten Patienten nicht, keine wissenschaftlich anerkannte Prüfung oder Untersuchung kann eine Unverträglichkeit klar feststellen; allergische Prüfungen durch den Hautarzt sind viel zu grob und erfassen längst nicht alle Einflüsse und Reaktionen.

Die einzige bis heute bekannte Möglichkeit, eine Unverträglichkeit auszuschließen oder Allergien/Vergiftungen auf die Spur zu kommen, liegt in der Anwendung feinenergetischer Testungen. Diese Prüfungen werden allerdings schulmedizinisch belächelt und abgelehnt.

Sie gliedern sich auf in Elektroakupunktur und Kinesiologie, wobei ich in meiner Praxis über viele Jahre mit der Kinesiologie/Physioenergetik nach von Rasche arbeitete.

Diese Methode ist, wie könnte es anders sein, von Krankenkassen und Kollegen nicht anerkannt, zeigt aber mit verblüffender Genauigkeit reproduzierbare Ergebnisse.

Diese Methoden sind grundsätzlich erlernbar, aber nicht jeder hat Erfolge in seiner Anwendung.

Der Testende geht mit seiner gesamten Persönlichkeit im Testvorgang in Resonanz mit dem Patienten. Daher kann mit dieser Methode unglaublich präzise auch das Unterbewusstsein geprüft werden. (Typische Frage an das Unterbewusstsein eines erkrankten Patienten: *Möchten Sie überhaupt gesund werden? Verschafft Ihnen die Erkrankung einen Vorteil?* Die Technik und Vorgehensweise dieses Testvorganges ist nicht Gegenstand dieses Buches und kann beispielsweise in den Büchern von Klinghardt nachgeschlagen werden.)

Das kling schnell nach Hokuspokus, ist aber Teil des normalen Testalltags von Kinesiologen. Die geringschätzige Abwertung der Methode im Kollegenkreis war gewiss zum Teil auch der Missgunst wegen meiner Erfolge bei schwierigen Sachlagen und meinem daher großen internationalen Patientenstamm geschuldet.

Grundsätzlich sollte jedes in den Körper eingebrachte Material vor seiner Anwendung am Patienten überprüft werden, das ist in einer dafür ausgestatteten Praxis eine Frage von Minuten. Natürlich kann dieser Testvorgang nicht kostenfrei sein.

Aber wer sich jahrelang mit einer unerkannten Überempfindlichkeit auf einen Klebezement unter einer Krone mit Schmerzen und Hautveränderungen herumgeplagt hat, wird diesen Betrag gerne zahlen. Er hat dann die (relative) Gewissheit, dass er keine unerwarteten Schwierigkeiten mehr bekommt.

Ich schränke die Aussage bewusst ein, weil jedes Testergebnis einer Fehleinschätzung unterliegen kann. Die ist bei routinierten Testern aber selten. Und natürlich gilt auch hier: Der Markt fordert seine Opfer.

Denn wo man ohne große Umstände Geld und/oder Anerkennung verdienen kann, sammeln sich auch Scharlatane. Wenn Sie also von einem guten Kinesiologen gehört haben, nutzen Sie diese Chance zu Verträglichkeitstestungen (meine Patienten zur Kinesiologie kamen aus ganz Europa und den USA). Da hierbei dem Kinesiologen auch ein Dialog mit dem Unterbewusstsein des Patienten möglich ist, sind weitreichende und verblüffende Diagnose- und Therapiemöglichkeiten möglich.

Z. B. die weiter oben beschriebene Frage an den Patienten: „Möchten Sie überhaupt gesund werden?" Sie wären erstaunt, wie freimütig der Körper des Patienten darauf im Rahmen der Testung antwortet. Und das nicht nur mit Ja/Nein, sondern, je nach Fragegeschick des Testenden, auch über genaue Gründe. Die Methode ist genauer als ein Lügendetektor.

Ich habe beispielsweise mit dieser Frage immer wieder Antworten bekommen wie: *Ich habe Angst, wegen Mobbing an meinen Arbeitsplatz zurückzukehren.*

Jedoch – wie gesagt: Trauen Sie längst nicht jedem, der sich als Kinesiologe ausgibt. Erkundigen Sie sich, soweit möglich, ausführlich über ihn. Er kann in Ihrem Unterbewusstsein einiges durcheinanderbringen.

Übrigens ist es auch möglich, mithilfe des *Surrogattestes* Bewusstlose, Schwerkranke, Säuglinge oder Haustiere auszutesten.

DAS VERSIEGELN

Das Versiegeln der Zähne ist als Grundidee bestechend: Nach Aufrauen der Zahnoberfläche wird ein flüssiger Kunststoff aufgetragen und mit UV-Licht gehärtet. Dadurch schließe ich winzige Oberflächenspalten des Zahnes, bevor dort die Karies beginnen kann.

Denn am Grunde der *Fissuren*, der Täler zwischen den Zahnhöckern, setzt sich die Spalte noch als haarfeiner Spalt in die Tiefe fort. Groß genug, um durch den Gegenzahn beim Zubeißen mit Speisebrei gefüllt zu werden, aber im Durchmesser kleiner als die einzelne Borste der Zahnbürste. Daher ist das Säubern dieses Spaltes mit der Zahnbürste nicht möglich. Und daher beginnt dort oder zwischen den Zähnen, am Kontaktpunkt, oftmals die erste Karies.

Wieso haben wir denn dann überhaupt diese blöden Spalten in den Zähnen, wenn dort Karies entstehen kann? Nun, unsere Zähne sind von der Natur ursprünglich nur für faserreiche, schleimfreie Nahrung entworfen. Und für Fasern (Stichwort Rohkost) sind diese Spalten nun mal zu winzig.

Also empfiehlt Ihnen Ihr Zahnarzt, technisch ganz einleuchtend, eine Versiegelung, damit möglichst alle Spalten mit flüssigem Kunststoff verschlossen werden, sie also zu versiegeln. Dummerweise ändert sich die Substanz der Nahrung von grobfaserig in weich-breiig, sobald man sie kocht. Die sich wunderbar beim Kauen vom Gegenzahn in diese feinen und feinsten Spalten pressen lässt. Bis auf den Grund. Und sich von dort als Karies in den Zahn hineinfrisst.

Also macht ein Versiegeln doch Sinn?

Ja, **wenn ich**

1. vorher ausnahmslos sämtliche Reste aus den Fissuren (den Spalten) herausbekomme.
2. es schaffe, den Kunststoff überall nahtlos mit dem Zahn zu verbinden.
3. dafür einen methacrylat- und BPA-freien (siehe Kapitel) Kunststoff verwenden kann.

Punkt 1 ist nicht erfüllbar, die Spalten sind für einen Reinigungsvorgang zu eng.

Zu Punkt 2: Der Kunststoff kann sich chemisch nicht mit der Zahnoberfläche verbinden. Ein *Verschmelzen* der Oberflächen geht chemisch und technisch nicht, sie bleiben durch einen, wenn auch mikroskopisch-feinen, Spalt getrennt.

Die vom Zahnarzt geschaffene Verbindung Kunststoff – Zahn ist daher lediglich eine grobe mechanische Verzahnung, bei der die Zahnoberfläche mit Säure aufgeraut wird und der Kunststoff sich in der Rauigkeit verkrallt. Von nahtloser Verschmelzung und bakteriendichtem Verschluss kann hierbei keineswegs die Rede sein.

Zu Punkt 3: Es gibt zurzeit nur Methacrylate als Füll- resp. Versiegelungs-Kunststoff. Ein anderer Kunststoff ist nicht in Sicht. Und Allergologen warnen heute schon vor einer Flut von Allergien, die auf uns zurollt, durch die ungebremste Verwendung von Methacrylat-Kunststoffen im Mund (siehe Kapitel **Kunststoff-Füllungen**).

Noch dazu haben universitäre Studien im In- und Ausland bereits seit Längerem Bedenken gezeigt wegen des verwendeten Kunststoffes. Dieser hat durch Freisetzen von künstlichen

Östrogenen Veränderungen im Hormonhaushalt der Kinder zur Folge (er stört nicht nur die Sexualentwicklung, sondern auch die Gehirnentwicklung und fördert Tumore).

Diese Veränderungen betreffen allerdings erschreckenderweise nicht nur Sexualorgane, sondern auch andere Symptome wie aggressives frühkindliches Verhalten, Dicksein und Asthma der Kinder sowie Brust- und Eierstock-Krebs, Ovarialzysten, Herz-Kreislauf-Erkrankungen, Potenzstörungen und Fruchtbarkeitsstörungen von Erwachsenen.

Für all diese Folgen der Aufnahme von Bisphenol A (BPA) existieren internationale Studien. Skandinavische Länder haben bereits kritisch Stellung bezogen zu diesen Problemen.

Deutsche Zahnärzte werden hingegen von zuständigen Stellen noch in Sicherheit gewiegt, u. a. durch Beschwichtigungen wie: Wirkungen *nicht bewiesen* und *Konzentrationen viel zu schwach, um Wirkung zu zeigen, Nachweisführungen nur sehr schwer möglich.*

Professoren der Zahnmedizin wiegeln regelmäßig ab, beispielsweise mit: „.... dürfen Ergebnisse, die aus Zellmodellen ermittelt wurden, nicht überinterpretiert werden, ihre Tauglichkeit zur Prüfung der Toxizität von Dentalmaterialien ist umstritten. Insbesondere darf aus in-vitro-Tests (Labortests), die eine Zytotoxizität (Zellgiftigkeit) einzelner Inhaltsstoffe von Kompositen wie zum Beispiel TEGDMA ergeben, nicht der Fehlschluss gezogen werden, dass Präparate, die diese Substanzen enthalten, für die klinische Anwendung nicht geeignet wären.“

Alleine schon diese doppelte Verneinung ist eine geschickte Nebelkerze. Diese Aussagen sollen uns lediglich dahingehend beruhigen, dass die Fachleute hoffen, dass es wohl nicht so schlimm kommen wird, wie die Kritiker befürchten. Genau wissen sie es aber nicht. Sie legen lediglich Glaubensbekenntnisse ab, keine harten Fakten, nur butterweiches Wischi-Waschi-Geschwätz.

Auch wenn ich das Thema BPA hier mehrmals, aus verschiedenen Blickwinkeln, abhandle – bitte sehen Sie es mir nach. Es wird von stets zunehmender Wichtigkeit sein, die Aufmerksamkeit auf diese schleichende Vergiftung und Allergisierung mit Spätzünder-Effekt zu richten und dafür ein Gespür zu entwickeln.

Bitte bedenken Sie: Wir haben nur einen Körper, ohne Ersatzteile und ohne Version B. Wenn der kaputt ist, IST er kaputt und niemand verschafft uns einen neuen. Auch diese überschlauen Professoren nicht. Und gerade diese Kunststoffe, die uns täglich mehr überschwemmen, sägen unerbittlich an dem Ast, auf dem wir sitzen. Der zwar auch mit Sparflamme noch läuft, dessen eingeschränktes Funktionieren jedoch bei all den chronischen Erkrankungen erschreckend zunimmt.

Den Beschwichtigungen der zahnärztlichen Professoren setze ich beispielsweise die Meinung von Natalie von Götz vom Institut für Chemie und Bioingenieurwissenschaft der Eidgenössischen Technischen Hochschule Zürich entgegen, die immerhin kritisch anmerkt, die Bedeutung sehr geringer Mengen der Substanz sei zumindest *unklar*. „Zum Zusammenspiel der Hormone im Körper und zu hormonwirksamen Substanzen gibt es noch viele offene Fragen und einen hohen Forschungsbedarf."

Wir niedergelassenen Zahnärzte – wie jeder Arzt – sind nicht in der Lage, die Ergebnisse von Fachfragen selbst wissenschaftlich untersucht und das Ergebnis selbst erlebt zu haben. Wir müssen lesen oder hören ... und glauben. Und das Geglaubte dann unseren Patienten als *richtig* vermitteln.

Wir werden überschwemmt mit *Studien*, die ein bestimmtes Ergebnis zeigen. Und Studien sind für uns zunächst mal wissenschaftliche Untersuchungen, die seriöse Ergebnisse zeigen, an denen wir unsere Meinungen orientieren und an denen wir unsere Arbeit ausrichten.

Und wenn Professoren öffentlich von *nicht bewiesen* und *Konzentrationen viel zu schwach, um Wirkung zu zeigen*, sprechen, ist es uns zunächst unmöglich, hier Industrieinteressen von interessensfreier Information zu trennen.

Denn **jedes** Versiegelungsmaterial enthält BPA.

Nur sind leider Studien nicht gleich Studien. Studien werden in Auftrag gegeben (siehe Kapitel **Alles nur geklaut**). Kaum ein Arzt kann Studien aus eigenem Interesse durchführen und bezahlen. Daher haben Studienergebnisse auch immer etwas mit dem Auftraggeber zu tun.

Das sollten Sie wissen, wenn Ihnen mal wieder das Ergebnis einer *Studie* präsentiert wird. Uns Zahnärzten wird in jeder betreffenden Fortbildungsveranstaltung vermittelt: Versiegeln ist unbedenklich und daher im Sinne der Zahnerhaltung unbedingt zu empfehlen. Und wenn man die Quelle für glaubwürdig hält, sagt man genau dieses auch seinen Patienten.

Hat man aber ein gewisses Misstrauen zur Gesundheitsindustrie behalten und scheut den Aufwand nicht, sich durch internationale Fachliteratur zu kämpfen, so ist eine der Grundsubstanzen, aus der der Versiegelungskunststoff gefertigt wird, keineswegs unbedenklich: das Bisphenol A = BPA.

Es findet sich in vielen Gegenständen des täglichen Bedarfs: Thermopapier, CDs, Armaturen und Plastikteile im Auto, Haushaltsgegenstände, transparente Babyplastikflaschen, Babynuckler, Nahrungs- und Getränkeverpackungen. Nahrungsmittel- und Getränkedosen werden in der Regel innen mit einem BPA-haltigen Epoxidharz überzogen. In den seltensten Fällen werden die Verbraucher auf den Inhaltsstoff aufmerksam gemacht.

Doch auch, wenn uns Wissenschaftler immer wieder versichern, dieser Stoff sei völlig unschädlich, ist das Misstrauen gegen ihn nicht neu. Der Toxikologe Professor Ibrahim Chahoud betreibt mit seinem Team am Berliner Benjamin Franklin Medical Center Forschungen zu Bisphenol A. Seine Studie in der Novemberausgabe 2002 der Fachzeitschrift Environment Health Perspectives analysiert 37 Paare und die Plazenta ihrer Neugeborenen – und kommt zu dem Schluss, dass Bisphenol A (BPA) eine Gefahr darstellen könnte.

„Wie für alle hormonähnlich wirkenden Stoffe gilt hier der sogenannte *low dose effect*", so Chahoud: Gerade bei geringer Dosierung, wie sie im Alltag vorkommt, befürchtet man Auswirkungen wie etwa seltene Krebsarten an den primären Geschlechtsteilen der Nachkommen. Die *normale* Schulmedizin und die Hersteller wiegeln allerdings ab: Die gemessenen Dosen seien zu niedrig. Und wenn Sie Chahouds Ergebnisse dagegenhalten, dass gerade geringe Dosierungen kritisch zu sehen sind, ist man geneigt, die Nebelkerzenwerfer z. B. bei Bayer zu finden.

Hersteller wie die Bayer AG warten mit eigenen Studien auf – laut deren Aussage ihr Tun NATÜRLICH ungefährlich ist. So beruft sich Bayer auf *internationale Richtlinien*, die allerdings den *low dose effect* noch nicht ausreichend berücksichtigen.

Aber auch Nestle sieht derzeit keinen Grund, BPA zu meiden. Dabei vertreibt die Firma Getränke in Plastikflaschen, die BPA abgeben. Bei der Deutschen Gesellschaft für Kunststoff-Recycling war BPA auf Nachfrage nicht einmal bekannt – geschweige denn als Gefahrenquelle im Visier. In Brüssel ist man offenbar weiter: Inoffiziell gibt es dort schon eine Diskussion um ein BPA-Verbot.

Bis in jüngste Zeit wurde jedoch völlig ignoriert, dass 1938 – bereits 5 Jahre nach der Entdeckung der weiblichen Geschlechtshormone – östrogenähnliche Wirkungen des BPA nachgewiesen wurden. Hormone sind Stoffe, die in winzigsten Mengen von Drüsen nach innen (endokrin) abgegeben werden und Steuerungsfunktionen haben. Die Östrogene gehören dabei zu den wichtigsten: Zum Beispiel können sie in der Schwangerschaft den gesamten Organismus der Mutter zum Wohle des Kindes umprogrammieren.

Der WWF legte erstmals eine umfassende Studie (*Bisphenol A: a known endocrine disruptor*) vor, in der das drohende Risiko ausführlich dokumentiert wurde. Danach ging alles sehr schnell. Die Industrie verwies auf entsprechende eigene Experimente, die fast keine Effekte zeigten oder eine andere Interpretation nahelegten.

Dadurch entstand eine Pattsituation: Die Gefährlichkeit des BPA wurde wissenschaftlich nicht anerkannt, die Harmlosigkeit aber ebenfalls nicht bewiesen. Eine vom Umweltbundesamt veranstaltete Tagung im November 2000 konnte dieses Dilemma ebenfalls nicht lösen. Wissenschaftler berichteten, dass sogar Föten im Mutterleib betroffen sind, da sich in der Plazenta bis zu 100 Mikrogramm BPA pro kg fänden. Der Vertreter der Industrie, Professor Herwig Hulpke von der BAYER AG, vertrat als Einziger die Meinung, dass die chemische Industrie vorerst keine Konsequenzen bei Herstellung von Produkten mit BPA ziehen müsste; dies sei erst erforderlich, wenn die Gefährlichkeit von BPA eindeutig wissenschaftlich nachgewiesen wäre. Dann ist es aber für krebskranke Kinder zu spät.

Zahnärzte stehen also vor der Frage, ob sie abwarten wollen, bis die Industrie aufgrund neuerer Untersuchungen die Gefährlichkeit ihrer Produkte bestätigt, oder den Versicherungen der Hersteller glauben und weiterhin Kinderzähne versiegeln – und damit tickende Zeitbomben installieren. Denn eine einmal entstandene Allergie verschwindet nie wieder. Und Missbildungen und Krebs durch Hormone sowieso nicht. Eine gestörte Gehirnentwicklung, Tumore, ein aggressives frühkindliches Verhalten, Dicksein und Asthma der Kinder sowie Brust- und Eierstock-Krebs, Ovarialzysten, Herz-Kreislauf-Erkrankungen erst recht nicht!

GREENPEACE fordert im Übrigen, dass wir von der Industrie verlangen sollten, die Ungefährlichkeit ihrer Produkte nachzuweisen, statt ihr mühsam zu beweisen, dass gewisse Substanzen giftig sind.

Eine winzige Auswahl der getürkten und frei erfundenen *Untersuchungen*, *Studien* und *Fakten*, die uns mit bodenloser Dreistigkeit ständig verkauft werden, lesen Sie im Kapitel **Alles nur geklaut**.

Konsequenz: Finger weg von den Versiegelungen, auch wenn es noch so praktisch erscheint; bei Kontrollen fand ich sowieso immer wieder unter dem milchigen Lack schwer zu erkennende neu entstandene Kariesnester, die erst nach deutlichem Größerwerden der Karies auffielen, und damit viel zu spät für eine sinnvolle Gegenmaßnahme.

DER ÜBEREMPFINDLICHE ZAHN

Ein überempfindlicher Zahn, der auf Kälte, Wärme, süß, sauer, auf die Zahnbürste oder das bloße Berühren mit dem Fingernagel reagiert, ist schon eine echte Plage.

Ich spreche hier nicht von Überempfindlichkeiten oder gar Schmerzen, die nach Wurzelfüllungen, neuen Füllungen oder Kronen auftreten. Das wird andere Ursachen haben, die Sie mit dem behandelnden Zahnarzt unbedingt frühzeitig nach dem letzten zahnärztlichen Eingriff reklamieren und abklären müssen – siehe die entsprechenden Kapitel.

Bei *normal* überempfindlichen Zähnen kann der Zahnarzt immer nur vorübergehend helfen – das Einpinseln mit Lacken oder Tinkturen, auch das Bestrahlen mit dem Laser wirkt für eine kurze Weile und dann ist der Zahn oftmals wieder so empfindlich wie zuvor.

Tröstlich ist, dass diese Empfindlichkeit den Patienten nur periodisch plagt. Sie spüren den verflixten Zahn für einige Tage oder Wochen in unangenehmer Weise, dann nimmt die Empfindlichkeit sanft ab und ist anschließend für einige Zeit verschwunden. Manchmal leider nur, um nach einer bestimmten Zeitspanne wiederzukehren.

Eine endgültige Lösung gibt es also (außer der Zahnextraktion) nicht. Die einzigen herkömmlichen, immer nur vorübergehenden Möglichkeiten einer Sensibilitätsverringerung sind Zahnpasten gegen überempfindliche Zähne.

Hier gibt es einerseits fluoridhaltige Pasten wie z. B. ELMEX, die die Zahnoberfläche mit Fluoriden abdichten (Nachteile siehe unter dem Kapitel **Fluor – Fluoride**), und andererseits Pasten, die mit Einlagerungen von Metallsalzen arbeiten wie Sensodyne. In beiden Fällen schlucken Sie täglich Substanzen, die Wirkungen auf Ihren Organismus und damit auf Ihre Gesamtgesundheit haben.

Besser und noch dazu völlig ohne schädliche Wirkungen sind 2 Substanzen, die preiswert, aber etwas umständlicher sind:

Heilerde

In gewissen Abständen eine 14-tägige Desensibilisierungskur machen, indem Sie jeweils abends einen Teelöffel *Heilerde Innerlich* in den Mund einbringen und in die Wangentasche neben den oder die empfindlichen Zähne platzieren.

Anschließend für eine halbe Stunde die Klappe halten und dann mit einem großen Schluck Wasser hinunterschlucken. Damit sorgen Sie zugleich im Nebeneffekt für eine gute Entgiftung über den Darm. Die Mineralien der Heilerde lagern sich in die Zahnoberflächen ein und dichten sie für eine Weile ab.

Alternativ (oder ergänzend in hartnäckigen Fällen):

Kieselerde-Tabletten

Sie werden morgens und abends in die Wangentasche neben die empfindlichen Zähne gelegt und einfach dort zur allmählichen Auflösung belassen.

Auch die Kieselerde lagert sich in die Zahnoberfläche ein und macht die Zähne weniger empfindlich.

Und zwar, wie auch die Heilerde, völlig ohne Nebenwirkungen.

Aber bitte keine Wunder erwarten.

AKUTER UND CHRONISCHER SCHMERZ

Muss er jetzt raus?
„Ich halte das nicht mehr aus!", stöhnte die Patientin mit der angeschwollenen Wange, „muss er jetzt raus?"

Zahnschmerzen gehören zu den unangenehmsten Schmerzerlebnissen neben Nierensteinen und Gallenkoliken überhaupt, das wird jeder bestätigen, der schon mal eine schlaflose Nacht mit einem quälenden Zahn verbracht hat, ohne dass Schmerztabletten Linderung verschafft hätten. Die Frage ist natürlich: Muss deswegen ein Zahn gleich raus?

Hier sollte zunächst abgeklärt werden:
Zahnschmerzen alleine sollten eigentlich keinen Grund für eine Zahnentfernung darstellen, da die Ursachen Karies, Nervenentzündung (*Pulpitis*) oder Wurzelhautentzündung (*Parodontitis*) zahnmedizinisch gut behandelbar sind.

Trotzdem werden Zähne aus Schmerzgründen oftmals entfernt, denn in einigen Fällen kann selbst bei korrekter Therapie eine Schmerzfreiheit nicht erzielt werden. Wenn hier über zu lange Zeit erfolglos gewirkt wurde, erschöpft sich die Bereitschaft von Patient und Behandler weiterzumachen, und der Griff zur Zange ist die letzte logische Konsequenz.

Schauen wir uns die Ursachen im Einzelnen an:

PULPITIS

akute Zahnschmerzen durch eine Zahnnerv-Entzündung

Am häufigsten ist eine Karies (*Loch im Zahn*) die Ursache für akute Zahnschmerzen. Die reicht von leichten Beschwerden (insbesondere auf süß und kalt) bis zu schwersten Schmerzen, hervorgerufen durch eine nicht mehr heilbare Nerventzündung (Pulpitis). Der Zahnerv schwillt an, findet aber im harten Zahn keine Möglichkeit auszuweichen und wird dadurch gnadenlos zusammengequetscht. Selbst mit starken Schmerztabletten kämpft man oft ohne Erfolg gegen die Zahnschmerzen an.

Zahnerhalt und Schmerzfreiheit ist dann meist nur noch durch eine Wurzelbehandlung (Nerventfernung und Behandlung des Wurzelkanals) zu erzielen. Ein Antibiotikum hilft bei einer Pulpitis nur bedingt, da es ja auf dem Blutwege zum Entzündungsort gelangen muss, aber wegen der Nervanschwellung im *Verkehrsstau* hängt und nicht ankommen kann.

ENTZÜNDUNG DER ZAHNWURZEL

Auch bei einem bereits abgestorbenen Zahn kann eine Entzündung an der Wurzelspitze oder ihrer Zahnumgebung für starke Schmerzen (Aufbissdruck) sorgen, bei ihrem Fortschreiten verschlimmert es sich u. U. bis zu einer Vereiterung des Kiefers (z. B. submuköser Abszess, die berühmte *dicke Backe*). Bei dieser Art der Zahnbett-Entzündung kann eine Antibiotikaeinnahme durchaus sinnvoll sein, um die akute Phase der Entzündung abklingen zu lassen. Letztendlich ist aber, wenn der Zahn dauerhaft erhalten werden soll, nach Abebben des Schmerzes eine korrekte Wurzelbehandlung unumgänglich.

ANDERE AKUTE ZAHNSCHMERZURSACHEN

Die Parodontitis meldet sich oft nur in sehr akuten Phasen mit einem Parodontalabszess = Zahnumgebungsabszess. Andere akute Zahnschmerzsituationen z. B. bei Zahnfrakturen (Unfällen) oder Überlastungen (Früh- bzw. Vorkontakte bei zu hoch gelegten Füllungen oder zu hohen Kronen) lassen sich letztendlich auf eine Nervreizung bzw. Pulpitis zurückführen.

CHRONISCHE ZAHNSCHMERZEN

Chronische (dauerhafte) oder *rezidivierende* (wiederkehrende) Zahnschmerzen können durch eine Pulpareizung (Nervschmerz, Vorstufe der Zahnnerventzündung) ausgelöst werden. Diese wird meist von einer Überempfindlichkeit gegenüber Kälte und Aufbissempfindlichkeit begleitet. Ursächlich kommen Karies, vorausgegangene Füllungen mit manchmal nicht korrekter Nervabdeckung oder das unvorsichtige Beschleifen der Zähne zur Überkronung als Ursache infrage. Auch eine ständige Überlastung eines Zahns durch nicht korrekte Kronen/Füllungs-Einpassung kann ursächlich sein.

Eine Pulpareizung mag zwar abklingen, geht jedoch, wenn man die Ursache nicht beseitigt, oftmals über in eine chronische Pulpitis, die dann unausweichlich zum Tode des Nervs führt. Übrig bleibt dann nur noch die Wurzelbehandlung, hochtrabend auch *endodontische* Therapie (Therapie im Zahninneren) genannt.

Womit wir wieder bei der Sonderrolle des Zahnarztes bezüglich der Medizin sind. Denn Ziel einer Therapie ist es, eine Heilung zu ermöglichen (oder zu beschleunigen). Dummerweise hinterlässt jedwede endodontische Maßnahme nach dem Entfernen des (restlichen) Lebens eine Zahnleiche. Und wie man eine Leiche heilen oder hierbei eine Heilung beschleunigen will, bleibt das Geheimnis der mit der Heilung beschäftigten Zahnärzte. Näheres dazu unter **Der tote Zahn**.

NICHT-DENTALE URSACHEN FÜR ZAHNSCHMERZEN

Schmerzen an Zähnen können auch Ursachen haben, die nicht mit den Zähnen selbst im Zusammenhang stehen. Typisch sind hier Schmerzen bei grippalen Infekten *Kopfgrippe*, insbesondere der Oberkieferseitenzähne bei Infekten der Kieferhöhle, der Sinusitis (enge Lagebeziehung zwischen den Wurzelspitzen und dem Kieferhöhlenboden). Hier läuft man durchaus Gefahr, dass ein Zahn unnötigerweise therapiert, im schlimmsten Falle sogar entfernt wird.

Weisen Sie also gegebenenfalls den Zahnarzt darauf hin, dass Sie zu Nebenhöhlenentzündungen neigen, sich morgens nach dem Aufstehen immer wieder räuspern müssen, weil Sie das Gefühl haben, *da laufe im Hals etwas hinunter* oder dass die Schmerzen an den Oberkieferzähnen sich beim Aufstampfen oder Laufen verschlimmern oder nur dann zu spüren sind.

Auch Herpes-simplex-Infektionen können Schmerzen im angrenzenden Zahnbereich auslösen, genauso wie ein *Herpes Zoster* (Gürtelrose) des Kiefer-Gesichtsbereichs.

Bei der sogenannten Trigeminus-Neuralgie (*Tic douloureux*), einer einseitigen Erkrankung des 5. Hirnnervs, kommt es zu heftigsten Schmerzattacken im Kieferbereich, die sich typischerweise in Zähne projizieren, dort aber nicht entstehen. Sie können höllisch und unerträglich sein und haben daher schon teilweise in Suiziden geendet.

Dies führt die betroffenen Patienten meist zu einem Zahnarzt, der aufgrund der starken Schmerzen dann möglicherweise dem Drängen des Patienten nachgibt, den schuldig geglaubten Zahn zu entfernen. Das Ziehen des Zahnes bringt aber natürlich keine Linderung der reinen Nervenerkrankung, weil sie meist unabhängig vom Zahngeschehen an anderer Stelle (im Gehirn) entsteht, was die Betroffenen dann erneut in die Zahnarztpraxis führt, um sich diesmal den *richtigen* Zahn entfernen zu lassen. Als Folge bleibt nicht selten eine komplett zahnfreie Kieferseite.

Weitergehende Infos zum Thema Zahn-Kiefer-Gesichtsschmerz finden Sie auf *zahnfilm.de.*

Zusammenfassung: Liegt *nur* eine Schwellung vor, brauchen Sie den Zahn zunächst einmal nicht ziehen zu lassen. Er sollte *trepaniert*, also lediglich geöffnet werden. Dann ist erst mal Ruhe und Sie können zusammen mit Ihrem Zahnarzt weitere Schritte überlegen.

Ist nur das Zahnfleisch, also die *Manschette* im oberen Bereich um den Zahn herum, angeschwollen, liegt wahrscheinlich eine oberflächliche Zahnbettentzündung vor, die Parodontitis. Hierbei ist oft eine Essensfaser oder ein Essensrest die Ursache. Lösung: Zahnseide, Zahnstocher, Munddusche.

Haben Sie kurz vorher eine neue Füllung oder eine neue Krone/Brücke bekommen, kann es sich um einen nicht vollständig entfernten Füllungsrest in der Zahntasche handeln. Oder um eine nicht sachgemäß gelegte Füllung/Krone/Brücke, die zu hoch ist. Hier sind schon 0,1 mm (Haardicke) deutlich störend zu spüren.

Nicht lange warten – zurück zum Zahnarzt, der die Füllung/ Krone/Brücke bitte exakt einschleifen soll. Hier müssen Sie sich gegebenenfalls durchsetzen. Es gibt gelegentlich Zahnärzte, die es mit dem Einschleifen nicht so genau nehmen oder damit überfordert sind und behaupten, jetzt sei aber alles ok, der Rest sei *Einbildung.*

Lassen Sie nicht locker, wechseln Sie gegebenenfalls die Praxis oder bitten Sie Ihre Krankenkasse um eine Begutachtung.

Es sind letztlich IHRE Zähne, die dann plötzlich als letzter Ausweg abgetötet und wurzelbehandelt werden sollen, weil der Zahnarzt nicht weiterweiß. Und SIE müssen sich anschließend mit der Konsequenz eines toten Zahnes, einer manchmal völlig unnötigen Leiche, den Rest Ihres Lebens abfinden. Siehe das Kapitel **Der tote Zahn.**

Leider ist es oft so, dass der Kiefer einen überhöhten Zahn (ganz gleich, ob durch neue überhöhte Krone oder neue überhöhte Füllung) erstmal im wahrsten Sinne des Wortes zähneknirschend toleriert. Hieraus kann tatsächlich ein nächtliches Knirschen entstehen, weil der Organismus das unerwartete Hindernis *wegknirschen* will. In der Regel aber beginnt der Zahn nach kurzer Zeit zu schmerzen mit typischem Aufbiss- und Berührschmerz.

Daher also: Bei Schmerzen durch Aufbiss nach neuer Füllung oder neuer Kronen/Brücken: ab zum Zahnarzt und reklamieren. Und nicht abwimmeln lassen. Machen Sie sich durch Penetranz ruhig einmal unbeliebt, auch wenn der Zahnarzt bisher *so nett war.*

Der letzte Punkt in diesem Kapitel betrifft meine ehemalige Assistentin Barbara und ihre gelegentlichen Zahnschmerzen, die mich vor vielen Jahren verließ, weil sie heiratete. Die Ehe war glücklich, sie jedoch mit ihren Zähnen nicht so wirklich, denn trotz sorgfältiger Pflege traten immer wieder neue Löcher auf.

Und so saß sie wieder auf dem Behandlungsstuhl mit ängstlichen Augen, weil ein bestimmter Zahn immer wieder schmerzte. Der Zahnarzt, bei dem sie mittlerweile in Teilzeit arbeitete, konnte trotz Röntgenbild keine Ursache finden – der Zahn sei also völlig in Ordnung.

Barbara wollte ihm das gerne glauben, denn als geborene Bangebuchs war sie nicht wild auf eine Zahnbehandlung. Außerdem vertraute sie ihrem Zahnarzt und wollte nicht gern als Zeichen eines Misstrauens einen anderen Kollegen aufsuchen. Man will ja *den Doktor* nicht verärgern.

Doch der immer wiederkehrende Schmerz ließ sie schließlich wieder meine Praxis aufsuchen. Denn sie wusste aus unserer gemeinsamen Zeit, dass durch zu langes Abwarten bereits viel zerstört sein kann.

Und sie erinnerte sich: Wenn die Karies inzwischen bis zum Nerv vorgedrungen ist, beginnt die nicht reparierbare Zerstörung des Nervs und damit des Zahnes. Nicht umsonst signalisiert der Nerv durch den Schmerz, dass ein Schaden beginnt. Manchmal handelte es sich zwar auch im besten Falle nur um eine Überempfindlichkeit des Zahnhalses, die keiner Behandlung bedarf. Es konnte aber auch eine beginnende, schwer einsehbare winzige Karies sein. Barbara hatte Glück. Nach zeitraubender penibler Suche stieß ich auf ebendiesen minimalen Defekt.

Besteht der Patient daher nicht auf einer Zweitmeinung, wird sich die unentdeckte Karies vergrößern; bei erneutem Schmerz ist sie vielleicht bereits so groß, dass der Nerv angegriffen und beschädigt ist, der Zahnarzt sie nun erst bemerkt und eine Trepanation, d. h. eine Öffnung und damit Abtötung des Nervs, empfiehlt. Er gibt dann nicht in jedem Falle zu, dass er die Karies übersehen hat, sondern sagt vielleicht: „Oh, das Loch ist leider so groß, dass der Nerv unbedingt schnell gezogen werden muss, um weitere Schmerzen zu vermeiden."

In solch einem Falle rate ich Ihnen, die Behandlung sofort VOR der Nerveröffnung abzubrechen und einen anderen Zahnarzt aufzusuchen. Denn nicht immer muss *trepaniert*, d. h. der Nerv geöffnet und damit abgetötet werden. Manchmal genügt auch ein sorgfältiges und vorsichtiges Reinigen und anschließend Verfüllen des kleinen Zahnloches.

Die Öffnung des Nervs aber, die Kanalsäuberung und der provisorische Verschluss können nun zu einem Schmerz führen, der durchaus vermeidbar gewesen wäre, hätte der Zahnarzt den Defekt rechtzeitig entdeckt und behoben.

All das ist für den Patienten meist undurchschaubar, er ist geneigt, dem Zahnarzt und der Unvermeidbarkeit des Vorganges zu glauben.

Also: In Fällen, wo der Zahnarzt angeblich nichts findet oder plötzlich größere Maßnahmen ankündigt, sollten Sie sich diesen Umstand schriftlich mit Datum bestätigen lassen (siehe weiter unten), um später den ZA damit konfrontieren zu können. Denn eine Wurzelfüllung kann durchaus sehr starke Schmerzen nach sich ziehen und möglicherweise zu einer Extraktion mit der Notwendigkeit von anschließendem Zahnersatz führen.

Noch dazu wird eine Wurzelfüllung nicht in jedem Falle von der gesetzlichen Kasse bezahlt und sie kann darüber hinaus

Ihre Gesundheit beträchtlich beeinflussen, siehe Kapitel: **Der tote Zahn / Der Zahnherd / Die WSR.**

Möglicherweise wird nicht jeder ZA selbstkritisch die Karten auf den Tisch legen und sagen: „Ups, das war mein Fehler, ich habe das Loch glatt übersehen" und damit die Verantwortung auf sich nehmen.

Machen Sie es daher lieber schriftlich. Sie können entweder humorvoll auf die Entrüstung des Zahnarztes mit Goethes Worten um eine paar Zeilen bitten: „Nur was man schwarz auf weiß besitzt, kann man getrost nach Hause tragen."

Oder, alternativ zur direkten Konfrontation, machen Sie nach der Behandlung eine Gesprächsnotiz, die Sie Ihrem Zahnarzt mit der Bitte zumailen, den Sachverhalt zu bestätigen oder zu korrigieren.

Motto: „Um sicherzugehen, dass ich alles richtig verstanden habe ..." Diese Ich-Botschaft macht es dem Zahnarzt leichter und zeigt, dass Sie der Wunsch nach Klarheit leitet, nicht das Misstrauen.

Und Sie vermeiden damit eine persönliche Konfrontation, die manchem schwerfällt. Aber letztlich geht es um IHREN Geldbeutel, um IHRE daraus entstehenden Schmerzen.

Natürlich weiß der Patient, dass kein Arzt fehlerfrei ist. Und die meisten Patienten gestehen ihrem Arzt eine Fehleinschätzung zu. Ich habe selbst erlebt, wie ich bei einem derartigen Fehler ins Schwitzen kam und heilfroh war, dass der Patient Verständnis zeigte. Er konnte anschließend sicher sein, dass mir das bei ihm nie wieder passieren würde.

Aber meiner Berufserfahrung nach ist diese Fähigkeit zur Selbstkritik nicht jedem Arzt gegeben und der Patient muss anschließend die gesundheitlichen und finanziellen Folgen der zahnärztlichen Fehleinschätzung selbst tragen.

Meine Oma pflegte in solch einem Fall zu sagen:

Entweder du machst den Mund auf –
oder das Portemonnaie.

DAS BUDGET

... und wie Sie mit ihm umgehen können, damit die Qualität stimmt.

Ein weiteres heikles und höchst ärgerliches Thema. Das Auto ist schon wieder kaputt. Ich fahre zur Werkstatt, schildere den Schaden und lege das Serviceheft auf die Theke. Die Dame an der Anmeldung wirft einen kurzen Blick auf die eingestempelten Daten und erklärt bedauernd, dass die bisherigen Reparaturen bei den Kosten eine Grenze überschritten haben. Sie rät mir, im nächsten Jahr wieder vorzusprechen. Aber bitte nicht erst gegen Jahresende.

Ich stehe etwas verdattert da und sage, der Anlasser tue es nicht mehr, ob denn da nichts zu machen sei – ich bräuchte das Auto für meinen täglichen Weg zur Arbeit. Nein, bedauert die Sekretärin, jede Werkstatt habe einen festen Betrag für bestimmte Autos, der nicht überschritten werden dürfe.

Schließlich würde ich ja auch nur einen festen monatlichen Betrag dafür zahlen, dass der Wagen kostenlos repariert werde. Und dieser Betrag sei nun mal für dieses Jahr ausgeschöpft.

Sie werden einwenden: Das mit den festen Beträgen ist doch Unsinn, und keiner weiß, wie oft das Auto kaputtgehen wird und wie schwer der Schaden sein wird. Es hänge doch davon ab, wie alt der Wagen ist und wie oft und wie man fährt.

Diese Zeilen sind nur als Beispiele gedacht und unrealistisch. Aber bei der Zahnbehandlung leisten wir uns solch ein schwachsinniges System. Obwohl ich nicht weiß, wie viele Patienten meine Praxis im nächsten Jahr aufsuchen werden und welche Behandlungen sie benötigen, steht schon zu Jahresbeginn fest, wie viel es höchstens kosten darf.

Und gegen Ende des Jahres passiert mir und vielen Zahnärzten immer dasselbe: Ich muss Geld zurückzahlen (Das ist kein Scherz, es wird einfach von meinem Honorar von den gesetzlichen Kassen einbehalten), weil ich zu viele Patienten behandelt habe, für die eigentlich kein Geld mehr da war. Je mehr ich arbeite, umso geringer ist das Honorar pro Patient, weil die feste Summe auf mehr Menschen aufgeteilt wird.

Dieses System gilt nur für den kassenzahnärztlichen Sektor. Die privaten Kassen zahlen anstandslos jede vereinbarte Leistung.

Es läuft ja im Gesundheitswesen der gesetzlichen Kassen nicht wie im Alltag eines normalen Unternehmens. Ich muss jeden Patienten, der zu mir kommt, behandeln. Im Laufe eines Jahres weiß ich aber nicht, ob am Jahresende das vorher für meine Arbeit eingeplante Geld reichen wird.

Wir leben in einer Leistungsgesellschaft. Wer Geld haben möchte, muss dafür arbeiten. Wenn das Geld nicht reicht, sucht man sich u. U. einen Nebenjob. Immer mit dem Gedanken: Wenn's nicht reicht, muss ich eben noch eine Schüppe drauflegen.

Das ist, bei allen unvermeidbaren Ungerechtigkeiten, der Motor unserer Gesellschaft. Knete gegen Arbeit.

Und mal ganz ehrlich: Wenn Sie zum Jahresende über mehrere Wochen noch Arbeitsmaterialien und Geld mitbringen müssen, damit Sie Ihre Arbeit ordentlich und fachgerecht machen können, werden Sie nach kurzer Frist die Freude an der Arbeit verlieren und versucht sein, sich lieber in den Garten in die Sonne zu setzen. Oder die Arbeit schneller und möglicherweise nicht ganz so sorgfältig, aber ausreichend zu machen.

Denn Sie werden, wohlgemerkt, nicht für diese Ihre Arbeit nach Aufbrauchen der geschätzten Summe bezahlt!

Rufen Sie doch mal einen Klempner, geben Sie ihm einen Auftrag, an dem er einen Tag arbeitet, und erklären Sie ihm, Ihr Geld reiche allerdings nur für eine Stunde Lohnarbeit. Er wird Sie fassungslos anschauen, sich an den Kopf fassen und Ihnen raten wieder anzurufen, wenn Sie genügend angespart hätten.

Vor diesem Dilemma stehen die meisten Zahnärzte gegen Jahresende. Der Berufsethos (Der Begriff *Berufsethos* bezeichnet die sittlichen und moralischen Grundsätze, die das Handeln einer bestimmten Berufsgruppe bestimmen) der meisten veranlasst sie zwar, ihre Arbeit verantwortungsbewusst auszuüben.

Haben Sie solch einen Zahnarzt, haben Sie Glück. Aber niemand kontrolliert uns, niemand schaut sich an, ob wir pingelig oder nachlässig arbeiten, ob wir qualitativ bestes oder minderwertiges Material verarbeiten. Denn im Entgelt der Kassen ist das Material bereits enthalten.

Und wer kann in einer Leistungsgesellschaft dem Leistenden schon verübeln, wenn man *ohne Moos nix los* als Betroffener in die Tat umsetzt.

Da kann man sich als Patient glücklich schätzen, einem Arzt mit moralisch hohen Ansprüchen gegen sich selbst zu begegnen.

Denn, wie gesagt, es gibt keine Kontrolle außer dem eigenen Gewissen. Und wie schnell ist aus langem Frust eine Nachlässigkeit entstanden, die auf Dauer den Verlust eines oder mehrerer Zähne des jeweiligen Patienten nach sich ziehen könnte, von lang andauernden Schmerzzuständen ganz zu schweigen.

Es liegt mir völlig fern, Misstrauen gegen Kollegen zu schüren. Gegen Politiker hingegen schon. Die allermeisten Kollegen arbeiten gewissenhaft, trotz des leistungsverachtenden politischen Prinzips im Hintergrund.

Der bestimmende Slogan der FDP lautet hingegen: Leistung muss sich wieder lohnen. Und dieser Spruch wird auch von denjenigen FDP-Bürokraten hochgehalten, die uns mithilfe des Budgets unseren Lohn stehlen.

Politiker und Kassenfunktionäre verlassen sich schändlicherweise genau auf diese moralischen Maßstäbe, die uns zu *freiwillig gezwungenen* Leistungsidioten machen. Weil uns unser Beruf und unsere Patienten noch etwas bedeuten.

Am besten wäre es, wir würden den Patienten Rechnungen schreiben. Wenn ich Ihnen zum Beispiel einen Weisheitszahn ziehe, dann kostet das inklusive örtlicher Betäubung rund 20 Euro. Mit der Rechnung müssten Sie dann zu Ihrer Krankenkasse gehen und die Erstattung verlangen.

Wie würden Sie reagieren, wenn der Sachbearbeiter Ihnen erklärt, dass er leider nur einen Euro zahlen könne, weil das Budget für dieses Jahr ausgeschöpft ist?

Sie wären wütend angesichts der hohen Beiträge zur Krankenversicherung, die Sie entrichten. Und weil Sie gar nicht einsehen, dass Ihr Zahnarzt für Nüsse arbeiten soll. Vielleicht mit dem blöden unklaren Gefühl im Hintergrund, was nix kostet, kann auch nix sein.

Einen solchen Konflikt scheuen die Kassen natürlich. Stattdessen soll sich der Druck bei uns Zahnärzten entladen.

Aber – wenn Sie dieses System jetzt kennen, liegt es an Ihnen, mit Ihrem Zahnarzt gegen Jahresende ein offenes Gespräch zu führen. Natürlich nur unter vier Augen. Denn das Thema kann missverständlich interpretiert werden und der Zahnarzt damit in Erklärungsnot kommen.

Fragen Sie ihn ganz offen, (aber nur, wenn Sie Kassenpatient sind), ob sein Budget bereits ausgeschöpft ist und ob eine Privatleistung sinnvoll wäre, um weiterhin auch in dieser Ausnahmesituation die gewohnte Qualität zu bekommen.

Ihr Zahnarzt wird sich freuen, dass Sie seine Arbeit zu würdigen wissen und je nach notwendigem Aufwand einen Betrag nennen. Oder es Ihnen großzügig schenken.

Dann war es aber seine freiwillige Entscheidung.

DER WEISHEITSZAHN

Die Erwähnung kaum eines anderen Zahnes löst so widerstrebende Gefühle aus wie die des Weisheitszahns oder – wie wir Zahnmediziner salopp sagen – des Achters (der 8. Zahn von vorne gezählt).

Es kursieren die wildesten Gerüchte über schreckliche und blutrünstige Weisheitszahn-Operationen, zu denen viele Zuhörer dann noch ihre eigenen gruseligen Erfahrungen mit schaudernder Erinnerung beitragen (z. B. Der Zahnarzt zum Patienten: „Oh, MIST – ich habe beim Bohren aus Versehen Ihren Sehnerv getroffen." „Ach das macht doch nichts", entgegnet der Patient, „aber deshalb brauchen Sie nicht gleich das Licht auszumachen.").

So ist es nicht verwunderlich, wenn Eltern schnell bereit sind, dem dringenden Wunsch des Kieferorthopäden zu entsprechen und die Weisheitszahn-Keime des Kindes oder Jugendlichen herausoperieren zu lassen, bevor sie zu Albträumen werden.

Der Kieferorthopäde begründet diese Notwendigkeit meist mit der Gefahr, dass diese Zähne, vor allem wenn sie auch noch schräg liegen, die mühsam gerichtete Zahnreihe wieder durcheinanderpurzeln lassen.

Was der Kieferorthopäde Ihnen in der Regel nicht sagt:
Es gibt **keine einzige** belegte wissenschaftliche Studie, die das *Schieben* der Weisheitszähne bis in die Front **beweist**. Es gibt nur persönliche Überzeugungen der beteiligten Kieferorthopäden. Es gibt im Mund keinen Dominostein-Effekt, der ein

Vor-sich-Herschieben der Zähne von hinten bis vorne schlüssig und wissenschaftlich erklärt.

Das haben die Kieferorthopäden zwar so im Studium gelernt, es ist aber einfach nur eine Annahme, die meines Erachtens unhinterfragt immer wieder im Hörsaal verkündet und weitergetragen wird. Vielleicht weil es so schön technisch einleuchtend ist.

Der Kopf ist aber kein Mechanik-Baukasten mit Schrauben und Metallstreben. Auftretende Kräfte (Kraftvektoren) verteilen sich nicht nach logischen, sondern nach bio-logischen Verhältnissen. Und da spielen vielfältige Faktoren hinein, wozu u. a. sicherlich auch vererbte Eigenschaften gehören, statt technischer Erwägungen.

Es geht dabei um das Individuum, nicht um einen Durchschnitts*fall*. Und bei dem einen Kind verschieben sich die Zähne auch ohne einen einzigen Weisheitszahn, bei dem anderen bleiben sämtliche Zähne bombenfest auf ihren Plätzen, obwohl vier Achter sie von allen Seiten bedrängen.

Ich kenne persönlich eine Reihe von Patienten, die eine Vollprothese tragen, in deren Kiefer aber immer noch unsichtbar alle vier Weisheitszähne **an genau der Stelle liegen, an der sie entstanden.** Die sich also nicht vom Fleck gerührt haben. Würden sie automatisch schieben, lägen sie im Alter sicherlich weit vorne.

Aber es gibt glücklicherweise Studien, die diese Überzeugung, dass die Achter sozusagen automatisch die anderen Zähne wild umeinanderschieben, widerlegen (siehe Kapitel-Ende). Aber davon sprechen viele Kieferorthopäden nicht. Über die Gründe kann man nur rätseln.

Wenn der Kieferorthopäde eine Entfernungs-Operation empfiehlt, ist er leider vorübergehend Herr über Leben und Tod Ihres Kindes. Denn tödliche Narkose-Zwischenfälle sind eine Tatsache. Und der mechanische Einfluss der Achter auf das Restgebiss ist nur vermutet, aber in keiner Studie bewiesen.

Mit meiner Auffassung einer partnerschaftlichen Beziehung Arzt-Patient verträgt sich das nicht, wenn es nicht gerade um lebensbedrohliche Umstände geht wie einen Blinddarm-Durchbruch. Den haben wir hier aber nicht.

Warum klärt man also nicht den Patienten über die eigene **Vermutung** auf und überlässt ihm die Entscheidung, statt in Gutsherrenart zu verkünden: *Die müssen raus, sonst verschiebt sich alles.* Oder es werden Komplikationen beschworen, der Zahn *könnte* sich entzünden. Ja – könnte er. Aber dann ist immer noch Zeit genug, ihn zu entfernen. Und in den meisten aus dem Kaffeesatz vorhergesagten Fällen entzündet er sich eben nicht!

Was der Kieferorthopäde Ihnen vielleicht ebenfalls nicht gesagt hat:

Bei einem Herausfräsen der Weisheitszähne kann der Unterkiefernerv, der unterste Trigeminusast, im schlimmsten Fall bleibend für den Rest des Lebens durchtrennt und der junge Mensch damit zum Krüppel mit lebenslang einseitig taubem Unterkiefer gemacht werden. Was das für die Sprache und spätere Intimitäten bedeuten könnte, ist nicht schwer zu erraten.

Dazu kommt natürlich noch das **Narkoserisiko, das zu folgenden belegten Komplikationen führen kann.**

Nicht grundlos müssen Sie vor der OP mehrere Dokumente unterschreiben, die den Operateur und die Klinik freistellen von der Verantwortung. Sie wollen also tatsächlich die Gesundheit und das Leben Ihres Kindes auf's Spiel setzen, auch wenn der Kieferorthopäde nicht mal schlüssig beweisen kann, dass die Weisheitszähne irgendwann einmal stören werden. Und selbst wenn sie es täten – welcher Weisheitszahn ist es wert, die Gesundheit Ihres Kindes zu riskieren?

Narkose-Komplikationen

› Herz-Kreislauf-Versagen / Herzinfarkt (<1 %)
› Herzrhythmusstörungen (1 %)
› Atemstillstand
› Lungenembolie
› allergischer Schock / Unverträglichkeitsreaktionen
› Blutdruckabfall (3 %)
› zu hoher Blutdruck (1 %)
› Nachblutungen
› Infektionen
› Hämatome an Einstichstellen
› Nervenschädigungen
› Desorientierung / Verwirrtheit nach der Operation (0,5 %)
› Vorübergehende Schluckbeschwerden und Heiserkeit durch Intubation (bei Intubationnarkose)
› dauerhafte Stimmbandschädigungen (ggf. i.V.m. Atemnot), sehr selten, aber möglich
› Heiserkeit (bis zu 10 %)
› Zahnschaden (bei gutem Zahnstatus selten)
› Übelkeit und Erbrechen (< 10 %)
› Aspiration von Erbrochenem (Ersticken durch Erbrochenes)
› Lähmungen durch Druck oder Zerrung von Nerven
› maligne Hyperthermie (massiver Anstieg der Körpertemperatur infolge einer Stoffwechselentgleisung)

Zur weitergehenden Information empfehle ich Ihnen den folgenden Link des Informationsdienstes Medizinrecht, das Portal zur Narkose, Narkoserisiko und Narkoseverlauf, mit Beiträgen von Fachärzten und Fachanwälten

http://narkoserisiko.com/Allgemeines-Narkoserisiko.html

Und das alles wegen max. vier Zähnen, von denen die Kieferorthopäden nur annehmen, dass sie schieben KÖNNTEN? Von denen aber andererseits internationale Studien beweisen, dass sie es NICHT tun!!! (siehe Artikel-Ende)

Und was nur der Ganzheitliche Zahnarzt weiß:

Weisheitszähne, die Energieverwaltung und das Immunsystem sind energetisch miteinander (über das Kiefergelenk und den sogenannten 3-fach-Erwärmer, 3E, einen Meridian) verwoben. Wenn die Achter herausoperiert werden, bricht die körpereigene Energieverteilung gemäß der chinesischen Akupunkturlehre bis auf Weiteres zusammen und die Kinder verlieren über Jahre ihre energetische Basis, sie werden zu *Schlaffis* und *Weicheiern.*

Das Immunsystem verliert ebenfalls drastisch an *Biss.* Immerhin hat die Uni Innsbruck vor 12 Jahren nachgewiesen, dass bei ausnahmslos allen Patienten, bei denen man die Weisheitszähne entfernte – vor allem auf einmal – es zu einer Lähmung des zellulären Immunsystems kommt. Und das bei keinem anderen Zahn – ausschließlich bei den Achtern.

Und man warnte davor, bei AIDS-Erkrankten einen Weisheitszahn zu entfernen, weil sich damit ihre Überlebenschancen eindrucksvoll verringern.

Noch dazu heilen Weisheitszahn-Wunden selten vollständig und regelrecht aus. Oft schließt sich nur die Wunde über der Wundhöhle und ein Hohlraum, angefüllt mit Bakterien, Viren, Pilzen und unvollständig geheiltem Knochen, bleibt zurück. Diese *Restostitis* ist nur mit ganzheitlich-geübtem Auge auf dem Röntgenbild zu erkennen, die Schulmedizin streitet ihre Existenz glattweg ab.

Und dieser Hohlraum, in Fachkreisen auch NICO (*Neuralgia inducing cavitational osteonecrosis*) genannt, hat sehr oft Störfeldcharakter. Er kann damit Erkrankungen in anderen Körperregionen auslösen.

Wenn Sie all diese Fakten gegeneinander abwägen, können Sie wesentlich besser entscheiden, ob Sie dem Rat des Kieferorthopäden folgen wollen.

Hier anschließend finden Sie drei wissenschaftliche internationale Artikel samt deutscher Übersetzung, die einwandfrei belegen, dass es einen eindeutigen und schlüssigen Zusammenhang Weisheitszahn und Zahnverschiebung **nicht** gibt. Dass daher Weisheitszähne nicht grundsätzlich entfernt werden sollten.
    Drucken Sie ihn aus und zeigen Sie ihn Ihrem Kieferorthopäden – und bitten Sie ihn, diese Studien zu widerlegen, wenn er weiterhin darauf besteht, Ihrem Kind die Weisheitszähne entfernen zu lassen … vielleicht werden Sie daraufhin den Kieferorthopäden wechseln müssen.

Für den, der es bis jetzt noch nicht mitbekommen hat: Nicht ich, sondern drei zahnärztliche Forscherteams aus England, Mexico und Holland melden, dass der Spruch *die Weisheitszäh-*

ne verschieben die Frontzähne barer Unsinn ist. Und zwar mit entsprechendem echtem Patientenmaterial als Beweise. Das müssen die gegenteilig argumentierenden Kieferorthopäden erstmal stichhaltig widerlegen.

Denn selbst wenn es Studien geben **sollte**, die behaupten, dass Weisheitszähne grundsätzlich schieben … wer will entscheiden, was *wahr* ist? Die Kieferorthopäden? Wenn es Studien gibt, die nachweisen, dass Weisheitszähne keinen Druck auf die anderen Zähne ausüben, ist die gegenteilige Meinung der Kieferorthopäden zumindest umstritten. Wollen wir dann aber unsere Kinder wegen einer umstrittenen Aussage einem gesundheitlichen Risiko aussetzen, das den jungen Menschen für den Rest seines Lebens erheblich zeichnen oder ihn im Extremfall durch einen Narkosefehler das Leben kosten könnte?

* * *

Br J Orthod. 1998 May; 25(2):117-22.

Harradine NW, Pearson MH, Toth B., The effect of extraction of third molars on late lower incisor crowding: a randomized controlled trial. Division of Child Dental Health, University of Bristol Dental School, U.K.

The problem of late mandibular incisor crowding is a well established phenomenon, the cause of which has been the substance of considerable debate over the years. A central issue is the possible role of the third molars though no definitive conclusions have been consistently drawn. This prospective study was designed to investigate the effects of randomly assigned early extraction of third molars on late crowding of the mandibular incisors. One-hundred-and-sixty-four patients entered the study from 1984 following completion of retention after orthodontic treatment. Seventy-seven patients (47%) returned for records up to a mean of 66 months later, and their start and finish study casts were digitized on a reflex microscope to determine Little's index of irregularity, intercanine width and arch length. Forty-four of the patients had been randomized to have third molars removed. There was no evidence of responder bias. Where third molars were extracted the mean increase in lower labial segment irregularity was reduced by 1.1 mm from a mean of 2.1 mm for the group where third molars were retained (P = 0.15, not statistically significant). This difference was also not considered to be clinically significant. The principal conclusion drawn from this randomized prospective study is that the removal of third molars to reduce or prevent late incisor crowding cannot be justified.

Übersetzung

Der Effekt der Extraktion von Weisheitszähnen auf die späte Verschiebung der Schneidezähne in Engstellung: eine randomisierte kontrollierte Studie

Das Problem der späten Verschiebung der Unterkiefer-Schneidezähne in die Mitte ist ein bekanntes Vorkommnis, dessen Ursache Gegenstand einer umfangreichen Debatte seit Jahren ist. Ein zentraler Diskussionspunkt ist die mögliche Rolle der Weisheitszähne, zu der es jedoch keine endgültige Meinung gibt. Diese Studie hier wurde entwickelt, um die Auswirkungen von per Losverfahren verordneten Extraktionen der Weisheitszähne auf das späte Verschieben der Schneidezähne in die Mitte zu untersuchen. 164 Patienten wurden von 1984 an nach dem erfolgreichen Beenden der kieferorthopädischen Behandlung in die Studie aufgenommen. 77 von ihnen (47 %) kehrten im Durchschnitt von 66 Monaten später für die Abdrucknahme zurück und die Anfangs- und Endstudien-Modelle wurden in einem Reflex-Mikroskop digital erfasst, um den *Little's index of irregularity* (Maß für die Schachtelstellung), den Abstand der Eckzähne und die Länge des Zahnbogens zu bestimmen. 44 dieser Patienten hatten die Weisheitszähne durch das Losverfahren entfernt bekommen, 33 nicht. Es gab keinen Hinweis auf eine einseitige Bevorzugung einer der Methoden. Belässt man die Weisheitszähne, verstärkt sich die Irregularität in der Unterkieferfront, wie in den Extraktionsfällen, wobei die Verstärkung bei Letzteren etwas geringer ausfällt, was aber statistisch nicht signifikant ist (P=0,15). Der Unterschied wurde auch klinisch als unwesentlich betrachtet. Die wichtigste Schlussfolgerung aus dieser Studie ist die, dass die Entfernung von Weisheitszähnen

nicht damit gerechtfertigt werden kann, das Zusammenschieben von Schneidezähnen in der Unterkiefer-Front zu verhindern oder wenigstens zu reduzieren.

＊

Ades AG, Joondeph DR, Little RM, Chapko MK., A long-term
study of the relationship of third molars to changes in the mandibular dental arch.

Department of Orthodontics, Universidad Intercontinental,
Mexico City, Mexico.

The purpose of this study is to determine the relationship of
third molars to changes in the mandibular dental arch. The
sample for this study consisted of four groups and subgroups.
The groups consisted of premolar extraction treated, nonextraction treated with initial generalized spacing, nonextraction
treated, and serial extraction untreated subjects. The subgroups
were divided into persons who had mandibular third molars
that were either impacted, erupted into function, congenitally
absent, or extracted at least 10 years before postretention records. The mean postretention time interval was 13 years, with
a range of 10 to 28 years. The mean postretention age was 28
years 6 months, with a range of 18 years 6 months to 39 years
4 months. Two-way analysis of variance with repeated meas-
ures was used to compare the changes over time (before treatment, at end of active treatment, and after retention) of groups
and third molar subgroups. With time, mandibular incisor irregularity increased while arch length and intercanine width
decreased. The eruption patterns of mandibular incisors and

first molars were similarly dispersed in all groups studied. The findings between the subgroups in which mandibular third molars were impacted, erupted into function, congenitally absent, or extracted 10 years before postretention records revealed no significant differences between any of the subgroups for the parameters studied. No significant differences in mandibular growth were found between the third molar subgroups; this suggests that persons with third molars erupted into satisfactory function do not have a significantly different mandibular growth pattern than those whose third molars are impacted or congenitally missing. In the majority of cases some degree of mandibular incisor crowding took place after retention, but this change was not significantly different between third molar subgroups. This finding suggests that the recommendation for mandibular third molar removal with the objective of alleviating or preventing mandibular incisor irregularity may not be justified.

Übersetzung

Der Zweck dieser Studie ist die Beziehung zwischen den Weisheitszähnen und Änderungen im Unterkiefer-Zahnbogen zu ermitteln. Die Versuchsteilnehmer für diese Studie bestanden aus vier Gruppen und Untergruppen. Die Gruppen waren 1) Prämolaren (Vorbackenzähne) extrahiert + KFO behandelt, 2) Prämolaren nicht extrahiert + KFO-Behandlung + Lücken, 3) P. nicht extrahiert + KFO-Beh., 4) Serielle Extraktion + keine KFO-Behandlung. Die Untergruppen bestanden aus den Personen, die die unteren Weisheitszähne a) noch im Knochen hatten, b) im Mund und in Funktion, c) gar nicht vorhanden waren, d) extrahiert mindestens 10 Jahre vor der Beurteilung der Nach-KFO-Zeit. Die Zeit nach der KFO-Behandlung betrug 13 Jahre, mit einer Bandbreite von 10 bis 28 Jahren. Das Durchschnittsalter der Patienten zum Nachuntersuchungstermin war 28 Jahre, in einer Bandbreite von 18 bis 39 Jahren. Es wurde eine 2-Weg-Analyse der Varianz zur Untersuchung der Veränderungen über die Zeit (vor der KFO-Behandlung, nach der Behandlung, nach der Retentionsperiode) zwischen den Gruppen und Untergruppen vorgenommen. Mit dem Zeitablauf vergrößerte sich die Unregelmäßigkeit der Schneidezähne und gleichzeitig schrumpfte der Abstand der Eckzähne und die Länge des Zahnbogens.

Die Daten zwischen den Untergruppen a) bis d) zeigten keine signifikanten Unterschiede in allen beobachteten Gruppen 1) bis 4). Auch gab es keinen Unterschied im Wachstumsverlauf des Unterkiefers zwischen allen vier Weisheitszahn-Untergruppen. Das legt nahe, dass Personen mit normal durchgetretenen Weisheitszähnen keinen anderen Wachstumsverlauf des Unterkiefers haben als solche, deren Weisheitszähne noch im Knochen liegen oder gar nicht angelegt sind. Bei der Mehrheit aller Patienten trat ein Zusammenschieben der Schneidezähne nach dem Beenden der Retentionsperiode auf, aber die Veränderungen unterschieden sich nicht innerhalb der Subgruppen. Diese Ergebnisse legen nahe, dass die Empfehlungen für das Entfernen unterer Weisheitszähne mit dem Gedanken das Zusammenschieben der Unterkiefer-Schneidezähne zu verhindern oder zu mildern nicht gerechtfertigt sind.

**

1: J Dent. 1997 Mar; 25(2):167-9.

van der Schoot EA, Kuitert RB, van Ginkel FC, Prahl-Andersen B, Clinical relevance of third permanent molars in relation to crowding after orthodontic treatment.

Department of Orthodontics, Academic Centre for Dentistry Amsterdam (ACTA), The Netherlands.

Objectives:
The purpose of this study was to determine the relationship between dental crowding and the clinical presence or absence of third permanent molar teeth.

Methods:
Ninety-nine patients were analysed before and after orthodontic treatment and at least three years after the end of retention. The sample consisted of four groups: subjects whose third permanent molar teeth had erupted into the mouth, were non-erupted, were extracted, and were congenitally absent. Arch Length Discrepancy, Irregularity Index and observer bias were examined. Multivariate analysis of variance with repeated measurements was used to analyse differences between the four groups.

Results:
Significant differences in Arch Length Discrepancy during time were shown between the premolar segment and the frontal area. The group with third permanent molar teeth congenitally missing showed a significant higher positive Arch Length Discrepancy in the premolar segment of the upper jaw. No significant differences in Irregularity Index were found between

the third molar groups. CONCLUSIONS: It can be concluded that there is no relation between crowding and the presence or absence of third permanent molar teeth.

Übersetzung

Zielsetzung:

Der Zweck dieser Studie ist das Verhältnis festzustellen, in dem der Frontzahn-Engstand mit der Anwesenheit oder Abwesenheit von Weisheitszähnen steht. Methode: 99 Patienten wurden analysiert vor und nach der KFO-Behandlung und danach drei oder mehr Jahre nach dem Abschluss der KFO-Retentionsperiode. Die Gesamtzahl wurde unterteilt in vier Gruppen: 1) Patienten mit Weisheitszähnen im Mund, 2) P. mit Weisheitszähnen im Kiefer, 3) P., deren Weisheitszähne gezogen wurden, und 4) P., deren Weisheitszähne erst gar nicht angelegt waren. Die Länge des Kieferbogens, der Irregularitätsindex und die Voreingenommenheit des Untersuchers (?) wurden ermittelt. Die mathematische Aufarbeitung erfolgte mit Hilfe der Multivarianten Analyse.

Ergebnisse:

Es zeigten sich signifikante Differenzen in der Kieferbogen-Länge, bzw. dessen Defizit. Die Gruppe 4) weist eine höhere Bogenlängendifferenz im Oberkiefer im Prämolarenbereich auf. Im Irregularitätsindex wurden dagegen keine Unterschiede unter den vier Gruppen gefunden. Schlussfolgerung: Es kann geschlussfolgert werden, dass es keine Beziehung zwischen dem Frontzahn-Engstand und der An- bzw. Abwesenheit von Weisheitszähnen gibt.

DER FALSCHE BISS

Sie erinnern sich gewiss an Frau Schmelzinger, die nach dem Einsetzen einer Brücke vielfältige Beschwerden mit unerklärlichen Symptomen bekam und daran samt zweier Vorbehandler fast verzweifelte.

Sie war der Grund, warum mir meine universitäre Ausbildung schnell unzureichend erschien und ich mich der Ganzheitlichen Zahnheilkunde zuwandte.

Des Rätsels Lösung lag letztendlich im Zusammenspiel der Zähne, der Okklusion. Der Laie nennt es auch gern *der Biss*. Und im Herausfinden einer nicht immer leicht zu erkennenden Störung in diesem unglaublich fein aufeinander abgestimmten System.

Typisch für Ursachen aus dem Bereich der gestörten Okklusion, also dem Zusammenspiel der Kauflächen, sind folgende Symptome:

› immer wiederkehrende an- und abschwellende Schmerzen in den Bereichen Kaumuskulatur und im Kiefergelenk
› Kopfschmerzen und Migräne
› Nacken-Schulter-Arm-Schmerzen
› Halswirbelsäulen-Syndrom und Rückenschmerzen
› Tinnitus und Schwindel

Die Wiederherstellung einer funktionsfähigen Okklusion gehört zu unserer alltäglichen zahnärztlichen Arbeit: Sowohl in der reparierenden wie auch in der zahnersetzenden Zahnmedizin und der Kieferorthopädie spielt sie für mein Empfinden eine wichtigere Rolle als die Ästhetik. Dabei hervorgerufene Okklusionsstörungen können dazu beitragen, dass Muskeln und Gelenke innerhalb und außerhalb des Kausystems über die Maßen belastet und schmerzhaft werden.

Um Ihnen, liebe Leser, erklären zu können, warum das so ist und was Sie unternehmen können, falls Ihr Zahnarzt Sie letztlich in die Psychiatrie schicken möchte (... „Wenn das jetzt nicht endlich besser wird, kann es nur noch von der Psyche kommen ...!) muss ich mich wegen des Umfangs der Fakten leider sehr kurz fassen, auch wenn es mir etwas schwerfällt.

Die Okklusion und ihre Regeln einem Laien erklären zu wollen ist nicht einfach. Dabei würden viele spezielle anatomische und technische Begriffe durcheinanderpurzeln. Der Sinn dieses Buches liegt aber eher im groben Verstehen von Zusammenhängen und bisher Unbekanntem als in einer halb-medizinischen Fortbildung. Ich würde also hierbei eine Zahnmedizin-Light-Version bevorzugen, die nun folgt.

Für Otto-Normalverbraucher sind die Zähne nicht viel mehr als ein paar weiße Würfel mit Zacken obendrauf. Aus der Nähe betrachtet sind sie jedoch fein gearbeitete Kunstwerke mit äußerst sensiblen eingebauten Sensoren.

Erinnern Sie sich, dass schon ein einziges unerwünschtes Haar zwischen den Kauflächen als unangenehm und störend empfunden wird, obwohl sein Durchmesser lediglich etwa 0,08 mm Durchmesser beträgt. Unsere Zahnwurzeln registrieren dieses, im wahrsten Sinne des Wortes haarfeine Objekt bereits als störenden Fremdkörper.

Eine meiner ehemaligen Assistentinnen bekam regelmäßig fast einen Tobsuchtsanfall, wenn sie ein Haar im Mund spürte.

Wir mussten die Behandlung unterbrechen, weil sie wild gestikulierend zum Handwaschbecken rannte, um den Mund auszuspülen und damit das verhasste Objekt schleunigst loszuwerden.

Und unser Organismus bemerkt das nicht nur, es stört ihn sogar biologisch so sehr, dass es erheblichen Stress auslöst, wenn es auf Dauer dort bleiben sollte. Nach kurzer Zeit merken wir es zwar nicht mehr, weil unser Gehirn die Meldung, wie jede Dauerinfo, ausblendet (oder spüren Sie ständig Bekleidung, Schmuck oder Schuhe?), aber unser hochsensibles Gesamtsystem nimmt es fortlaufend unterbewusst wahr und reagiert darauf.

Hierzu gibt es eine aufschlussreiche japanische Arbeit von Prof. Dr. Dr. Kobayashi, Nippon Dental University, Tokio. [*Auswirkungen der Okklusion auf den menschlichen Körper*].

Er wollte die Empfindlichkeit solcher Wahrnehmungen im Mundinneren testen, baute neun Testpersonen ein 0,1 mm hohes Zubeißhindernis in Form einer minimal überhöhten Füllung ein, vergleichbar also einem Haar, und registrierte die Auswirkungen.

Nach dem Einbau stieg der Hydroxicorticosteroid-Spiegel (das Haupt-Stresshormon) im Urin allmählich an und blieb bis zum Testende erhöht.

Auch der Adrenalin- und Noradrenalin-Spiegel (ebenfalls Stress-Hormone) in Serum und Urin stiegen tendenziell nach dem Einbringen.

Das zeigt, dass Okklusionshindernisse zu einer psychischen Belastung führen, selbst ein sehr kleines Hindernis von der Dicke eines Haares ruft über die Aktivierung der Stresshormone also psychosomatische Beschwerden hervor.

Kurzer Ausflug in die Psychosomatik: Seelische Probleme können sich auch körperlich bemerkbar machen und anders herum. Die Psyche leidet, wenn es dem Körper schlecht geht, etwa bei lang anhaltenden Schmerzen oder bei chronischen Krankheiten wie Asthma, Diabetes oder Herz-Kreislauf-Erkrankungen. Umgekehrt spüren wir körperliche Auswirkungen, wenn es der Psyche schlecht geht – wenn wir zum Beispiel Angst haben, unter Stress stehen oder uns überfordert fühlen.

Ein Problem *liegt mir im Magen,* Liebeskummer *bricht mir das Herz,* bei Ärger *geht mir die Galle hoch.* Was wir so locker dahersagen, ist Ausdruck eines engen Zusammenhangs zwischen Körper (*Soma*) und Seele (*Psyche*).

Zurück zu Prof. Kobayashi: Nach 7 Tagen Einsatz hatte sich der Puls beschleunigt. Die nächtliche Atmung zeigte Aussetzer, während der Testpatient erheblich knirschte.

Nach der Knirschphase trat häufig eine Apnoe-Phase (*Schlaf-Apnoe* = das Aussetzen der Atmung) auf. Die Häufigkeit dieser Apnoe stieg in den 7 Tagen fast auf das 6-Fache. Schlaf-Apnoen können mit plötzlichem Tod enden.

Diese Untersuchung zeigt deutlich, dass unser Körper sehr ungehalten und empfindlich auf Störungen im normalen und gewohnten Zusammenbiss reagiert. Die bereits genannten Schmerzzustände wie Schmerzen in der Kaumuskulatur und im Kiefergelenk, Kopfschmerzen und Migräne, Nacken-Schulter-Arm-Schmerzen, Halswirbelsäulen-Syndrom und Rückenschmerzen sowie Tinnitus und Schwindel sind dem engen Zusammenspiel von körperlichen Funktionen geschuldet.

Nun könnten Sie sagen, was interessiert mich ein Haar zwischen den Zähnen. Aber jede Füllung, jede Krone, jede Prothese, jede Zahnextraktion verursacht einen tiefen Eingriff in dieses Zusammenspiel, weil es unmöglich ist, das ursprüngliche Zusammenspiel wiederherzustellen. Weil die Oberflächenstruktur der Zähne von Natur aus ein derart fein gearbeitetes, ineinandergreifendes dreidimensionales Kunstwerk ist, dass man es nachträglich nicht 100 %ig rekonstruieren kann.

Wir kommen also nur ungefähr und grob an die vorherige Struktur der Zahnoberflächen und ihr Zusammenspiel heran, auch bei größtmöglichster zahntechnischer Perfektion. Ihr Kauorgan merkt, dass es ungewohnt aufbeißt, in der Regel auf einen neuen Widerstand (zu hoch) oder eine neue schräge Fläche, an der es abrutscht (das Ineinandergreifen passt nicht). Und wird nun versuchen, den Unterkiefer mithilfe der Muskeln so einzurichten, dass der neue Störeinfluss möglichst wenig stört, denn es soll ja auftragsgemäß die Nahrung zerkleinern. Das kann es jetzt aber nur noch, wenn es derart verkantet zusammenbeißt, dass sich trotz eines Hindernisses möglichst viele Zahnflächen zum Kauen berühren.

Das Muskelsystem von Gesicht und Kiefer ist sehr kompliziert, weil es auch die feinste Mimik steuern muss. Daher kann es feinste Stellungs- und Verkantungsbewegungen mit mehreren Muskeln zugleich vornehmen.

Um gelegentlich eine störende Fliege von der Nase zu pusten, ist dieses System genial konzipiert. Um aber bei jedem Zubeißen (und wir beißen bei jedem Schlucken aufeinander) die Zähne immer wieder in komplizierte Verkantungsmuster zu führen, damit ist unsere Muskulatur auf Dauer hoffnungslos überfordert und ermüdet und erlahmt. Und je nach Größe, Ort und Umfang der Veränderungen muss der Organismus diese Verkantungen im Muskelspiel mithilfe von Gegen-Verspannungen vor allem an der Wirbelsäule ständig ausgleichen. Wird sie einseitig angespannt, müssen alle anderen Haltemuskeln *dagegen*spannen, damit wir nicht allzu schief stehen. So können Okklusionsstörungen die Gleichgewichtsregulation und damit die Körperhaltung negativ beeinflussen.

Muskelanspannungen sind zunächst nicht spürbar, sie sind das *tägliche Brot* unseres Körpers, damit wir stehen und gehen können. Diese Falsch-Spannungen als Gegenregulation spüren Sie daher zunächst nicht. Werden sie jedoch über längere Zeit angespannt oder verspannt, beginnen irgendwann ziehende Schmerzen.

So nimmt es nicht Wunder, dass Schmerzen an Stellen auftreten, die zunächst nichts mit den Zähnen zu tun haben, weil es sich um die Gegenmuskeln der Verspannung handelt.

Millionen von Menschen mit Muskel- und Gelenkschmerzen außerhalb des Kausystems brauchen eigentlich und zuallererst eine zahnärztliche Diagnostik statt einem Psychiater – noch vor orthopädischen und anderen Behandlungen! Alle Therapeuten, die Patienten mit Muskel- und Gelenkschmerzen behandeln, sollten das wissen.

Aufgrund meiner Erfahrungen sind es in der Tat 80 bis 90 % der Patienten, bei denen Okklusionsstörungen für ihre Beschwerden verantwortlich oder mitverantwortlich sind. Diese Patienten brauchen zunächst entsprechende zahnärztliche und/oder kieferorthopädische Maßnahmen.

Meine alternative Sicht auf diese speziellen Zusammenhänge begann mit Ausbildungen bei meinem genialen Kollegen Dr. med. dent. Erich Wühr in Bad Kötzting, der dieses Konzept aus der Wiege hob und *Kraniofaziale Orthopädie* nennt. Ihm verdanke ich tiefgreifende *Aha*-Erlebnisse. Aufgrund seiner Erkenntnisse gibt es unzählige Patienten, die wieder beschwerdefrei leben. Dafür möchte ich ihm hiermit noch einmal Dank sagen.

Leider findet sich dieses Konzept nur ganz vereinzelt in der universitären Ausbildung.

Nun machen endlich Beobachtungen Sinn, die vorher aus schulmedizinischer Sicht scheinbar keine Verbindung hatten. Erinnern Sie sich an die Zeilen über Frau Schmelzinger am Anfang dieses Kapitels, dieses Häufchen Unglück zu Beginn meiner beruflichen Laufbahn? Nach Einsetzen einer Brücke fand genau das statt, was ich weiter oben beschrieben habe. Schmerzen und Beschwerden an Stellen, die scheinbar nichts mit den Zähnen zu tun hatten. Nur knapp entging sie der Psychiatrie. Nach meiner Ausbildung bei Dr. Wühr war ich schlauer.

Hier rächte sich nun die einseitig technische Ausrichtung der Zahnmedizin, die ganzheitliche Zusammenhänge immer wieder verspottet und für überflüssig hält.

Ich kann die Ausübung meines Berufes auch nicht mehr von der Mitarbeit anderer Medizinzweige trennen, denn Kieferorthopäden, Orthopäden, Physiotherapeuten, Osteopathen, Heilpraktiker Schmerztherapeuten, Schmerzpsychologen, müssen zum Wohle der Patienten mit ins Boot.

Zum erfolgreichen Umgang mit Schmerzpatienten gehört mehr als Untersuchen und Zähnebehandeln: Zuhören, untersuchen, verstehen, Wege aus der Krankheit und Wege zur Verbesserung der Lebensqualität finden.

Das Unterscheiden verschiedener ähnlicher Schmerzursachen stellt sicher, dass der Patient die angemessene Behandlung bekommt und nicht einer unwirksamen, teuren und frustrierenden zahnärztlichen oder kieferorthopädischen Behandlung ausgesetzt wird.

Leider gibt es keine Untersuchungsmethode und keinen Test, der zahnärztliche Zusammenhänge mit den geschilderten Beschwerden eindeutig darstellen kann. Wir müssen für jeden einzelnen Patienten herausfinden, ob er zu den Betroffenen gehört.

Daher schließt das Konzept u. a. Probebehandlungen mit Jig- und Stabilisierungsschienen ein, um herauszufinden, ob bei dem betreffenden Patienten *ein falscher Biss* verantwortlich oder mitverantwortlich für seine Beschwerden ist.

CRANIOSACRALE PHÄNOMENE

(*Cranium*=Schädel, *sacrum*=Steißbein)

Neben der Kauflächenveränderung kann auch das starre Verbinden von rechter und linker Kopfhälfte durch Brücken oder kieferorthopädische Klammern seine Tücken haben. Denn die Schädelknochen sind minimal gelenkig miteinander verbunden und bewegen sich im sogenannten craniosakralen Rhythmus, auch wenn sie starr erscheinen.

Wird dieser Rhythmus, der mit einer normalen Frequenz von 8–14 Zyklen pro Minute und unabhängig von der Herz- und Atemfrequenz abläuft, durch Blockade der Schädelknochen-Gelenke verändert, kann es zu Störungen und Beschwerden im gesamten Organismus kommen.

Sie machen sich bemerkbar durch Funktionsstörungen der Kiefergelenke, Kopfschmerzen, Rückenschmerzen und Augenprobleme, Beckenschiefstand mit Beinlängenänderung und relativem Plattfuß (durch Anspannung der Kniescheibe und Spannungserhöhung einer der Wadenmuskeln).

BRUXISMUS (das Knirschen)

Das Knirschen (das Aufeinanderpressen der Zähne) ist eigentlich eine völlig natürliche Art der Stressverarbeitung.

Steht der Bär plötzlich vor meiner Höhle, muss ich schnell meine nächste Aktion entscheiden. Durch das Zusammenpressen der Zähne fahre ich automatisch den situationsbedingten Grad der inneren Anspannung etwas herunter und kann damit gelassener und schneller entscheiden: Flucht oder Angriff.

Leider besteht das moderne Leben fast nur noch aus Flucht oder Angriff, wir haben kaum noch stressfreie Intervalle. In der Familie, im Auto, im Job, in der Freizeit (mein Haus, mein Auto, meine Yacht) stehen wir viel öfter, als es uns guttut, unter Strom.

Und bei diesem Knirschen und Pressen können unglaublich hohe zerstörerische Kräfte auftreten, mit denen unsere Kiefer dann aufeinandergepresst werden, oftmals als Folge von Okklusionsstörungen. Kaudrucke bis zu 480 kg/qcm (Das Gewicht von sieben Erwachsenen!) können dabei gemessen werden.

Geknirscht als Stressfolge wird jede Nacht und auch tagsüber, denn Stress ist eine normale Regulationsfunktion des Körpers. Nachts werden die täglichen Erlebnisse im Sinne der Psychohygiene verarbeitet, vor allem in den Traumphasen. Und dabei wird wieder die Kaumuskulatur aktiviert.

Es ist vor allem ein bestimmter Menschen- bzw. Persönlichkeitstyp betroffen: *Knirscher* und *Presser* sind in der Regel engagierte Menschen; Menschen, die sich durchbeißen durch's Leben, Macher, Manager, Perfektionisten, manchmal mit Hang zur Pedanterie. Sie sind zuverlässig; sie wollen alles richtig und es jedem recht machen.

Wegen der hohen Kräfte, die sie beim Knirschen und Pressen ausüben, überlasten sie ihre Muskeln und Gelenke innerhalb und außerhalb des Kausystems. Vor allem dann, wenn Okklusionsstörungen vorliegen. Dann entstehen hochgradige Verspannungen mit Muskelschmerzen. Und auch die Gegenspieler dieser Muskeln, die hauptsächlich im Halsbereich liegen, werden in Mitleidenschaft gezogen.

Empfehlung 1

Zur Dämpfung dieses Stress-Knirschens wie auch zur Verbesserung der genannten muskulären Beschwerden ist in sehr vielen Fällen die JIG-Schiene geeignet. Sie leitet die starken Zubeiß-Kräfte der Muskeln direkt auf die Frontzähne. Da diese viel empfindlicher auf Überlastung reagieren als Backenzähne (Bruchgefährdung), fährt die Kaumuskulatur ihre Kräfte als Reflex *vorsichtshalber* deutlich herunter, um ein Abbrechen der Front zu vermeiden.

Empfehlung 2

Dulden Sie nach neuer Füllung oder neuen Kronen/Brücken keine, auch keine geringfügige Änderung im Gefühl des Zubeißens. Das fremde/störende Gefühl verschwindet zwar in der Regel als sensorische Anpassung nach kurzer Zeit. Aber das Hindernis verschwindet natürlich nicht wirklich. Der Körper findet sich erstmal damit ab und versucht das Beste aus dem Hindernis zu machen. Es endet aber in der Regel manchmal erst nach Monaten in einer ausgleichenden Fehlhaltung mit all den weiter oben beschriebenen Symptomen.

Für den nächsten Schritt brauchen Sie Mut. Reklamieren Sie so oft, bis der Schaden behoben ist (Das Problem wird sich nämlich zu einem Schaden auswachsen). Oder bis der Zahnarzt behauptet, besser ginge es nicht. **Doch.** Besser geht es, denn vorher **war** es ja besser.

Wenn der Zahnarzt aufgibt, geben Sie bitte nicht auf. Lassen Sie sich von der Krankenkasse einen Gutachter zuweisen, notfalls anschließend einen Obergutachter. Es geht für Sie um vielleicht lebenslange Schmerzen in der Zukunft.

Nicht vergessen: Vorher **war** es ja unauffällig und damit besser.

Lassen Sie sich nicht in die Rolle eines Nörglers und Querulanten oder in die Psychiatrie abschieben. Der Zahnarzt hat für seine Arbeit Geld kassiert und es ist Ihr gutes Recht, dafür die Gegenleistung, soweit möglich, einzufordern.

Mein Patenonkel, Chefarzt in der Gynäkologie, sagte immer: *Es gibt keine frigiden Frauen, es gibt nur ungeschickte Männer.* Analog hier: *Es gibt kein plötzlich nicht mehr passendes Gebiss, wenn es vorher stimmte. Es gibt nur berufsungeeignete Zahnärzte.*

Kontakt in Problemfällen:

Dr. med. dent. Erich Wühr | Müllerstraße 7 | 93444 Bad Kötzting
Tel.: 09941-1706

Richten Sie ihm bitte einen Gruß von mir aus.

DER TOTE ZAHN

Das Telefon riss mich aus dem Mittagsschlaf. Mein Freund Michael druckste erst ein bisschen herum und kam dann zur Sache: „Du hast doch gesagt, ich dürfte dich auch mal fachlich belästigen. Das tue ich jetzt wirklich ungern – aber meine Zahnärztin hat zwei tote Zähne festgestellt und will sie jetzt wurzelbehandeln."

Auf meine Frage, ob die Zähne denn schmerzten und wie sie das herausgefunden habe, erklärte mir Michael, sie habe ein kaltes Stückchen Watte an die Zähne gepresst und keine Reaktion erhalten.

Tja – so kann es kommen – leider. Nicht jeder Zahn reagiert mit Schmerz auf einen Kältereiz. Und wird flugs von einem zeitgestressten Zahnarzt für tot erklärt, der (vielleicht trotzdem noch lebende) Nerv entfernt und aus einem vielleicht quicklebendigen Zahn ein toter Zahn gemacht. Und dieser Diagnose-Irrtum ist anschließend nicht mehr nachzuweisen.

Ein lebender Zahn muss weder auf einen thermischen noch auf einen elektrischen Reiz reagieren, kann röntgenologisch unauffällig und daher weiterhin ein Leben lang putzmunter sein.

Daher Achtung: Wenn der fragliche Zahn im Röntgenbild keinen eindeutigen Befund zeigt (deutlicher schwarzer Rand um die Wurzel oder die Wurzelspitze oder dort eine dunkle Kugel), kann der Zahn völlig in Ordnung sein.

Lassen Sie sich im Zweifelsfalle das Röntgenbild zeigen und in für Sie verständlicher Sprache die Notwendigkeit des Abtötens (also einer Wurzelbehandlung) für Sie nachvollziehbar begründen. Zögern Sie nicht – auch mehrfach – nachzufragen.

Fragen Sie, ob es nicht sein kann, dass der Zahn einfach nur nicht reagiert. Es gibt z. B. im Nervgehäuse Kalkablagerungen, die einengen und eine Reizweiterleitung erschweren.

Der Röntgen-Befund hingegen ist auch für einen Laien optisch eindeutig. Ist weder ein dunkler Rand noch eine dunkle Kugel an der Wurzelspitze zu sehen und der Zahn noch dazu schmerzfrei, würde ich mir die vorgeschlagene Wurzelbehandlung bis auf Weiteres **gut** überlegen und von ihr Abstand nehmen. Auf meinen entsprechenden Rat hat Michael seine lebenden Zähne schmerzfrei bis heute.

Daher: Es gibt meines Erachtens KEINEN Grund, einen Zahn, der nicht auf einen Reiz antwortet, *vorsichtshalber* abzutöten.

Denn wenn ein Zahn erstmal abgemurkst und wurzelgefüllt wurde, setzen wir etwas in Gang, das nicht rückgängig gemacht werden kann.

Unter anderem das Absterben der Gehirnanteile, die vorher für die Verarbeitung der Meldungen von eben diesem Zahn vorgesehen waren (der eigentliche *Zahnnerv*). Wird der verantwortliche Nervausläufer dieses Nervens abgetötet, stirbt auch die gesamte Nervenzelle im Gehirn ab.

Warum betone ich das so?

Ich hatte seit dem nächtlichen Wache-Laufen in meiner Bundeswehr-Zeit ständig wiederkehrende Schmerzen im Iliosacral-Gelenk, dem unteren Ende der Wirbelsäule. Und ein halbes Jahr zuvor einen endodontischen Eingriff am oberen linken Schneidezahn. Was bedeutete, dass mir dort der Nerv gezogen wurde.

Die *Endodontie* ist aus ganzheitlicher Sicht sehr umstritten. Sie ist die Kunst, den Nerv aus einem Zahn zu entfernen und den entstandenen Hohlraum kunstgerecht wieder zu verschließen.

Kunstgerecht – aber leider nicht folgenlos. Immerhin sind unsere Zähne kleine lebendige Organe mit eigenem Blut- und Lymphkreislauf, mit Nerven-, Binde- und Fettgewebe und damit Anbindung an das allgemeine körpereigene Informationssystem. Und sie können höllisch weh tun, wenn der Nerv angegriffen wird. Der Besitzer tut (fast) alles, diesen Schmerz loszuwerden. Manchmal auch um den Preis, diesen Zahn für immer herzugeben. Oder, wenn möglich, eben *nur* den wild gewordenen Nerv herausnehmen zu lassen.

Ich hatte, wie gesagt, seit dem Wehrdienst immer wieder üble Kreuzschmerzen, bis ich mir nach 15 Jahren endlich ein Herz fasste: Die Zahn-Organ-Beziehungen (siehe dort) ließen mich den toten Zahn als herdbedingte Ursache vermuten und ich traute mich, mir abends nach Praxisschluss den Zahn selbst zu ziehen. Leider konnte ich im Spiegel nicht alles sehen und der Zahn brach ab. Ich musste 2 Mal nachinjizieren ... aber dann war er raus. Nach wenigen Tagen verschwanden tatsächlich meine jahrelangen Kreuzschmerzen.

Aber manchmal ist dieser Zahn einer der letzten oder gar DER letzte, der einem Zahnersatz den notwendigen Halt gibt. Und dann schauen mich große ängstliche Augen an und formulieren: „Muss der denn jetzt wirklich auch noch raus?"

Auf dieses MUSS kommen wir weiter unten noch zu sprechen. Es gibt besorgniserregende Beobachtungen aus aller Welt, welche Auswirkungen ein toter Zahn haben kann. Die Schulmedizin, wie immer bei Themen, die unbequem sind, weil sie ein

Umdenken erfordern, findet tote Zähne prima, hilfreich und ungemein praktisch.

Immerhin stellen sie einen nicht unerheblichen wirtschaftlichen Faktor in einer Zahnarztpraxis dar. Es gibt Spezialisten, die mit Stereo-Mikroskopen in das Zahninnere hineinleuchten und bewundernswerte technische Leistungen vollbringen. Und dafür auch einen eindrucksvollen Gegenwert in (private) Rechnung stellen. So eine Wurzelbehandlung ist nicht immer Kassenleistung und kann dann durchaus 1000 € und darüber kosten.

Wohlgemerkt: In diesem Kapitel geht es nicht um das manchmal unethische schnelle Erzielen von guten Umsätzen, sondern um einen anderen Denkansatz. Wer schon einmal Menschen mit rheumatischen Händen und verkrümmten Fingerchen gesehen hat (eine sogenannte Autoimmunerkrankung), hat möglicherweise eine der vielen Auswirkungen eines wurzelbehandelten Zahnes vor Augen.

Oftmals ist dabei von *Herden*, auch Störfeldern, die Rede. Herde umfassen grob verallgemeinert alles das, was dem Organismus das Gesundbleiben erschwert. Unser Körper ist ein Wunderwerk an selbst reparierenden Vorgängen, die bis ins hohe Alter funktionieren können.

Pfuschen wir jedoch mit unserem Lebenswandel (dazu gehört auch die Ernährung und die *innere Umweltverschmutzung*) der Natur ins Handwerk, kommt unser Organismus vielleicht irgendwann an seine Selbstreparatur-Grenzen.

Für manche von uns beginnt dann der beschwerliche Weg des plötzlich chronisch Kranken und wir müssen die Suppe der Bequemlichkeit auslöffeln, falls wir unserem Körper zu viele Steine in den Selbst-Gesundungs-Weg gelegt haben.

Zu diesen *Steinen* gehören auch tote Zähne. Sie müssen uns nicht das Gesundbleiben erschweren – aber wenn der Körper mittlerweile an genügend anderen Baustellen arbeiten muss, können sie der Tropfen sein, der das Fass zum Überlaufen bringt.

Nun entspricht es wohl einer äußerst menschlichen Eigenschaft, Regeln aufzustellen, die es uns ermöglichen, mit den Wirrungen der Welt in vereinfachender Weise umgehen zu können. Wenn ich weiß, dass ein Sprung aus dem 30. Stockwerk immer tödlich endet, ist mein Ratschlag einfach: Wenn du überleben willst, bleib vom Fenster fern.

Wer von uns kennt aber nicht den Raucher, der munter und gesund mit 90 in die schwarze Kiste steigt? Was sage ich also grundsätzlich einem Raucher bezüglich seiner Überlebenschance?

Dass das Rauchen im Gegensatz zum Fenstersprung zu einem früheren Tod führen KANN, aber nicht MUSS! Es kommt auf seine individuellen Möglichkeiten an, mit krankmachenden Reizen umzugehen und gegebenenfalls mit ihnen fertig zu werden. Wenn allerdings nahe Familienangehörige bereits an Krebs erkrankten, ist die Chance, daran zu sterben höher, als wenn die übrige Familie gesund ist.

Wir alle wissen um die Macht der Gedanken und des Wortes:
› Der bewusstlose Narkosepatient, dem der Chirurg während des Eingriffs im Gespräch mit der OP-Schwester keine Überlebenschance vorhersagt, stirbt nachweislich früher.
› Menschen, die vom baldigen Eintreten einer bestimmten Krankheit felsenfest überzeugt sind, erkranken daran mit ziemlicher Wahrscheinlichkeit.

› Und umgekehrt besiegen Krebspatienten im Rahmen der SI-MONTON-Methode NACHWEISLICH ihren Krebs zu einem hohen Prozentsatz NUR durch Überzeugung und mentale Techniken.

Es entspricht daher nicht meinem Menschenbild, einem Patienten eine mögliche Erkrankung als mit Sicherheit eintretend vor Augen zu halten, wenn er diesen Zahn noch dringend braucht und ohne ihn in Bedrängung käme.

Denn entgegen den Behauptungen mancher Berufskollegen ist das Zahnschicksal nicht als einzige Bedingung an die akkurate Pflege geknüpft, sondern hauptsächlich im Erbgut verankert. Ich kenne immerhin seit über 40 Berufs-Jahren viele Patienten, die nicht oder kaum putzen und herrlich gesunde Zähne ohne eine einzige Füllung haben. So steht es mir nicht zu, den moralinsauren Finger des zahnärztlichen Übervaters zu heben mit den Worten: „Wie sieht es denn bei Ihnen im Mund aus! Das kommt von mangelhafter Pflege! Solch eine Katastrophe! Also müssen Sie jetzt auch die Folgen tragen."

Zahngesundheit hängt nur zu einem kleinen Anteil von der Pflege ab, auch wenn manche Kollegen Ihnen das Gegenteil vermitteln wollen – ein Schelm, wer dabei an professionelle Zahnreinigungen und Umsatz denkt.

Vererbung, Umwelteinflüsse der verschiedensten Art (Epigenetik – das An- und Abschalten von vererbten Eigenschaften) und das Wissen um seelisches Eingebundensein in größere Zusammenhänge, wie auch das Gegenteil, innere Unzufriedenheit, Verlassensein und Zerrissenheit (Stichwort Salutogenese) formen uns viel mehr als eine fehlende Zahnbürste.

Und so hängen auch die gesundheitlichen Auswirkungen eines toten Zahnes u. a. von der inneren Einstellung des Menschen ab.

Es ist vergleichbar dem Rauchen: Der Zahn kann mich gesundheitlich in Bedrängnis bringen – er muss es aber nicht.

Achtung: Wir geraten hier in schamanistisches Fahrwasser. Gedanken können durchaus in die Geschehnisse der realen Welt eingreifen. Die Quantenphysik liefert uns dafür naturwissenschaftliche Hinweise. Und damit auch Werkzeuge, mit einem toten Zahn umzugehen und ihn folgenlos in einen Organismus einzugliedern.

Diese letzten Zeilen sollen allerdings keine Ausbildung in Schamanismus ersetzen. Aber sie können dazu ermuntern. Auf meiner bisherigen Homepage hatte ich diese Art Umgang mit einem toten Zahn angesprochen mit der Möglichkeit, ihn zu neutralisieren. In der Folge bekam ich viele Zuschriften mit der Bitte um Handlungsanweisungen.

Natürlich kann ich nicht über eine E-Mail geistige Techniken vermitteln. Sie haben aber immer etwas mit Imagination zu tun, der Technik, mit der Dr. Simonton unglaubliche Erfolge in der Krebsbehandlung seit über 50 Jahren hat (O. C. Simonton, Los Angeles).

Immerhin verlassen ca. 70 % vorher von der Schulmedizin aufgegebene Patienten seine Behandlungen ohne nachweisbare zurückgebliebene Krebsgeschwulst. (Alternativ: Serge Kahili King, *Der Stadtschamane*)

Diese Zeilen sollen vielmehr neugierig machen auf die manchmal rätselhafte Welt des Unsichtbaren. Aus Kriegszeiten sind uns genügend tragische Ereignisse überliefert, bei denen, notariell beglaubigt, Mütter den Todeszeitpunkt ihres Sohnes an der Front fast auf die Sekunde genau schmerzlich spürten.

Meine Aufgabe sehe ich darin, den Laien zu informieren, dass ein toter Zahn dem Körper schaden KANN. Der Patient soll anschließend selbst oder gemeinsam mit seinem ganzheitlichen Therapeuten durch Abwägen der Risiken entscheiden, auf was er sich einlassen will.

Und hier knüpfe ich nun an den abgetöteten Zahn an. Warum wird er von Naturheilkundigen so heftig abgelehnt, worin liegt sein Gesundheitsgefährdung?

Der tote Zahn gehört zu den wichtigen Ursachen für die Entstehung eines Herdes (Genaueres siehe Kapitel: **Der Zahnherd**). Wie oben bereits dargelegt: Er KANN, er MUSS es aber keineswegs sein.

Eine seiner typischen Eigenschaften besteht darin, dass er ganz unterschiedliche Symptome ausbilden kann. Und diese können sich sogar ineinander umwandeln, sodass der Patient die Beschwerden oftmals nicht klar zu erkennen und zu unterscheiden mag.

Ein fatales Geschehen beginnt: Der Arzt sucht nach deutlichen, nachvollziehbaren Symptomen für eine ihm bekannte Erkrankung, findet sie nicht und schiebt sie, wenn er nichts anderes findet, zunächst in die Psycho-Ecke.

Der Patient kann unter Umständen nicht mehr so viel leisten, die Lust am Sport oder Wandern schwindet, das Schlafbedürfnis nimmt zu. Der Patient ermüdet schneller und erholt sich langsamer von Anstrengungen. Er wird träge, antriebslos und fühlt sich allgemein unwohl.

Später können Symptome auftreten, die auf eine Herderkrankung hinweisen:

- › Herz- und Kreislaufbeschwerden
- › Infektanfälligkeit
- › Schwindelanfälle
- › Allergien
- › Ekzeme
- › Neurodermitis
- › akute Gelenkschwellungen
- › Bronchitis
- › Verdauungsbeschwerden
- › Gallenbeschwerden
- › Colitis
- › Entzündung und Schwellung der Mandeln
- › Haarausfall
- › Immunschwäche
- › Kopfschmerzen
- › Migräne
- › Gelenkrheuma
- › Polyarthritis
- › Versteifung der Wirbelsäulengelenke
- › Nervosität
- › Schlafstörungen
- › Nervenschmerzen
- › Depressionen
- › Ohrgeräusche
- › Verschlechterung des Seh- und Hörvermögens
- › Wahrnehmungsstörungen

Wie Sie lesen, hat der Herd seine Finger in vielfältigen Erkrankungen. Und diese Symptome desselben Herdes können leider auch nacheinander auftreten.

Zurück zur Ursache toter Zahn: Kommt der Patient mit einer akuten Zahnnervenentzündung in die Praxis, wird der Arzt den Nerv in vielen Fällen durch Einlage einer Devitalisierungspaste abtöten (Devitalisierung ist das Töten des lebenden Kerns (Pulpa) eines Zahns), wenn es unmöglich ist, ihn aufgrund des einsetzenden Entzündungsprozesses zu erhalten.

Andere Ursachen können das Öffnen der Nervkammer durch Unfall, Bruch oder misslungene zahnärztliche Maßnahmen sein. Darüber hinaus halten viele Zahnärzte das Abtöten für notwendig, wenn Zähne als Halteelemente für Kronen und Brücken genutzt werden sollen. Denn ein toter und sorgfältig verschlossener endodontisch versorgter Zahn wird sich kaum mehr entzünden.

Untersagen Sie Ihrem Zahnarzt zunächst das Abtöten aus den angegebenen Gründen und holen Sie eine Zweitmeinung ein, ob das Devitalisieren notwendig ist, bzw. über Alternativen.

Achtung: Nicht jeder Zahnarzt hält es für nötig, den Patienten über das Abtöten zu informieren. Er tut es einfach. Fragen Sie ihn also gegebenenfalls, ob er das plant. Der Prozess ist NICHT rückgängig zu machen.

Devitalisationspasten enthielten bis vor Kurzem weitgehend Arsen, heute setzt man zusätzlich Formaldehyd und Phenole zu. Aber auch Antibiotika (zur Entzündungsbekämpfung) und Mittel zur Linderung der Schmerzen, die sich beim Absterben des Zahnes und durch die Giftwirkung einstellen.

Alle eingebrachten Medikamente bleiben jedoch nicht im Hohlraum des Nervs, sie wandern in das Zahngewebe und den Kieferknochen und lagern sich dort dauerhaft ein.

Leider schwächen die eingelagerten Gifte zusätzlich die körpereigenen Mechanismen zum Abbau anderer Gifte. Deshalb verstärken die Rückstände von Devitalisationspasten die Giftwirkung toter Zähne und verschlimmern so eine Herd-Erkrankung.

Nach der Säuberung wird das jetzt leere Nervengehäuse wieder gefüllt. Dazu benutzt der Zahnarzt verschiedene Zutaten:

I. Guttapercha

Feine Spitzen aus Guttapercha, einer Kautschuk ähnlichen Masse, werden in die Wurzelkanäle gepresst. Guttapercha enthält toxische Zusätze wie Schwermetallsulfate, Cadmium oder Trans-Polyisopren.

Die allermeisten Wurzelfüllmaterialien enthalten aus herstellungstechnischen Gründen einen Cadmiumzusatz, der über das Blut im gesamten Organismus verteilt wird. Eine SPIEGEL-Recherche ergab noch 1998, dass die meisten Hersteller bewusst und fälschlicherweise ihre Produkte als Etikettenschwindel mit *cadmiumfrei* kennzeichneten.

Cadmium, das in der Nahrungskette angereichert wird, gilt als eines der gefährlichsten Schwermetalle. Es steht im Verdacht, krebserregend zu sein und Nierenschäden hervorrufen zu können.

Die Weltgesundheitsorganisation (WHO) hat als noch tolerierbare wöchentliche Aufnahmemenge sieben Mikrogramm Cadmium pro Kilo Körpergewicht festgelegt. Dieser Grenzwert kann in ungünstigen Fällen durch das Gift im Zahn überschritten werden.

2. Metallstifte

Der Zahnarzt bohrt den Wurzelkanal auf eine Normgröße auf und klebt einen Metallstift ein (in der Regel Gold, Titan, Silber oder Kobalt). Die Stifte korrodieren mit der Zeit und Schwermetall-Ionen wandern so in den Körper. Selbst ein Edelmetall wie Gold unterliegt im Zahn der Korrosion.

3. Zement-Paste

Der Zahnarzt muss die gesäuberten ehemaligen Nerv-Hohlräume mit aushärtenden Pasten auffüllen und damit verschließen. Zu den Zusätzen gehören je nach Fabrikat: Zinkoxid, Eugenol (synthetisches, toxisches Nelkenöl), Epoxidharze, Konservierungsstoffe (Dexamethason, Tetrajodthymol, Trioxymethylen, Formaldehyd, Jodoform, Perubalsam), Chlorphenol, Sulfonamide, Antibiotika, Cortisonzusätze, um Bakterien abzutöten und schmerzhafte Reaktionen zu unterdrücken. Zwecks besserer Sichtbarkeit bei Röntgenaufnahmen werden auch Schwermetalle zugesetzt.

Viele dieser Pasten wirken als Zellgift und sind schon in kleinsten Mengen allergieauslösend (zum Vergleich: Um einen allergischen Anfall bei einem Pollenallergiker auszulösen, genügt **eine einzige Polle**). Da auch der tote Zahn immer noch über die Lymphflüssigkeit mit der Umgebung in Verbindung steht, wandern die Gifte allmählich in den Kieferknochen und über das Blut in den Körper.

Auch eine Wurzelspitzenresektion – das übliche Vorgehen, um den Zahn endgültig zum Schweigen zu bringen – löst nicht das Problem, da zwar Entzündungsreste um die Wurzelspitze herum von außen entfernt werden, der Zahn aber als solcher mit seinen ständigen Giftausscheidungen bleibt. Es ist schwer vorstellbar, welch immenses winziges Röhrenwerk der sogenannten Dentinkanälchen den Zahn durchzieht.

Ein unterer Schneidezahn von 3–4 cm Länge verfügt über ein etwa 2,5 km (!!!) langes Röhrensystem. Solch ein System mit Röhrendurchmessern wenig über Bakteriengröße kann man weder von innen noch von außen säubern. Was die Zahnmedizin, wenn auch ungern, zugibt.

Des Weiteren kann ein Zahn in seinem Inneren nicht keimfrei gemacht und damit sterilisiert werden. Und daher haben wir immer Bakterien und tote, aber bakteriell infizierte Nervreste in den Wurzeln, die als Stör- und Infektionsquelle zu sehr unliebsamen Folgen und Überraschungen führen können. Einige Beispiele dafür habe ich weiter oben angeführt.

Somit zahlt der Patient u. U. einen hohen Preis dafür, dass er den toten, vielleicht krankmachenden Zahn noch eine Weile behalten darf.

Auch Antibiotika helfen nicht, weil einerseits ein toter Zahn keine Blutzirkulation mehr hat und damit keine Möglichkeit, das Antibiotikum an die Entzündung zu liefern. Und andererseits das eigentliche Problem des toten Zahnes weniger die Bakterien sind, sondern vielmehr die Leichengifte, verständlicher ausgedrückt, die verfaulenden Eiweißreste, die der tote Zahn ständig ausscheidet. Und die bestehen aus mausetoten Eiweißresten, die daher nicht auf Antibiotika reagieren können.

So ein toter Zahn kann also ein ganz übler Geselle sein – nicht zu Unrecht wird er aus ganzheitlicher Sicht tunlichst vermieden. Und im Zweifelsfall eher gezogen als belassen – wenn der Restzahnbestand des Patienten es erlaubt.

Wenn es sich aber um einen wichtigen Haltepfeiler für eine Prothese handelt, müssen wir u. U. leider auch praktische Überlegungen miteinbeziehen. Wer mit einer totalen Unterkieferprothese, die haltlos beim Essen durch den Mund schlittert, je essen musste, hat sehr schnell zu solchen Gesundheitsüberlegungen einen anderen Bezug.

Eine Ausnahme bildet das Milchgebiss: Aufgrund der Besonderheiten der Kinderzähne mit auflösbaren Wurzeln sollten Sie dem Zahnarzt die Verwendung von devitalisierenden Pasten bei Ihrem Kind freundlich, aber bestimmt untersagen.

Manche Kollegen reagieren verschnupft, wenn Sie sich in die Behandlungsabläufe einmischen. Reichen Sie ihm dann lächelnd ein Taschentuch gegen seinen Schnupfen und verlassen Sie mit Ihrem Kind einfach kommentarlos die Praxis – eine Diskussion ist oft fruchtlos. Schließlich geht es um die Gesundheit IHRES Kindes.

AMALGAM

Kaum kommen wir im kollegialen Austausch auf dieses Thema, wenden sich wie auf Kommando alle Köpfe im Raum *dem Brockhausen* zu. Dem Kollegen, der seit 40 Jahren nicht müde wird, auf Einsicht zu hoffen, und der regelmäßig *so einen Hals* bekommt, wenn das Thema wie erwartet als unerheblich und Ökoquatsch abgeschmettert wird.

Und das, obwohl sich endlich ein gewisses Einsehen abzuzeichnen beginnt; in der EU dürfen Zahnärzte ab Juli 2018 bei Kindern, Schwangeren und stillenden Müttern nur noch in Ausnahmefällen Amalgamfüllungen einsetzen. Im Jahr 2020 soll geprüft werden, ob ab 2030 vollständig darauf verzichtet werden kann. Vorbeugend und aus Umweltschutzgründen.

Amalgam ist daher ein fast ausgelutschtes Thema, bei dem sich die Gegner unversöhnlich gegenüberstehen. Aber es ist nötig als Diskussionsgrundlage, weil sich an diesem Beispiel wunderschön nachverfolgen lässt, wie Verbände, Interessensgruppen und der schnöde Mammon den Menschen rücksichtslos verheizen, um ihre eigenen Interessen zu wahren.

Aber zunächst ein eindrucksvoller Link für alle, die lieber zuschauen und zuhören, der sehenswerte Vortrag von Dr. med. Joachim Mutter, Facharzt für Klinische Umweltmedizin und Facharzt für Innere Medizin – immerhin ein Facharzt und nicht ein Zahnarzt, dessen ärztliches Wissen weit hinter dem eines Facharztes zurücksteht.

Er fasst prägnant seine Sicht der Gefahren und Schäden durch Schwermetalle wie Amalgam zusammen. Natürlich stimmt seine Überzeugung nicht mit der Schul-Zahnmedizin überein, die in unverantwortlicher Weise immer noch Amalgam bzw. das enthaltene Quecksilber verharmlost.

Dr. Joachim Mutter – Nanotechnologie – Amalgam – Supergifte in Zähnen *https://vimeo.com/104510533*

Sollten Sie seinem Link nicht folgen können, versuchen Sie ihn zu googeln. Es wurde schon mehrfach versucht, diesen speziellen Link zu blockieren.

Kein Zahnfüllungsstoff war je so umstritten wie Amalgam. Immerhin besteht es zur Hälfte aus Quecksilber, einem der giftigsten Schwermetalle überhaupt, und zur anderen Hälfte im Wesentlichen aus Silber mit Resten von Zinn, Zink und Kupfer.

Seit nunmehr ca. 140 Jahren warnen angesehene und kompetente Wissenschaftler und Ärzte, lange Zeit vergeblich, vor diesem Metallgemisch. Interessengruppen wie Zahnarztverbände und Hersteller wiederum erklären es für absolut harmlos und darauf zurückgeführte Beschwerden für eingebildet, auch wenn ich diese nach Amalgamentfernung habe nachweislich verschwinden sehen.

Aufgedeckte Skandale zeigten in der Vergangenheit, dass neutrale und unabhängige Informationen auch im Gesundheitswesen nicht immer von profitorientierten Interessen der Industrie und bestimmter Verbände/Vereinigungen klar zu trennen sind.
   In den letzten Jahren wird der Verbraucher und Patient aus gegebenen Anlässen glücklicherweise zunehmend wachsamer und misstrauischer.

Er ist in weitaus geringerem Maße bereit, sich die Gefährlichkeit oder Ungefährlichkeit einer Sache von Menschen diktieren zu lassen, die in irgendeiner Weise mit diesem Thema beruflich und damit interessensmäßig verbunden sind.

In diesem Sinne ist es nicht nur wichtig, sich die offizielle Wertung von milliardenschweren Marktführern und Influenzern vorkauen zu lassen (sie bestätigten u. a. auch die Unbedenklichkeit von CONTERGAN, DUOGYNON und LIPOBAY, die schwere Missbildungen und Todesfälle nach sich zogen), man sollte auch um das Urteil von kritischen Minderheiten wissen, um sie u. U. in die eigenen Überlegungen miteinbeziehen zu können.

So erschien im *Forum des Praktischen und Allgemein-Arztes*, No.3, 1989, eine Untersuchung von Dr. med. habil. Max Daunderer mit dem abschließenden Urteil.: **Amalgame sollten heute nicht mehr eingesetzt werden.**

Als Hauptfolgen von Amalgamfüllungen stellte er u. a. Kopfschmerzen (auch migräneartig), Schlafstörungen, Gedächtnisstörungen, Nervosität, Tremor (Zittern der Hände), Depressionen, Magenschleimhautentzündungen, Dickdarmentzündungen, Infektanfälligkeit, Allergien fest und vieles andere mehr.

Wenn es nicht so tragisch für den Einzelnen wäre, könnte man über die Figur des *verrückten Hutmachers* aus *Alice im Wunderland* schmunzeln:

Hüte wurden damals fast ausschließlich aus Filz gefertigt, also Haaren tierischer Herkunft, die willkommenes Heim und Brutstätte für Millionen von kleinen Plagegeistern waren. Daher wurden die Hüte im Quecksilberbad desinfiziert.

Die bedauernswerten Hutmacher mussten also ständig mit flüssigem (und damit ständig verdampfendem) Quecksilber hantieren. Da wir heute wissen, dass Quecksilber in hohem Maße das Gehirn nachhaltig schädigt, kann das Lächeln schnell zu einer gruseligen Grimasse werden. Denn auch die Alzheimer-Erkrankung scheint hier einige ihrer Wurzeln zu haben.

In einer neueren Dissertation (Doktorarbeit) von 2012 untersucht Annika Curth die Auswirkung von Quecksilber auf die Entstehung der Alzheimer-Krankheit und findet vorsichtig formulierte Zusammenhänge. Lesen Sie selbst (ca. 80 Seiten) *http://www.freidok.uni-freiburg.de/volltexte/6091/pdf/DissertationAnnikaCurth.pdf*

Dabei ist die schädigende Wirkung einer einzelnen Schadsubstanz umso größer, je mehr verschiedene Gifte zusammenwirken.

Quecksilber bewirkt im Zusammenwirken mit folgenden Substanzen weit schlimmere Körperreaktionen, als wenn Quecksilber den Körper alleine belasten würde:
› Dioxin,
› elektromagnetischen Belastungen (Elektrosmog, Handy),
› Spritzmitteln,
› Holzschutzmitteln,
› Weichmachern,
› Reinigungsmitteln,
› Kosmetika,
› allergisierenden Nahrungsmittel-Zusatzstoffen,
› Pilzbelastung des Körpers als Folge von Antibiotika-Behandlungen,
› radioaktiv belasteter Umwelt,
› Ozon-Problematik und vielem anderen mehr –

und dies ist heute der Normalfall!

Bitte unterscheiden: Eine Allergie gegen Quecksilber hat mit einer Vergiftung durch Quecksilber überhaupt nichts zu tun. Wenn also keine vom Allergologen nachweisbare Allergie vorliegt (was zum Glück meistens nicht der Fall ist), spricht dies überhaupt nicht gegen eine mögliche Belastung/Vergiftung.

Es handelt sich um einen ganz anderen Sachverhalt. Sie können sich ein hochgiftiges Pflanzenschutzmittel auf die Haut auftragen – das wird, wenn Sie Glück haben, meist ohne allergische Reaktion für Sie bleiben. Aber wehe, Sie schlucken es!

So sind also Allergie (schon der Hautkontakt macht das Immunsystem *wild*) und Verträglichkeit (erst durch Verschlucken könnten Sie an Vergiftung sterben) nicht gleichzusetzen.

Wichtig in diesem Zusammenhang ist, dass diese Erkrankungen oft erst Monate oder Jahre nach Einsetzen der Füllungen auftraten und auch nach Entfernen des Amalgams sich meist erst nach Jahren besserten.

Zahnärztliche Dachorganisationen bezeichnen das Ergebnis dieser Untersuchung natürlich als unhaltbar und unwissenschaftlich und halten Amalgam weiterhin für **völlig** unbedenklich.

Denn stellen Sie sich die Schadensersatzforderungen aller Füllungsträger vor, wenn sich herausstellen sollte, dass Amalgam doch schädlicher ist, als bisher zugegeben. Zumal schon jetzt renommierte Wissenschaftler und Ärzte davor warnen.

Interessanterweise rät das Bundesministerium für Gesundheit, Amalgam bei Schwangeren, Jugendlichen unter 15 Jahren, Nierenkranken, Hautkranken und bestimmten Allergikern nicht mehr zu verwenden. Würde gewarnt, wenn es tatsächlich so **völlig** unbedenklich wäre?

In Schweden, Norwegen und Dänemark gilt sogar seit Juli 2009 ein absolutes Amalgam-Verbot.

Momentan sieht es so aus, als wenn durch die Empfehlung (nicht etwa Verbot!) des Bundesministeriums für Gesundheit (*Möglichst kein Amalgam mehr bei Jugendlichen unter 15 Jahren, schwangeren und stillenden Frauen ...*) das Amalgam leise durch die Hintertür verschwinden soll, ohne offiziell die Schädlichkeit zugeben und damit später für Schadensersatzansprüche geradestehen zu müssen.

Vorteile Amalgam

› sehr hohe mechanische Festigkeit, damit relativ lange Lebensdauer
› schnelle und unempfindliche Verarbeitung
› preiswert

Nachteile Amalgam

› ständige Stromentwicklung, damit ständiger Störeinfluss auf alle Informationssysteme des Körpers, daher u. U. Fehlprogrammierung verschiedenster Lebensvorgänge
› ständige Abgabe von Quecksilber an die Einatmungsluft sowie in den Verdauungstrakt und durch den Zahn in den Kieferknochen

Das ständig verschluckte Silber hindert lebenswichtige körpereigene Bakterien in den Verdauungswegen an Wachstum und Vermehrung (Oligodynamische Wirkung des Silbers).

Nachweislich ständige Quecksilberdampf-Entstehung im Mund: Die schädlichste Wirkung geht dabei also nicht von abgesprungenen und verschluckten Füllungsteilchen aus, sondern vom Quecksilberdampf, den wir mit jedem Atemzug einatmen. Vor allem nach heißen Speisen und Getränken und bei kräftigem Kauen. Dieser Dampf wird mit jedem Atemzug eingeatmet und bindet sich in der Lunge an Blutpartikel. Diese werden anschließend hauptsächlich an die Fettstrukturen im Zentralnervensystems gebunden.

Und könnte nicht auch eine Studie der AOK Bayern aus 1993, wonach ein genereller Austausch der Amalgamfüllungen bei allen Bundesbürgern 113 Milliarden Mark kosten würde, wozu dann noch die Kosten für Schadensersatzforderungen der Bürger gegen Hersteller, Zahnärzte und Staat kämen (was ein Vielfaches der reinen Entfernungskosten bedeuten würde!), ein Grund sein, Amalgam nach wie vor als unbedenklich darzustellen?

DAS ENTFERNEN VON AMALGAMFÜLLUNGEN

Im Web finden Sie teils skurrile Methoden, um Amalgamfüllungen sicher zu entfernen. Manche ähneln eher einer Exorzistenzeremonie denn einem Verfahren, das auf klaren physikalischen und chemisch-physiologischen Tatsachen gründet.

Im eindrucksvollsten Fall sehen Sie Behandler und Patienten mit Sauerstoffmasken, umrahmt von Absauggebläsen und armdicken Luftableitungen ins Freie.

Als unvoreingenommener Betrachter ist man schwer beeindruckt. Solch ein technischer Aufwand ... dahinter muss ja enormes Fachwissen stecken und der Behandler zeichnet sich offensichtlich in seinem Bemühen um die Gesundheit des Patienten durch HighTech-Wissen aus. Ein Hohepriester der alternativen Zahnmedizin. Wer möchte da nicht bei der Amalgamentfernung Patient sein ... umsorgt und sicher wie in Abrahams Schoß?

Unnötig zu sagen, dass dieser Aufwand auch bezahlt werden muss. Und der ist nicht gerade billig. Und dient, wie Sie gleich sehen werden, eher dem Marketing, dem Ego und vor allem dem Portefeuille. Warum?

Wir lassen dazu mal kurz diese bunte Landschaft der Selbstdarstellung beiseite und schauen uns die Richtlinie 67/548/ EWG der Bundesanstalt für Arbeitsschutz und Arbeitsmedizin (BAuA) an.

Hier sind die meisten Stoffe nach Gefährdung des Menschen gelistet.

Beispiel

> R 21 Gesundheitsschädlich bei Berührung mit der Haut.
> R 22 Gesundheitsschädlich beim Verschlucken.
> R 23 Giftig beim Einatmen.
> R 24 Giftig bei Berührung mit der Haut.
> R 25 Giftig beim Verschlucken.

Diese sogenannten *R(Risiko)-Sätze* sind kodifizierte Warnhinweise zur Charakterisierung der Gefahrenmerkmale von Gefahrstoffen, also Elementen und Verbindungen sowie daraus hergestellten gefährlichen Zubereitungen. Sie sind zusammen mit den Gefahrenbezeichnungen und den jeweils dazugehörenden Gefahrensymbolen die wichtigsten Hilfsmittel für die innerhalb der EU vorgeschriebene Gefahrstoffkennzeichnung.

Metallisches Quecksilber trägt *nur* R 23. Also weder giftig beim Verschlucken (R 25) noch giftig bei der Berührung mit der Haut (R 24).

Quecksilber wird nämlich im Verdauungstrakt nicht resorbiert und kann auch nur geringfügig durch die Haut eindringen. Daher ist nur der Dampf giftig und der auch weniger durch seine akute, denn durch seine chronische Toxizität.

Das bedeutet: Kurzes Einatmen zeigt keine Langzeitfolgen. Ein dauerhaftes Einatmen wie das der Dämpfe der Amalgamfüllungen hingegen durchaus.

Nun, wenn ich Ihnen sage, dass Quecksilber das einzige Metall ist, das bereits bei Zimmertemperatur flüssig ist (Thermometersäule), können Sie sich vorstellen, dass es wie Wasser ständig einem Verdunstungs-/Ausgasungsprozess unterliegt. Und daher mit jedem Atemzug des Amalgambesitzers eingeatmet wird. Quecksilberdampf-Messgeräte zeigen deutlich den Gehalt von Quecksilberdampf in der Atemluft eines Menschen, der Amalgamfüllungen im Mund trägt.

Dieser dampf- oder gasförmige Zustand des Quecksilbers ist die für ein Lebewesen gefährlichste Phase des Metalles. Beim Einatmen wird es in der Lunge an Eiweiße gebunden und tritt seine verhängnisvolle Reise in den Organismus an.

Verschlucken wir es hingegen, ist es erstens ständig von Flüssigkeit umgeben und kann daher bei Körpertemperatur kein Gas entwickeln. Und zweitens ist die sogenannte Resorption, also die Aufnahme des Quecksilbers durch die Darmschleimhaut vernachlässigbar gering.

Flüssiges Quecksilber wurde sogar früher in der Medizin eingesetzt, um einen verstopften Darm wieder *gängig* zu machen.

Es gab Eigenversuche von Wissenschaftlern, die Quecksilber demonstrativ tranken und ohne nennenswerten Schaden davonkamen.

Der chronische Kontakt nach dem Einatmen, anschließend die Bindung an körpereigene Substanzen und der Verbleib im Körper sind hingegen das eigentliche Problem.

Ein Verschlucken von einigen kleinen Amalgampartikeln beim Herausbohren, die noch dazu kein reines Quecksilber darstellen, sondern zu 50 % an Silber gebunden sind, ist also völlig unschädlich. Und wenn dabei noch ein langsam laufender Hartmetallbohrer zum Herausschneiden, statt einer Turbine zum Herausfräsen genutzt wird, geht die Reststaubmenge gegen null.

Unser Bestreben muss also sein, beim Herausbohren kein gasförmiges Quecksilber entstehen zu lassen. Das kann mit aufwendigen und teuren Sauerstoffanlagen geschehen, noch dazu mit beengenden, das Gesicht bedeckenden Masken (Darth Vader lässt grüßen) oder Nasensonden und einem in den Mund hineingespannten Gummituch (Kofferdam), das das Atmen erschwert, aber Quecksilberdampf nachweislich trotzdem durchlässt. Oder stattdessen ganz einfach mit einem kleinen schwedischen Aufsatz auf der Absaugkanüle. Und der kostet nur ein paar Euro.

Dieser Aufsatz ist so konstruiert, dass die Strömungsgeschwindigkeit der Absaugluft dem Gas keine Chance lässt, in den Mund und damit ins Freie zu gelangen. Das Gutachten des schwedischen Herstellers weist aus: 0 % Quecksilberdampf in der Einatemluft, Restbohrstaub um 90 % gesenkt.

Na bitte.

Zum Wohl wie auch zur Sicherheit der Patienten reicht der CleanUp-Absauger daher wissenschaftlich bewiesen völlig aus.

Aber mit diesem kleinen intelligenten Absauger-Aufsatz zeige ich dem Patienten nicht so deutlich wie mit einer Sauerstoffanlage samt Masken und armdicken Absaugschläuchen, welches Fachwissen ich mit mir herumschleppe ... und der beträchtliche finanzielle Aufwand wird durch den sichtbaren Aufwand belegt und eher akzeptiert.

Also – lassen Sie sich nicht verunsichern ... ein solides Fachwissen hat so seine Vorteile.

Ein anderes Problem in diesem Umfeld lässt sich leider nicht befriedigend lösen. Ein Zahn ist innen nicht kompakt wie ein Stück Metall, sondern von Millionen kleiner Kanälchen durchzogen, pro Quadratmillimeter Oberfläche etwa 16.000 Kanälchen. Aneinandergereiht ergeben sie bei einem kleinen Schneidezahn bereits ca 3,5 km.

Und in diese Kanälchen dringt das Quecksilber nach Legen der Füllung natürlich ebenfalls ein. Ein Entfernen dieses durchtränkten Dentins (*Dentin* = Hauptmasse des Zahnes) ist nicht möglich, weil dann der im Zentrum liegende Zahnnerv eröffnet würde, was den sofortigen Tod des Zahnes und im Anschluss eine Wurzelbehandlung bedeuten würde.

Wir können also *nur* die Füllung selbst entfernen und ringsherum vorsichtig einen Teil des umgebenden Dentins abtragen. Ein Rest Quecksilber wird immer im Zahn verbleiben.

Sie könnten allerdings noch ein Letztes tun, indem Sie nach der Behandlung mit 10 % Natrium-Thio-Sulfat spülen (wird von manchen um Ihre Gesundheit besorgten ganzheitlichen Zahnärzten auf Wunsch gestellt oder Sie besorgen es sich in der Apotheke) sowie Grünalgen-Tabletten vor und nach der Behandlung kauen. Die in den Grünalgen enthaltenen schwefelhaltigen Aminosäuren binden über den Schwefelanteil überschüssiges Quecksilber. Wie es alle Pflanzen tun, die Schwefel-Aminosäuren enthalten, im Wesentlichen Lauchgewächse.

DAS SOGENANNTE *AUSLEITEN*

Es wird zwar immer wieder empfohlen, mit ein paar Tropfen oder Tabletten ist es aber nicht getan.

Das *Ausleiten* nach der erfolgten Amalgamentfernung wird leider immer wieder sachfern dargestellt. Der jeweilige Therapeut verordnet oder empfiehlt Ihnen die Einnahme von Medikamenten zur *Unterstützung* der Ausleitorgane Leber und Niere, auch das Bindegewebe wird dabei nicht vergessen.

Schauen wir uns aber die konkreten physiologischen Vorgänge im Körper an, wird sehr schnell deutlich, dass es damit nicht getan ist. Die verabreichten Medikamente sind bei der Schwermetallausleitung nicht aktiv tätig. Sie unterstützen lediglich die normale Arbeit von Leber, Niere und Lymphwegen durch pflanzliche Wirkstoffe. Das Entfernen von unerwünschten Stoffen aus dem Körper gelingt diesen drei Organen nur bei Substanzen, die von Natur aus wasserlöslich sind. Das liegt in den Funktionsprinzipien dieser Ausscheidungsorgane.

Dummerweise sind die meisten schädlichen Substanzen aber fettlöslich.

Dazu gehören u. a.:

› Schwermetalle
› Polycylisch Aromatische Kohlenwasserstoffe (PAK)
› Chlorierte Kohlenwasserstoffe (CKW)
› Dioxine
› Formaldehyd
› Pflanzenschutzmittel
› DDT
› Lösungsmittel
› Müllverbrennungsemissionen
› Pentachlorphenol PCP
› Perchlorethylen PCE
› Polychlorierte Biphenyle PCB u. a.

Wenn Sie mal versucht haben einen fettigen Teller mit klarem Wasser zu reinigen, wissen Sie, was ich meine.

Deshalb besteht eine der Hauptaufgaben der Leber darin, Fettlösliches wasserlöslich zu machen (so eine Art Pril-Effekt). Dazu muss die Substanz, in diesem Beispiel das Quecksilber, durch einen komplizierten Prozess geschleust werden, bevor es auf diesem Wege entsorgt werden kann.

Und dieser Prozess ist mit einigen Gefahrenstellen für den Organismus versehen (wenn nämlich der zweistufige Prozess aus Nachschubmangel abgebrochen werden muss und dabei noch giftigere Zwischenprodukte entstehen, denn diese können anschließend nicht weiterverarbeitet und damit nicht unschädlich gemacht werden). In der heutigen Zeit der ständig zunehmenden Giftsubstanzen (siehe Liste weiter oben) und zunehmender Leberüberlastung entsteht hier ein ausgeprägter Engpass.

Zumal dazu erst noch das Quecksilber aus den Fettgeweben *losgeeist* werden muss, bevor es an die Leber weitergereicht werden kann. Auch das ist für den Körper recht kompliziert, da dazu der Fettstoffwechsel (die sogenannte Beta-Oxidation) angekurbelt werden muss.

Ich habe diesen Prozess bewusst etwas ausführlicher dargestellt, um zu zeigen, dass es mit ein paar Leber- und Nierentropfen bei Weitem nicht getan ist. Das ist reine Augenwischerei. Das Geld für die Medikamente zu diesem Zweck können Sie sich sparen.

Das Ganze sollte eigentlich Basiswissen für jeden sein, der sich beruflich damit beschäftigt. Aber da gibt es unglaublichen veröffentlichten Blödsinn, der auf Hörensagen, auf Guru-Gläubigkeit und Laien-Überzeugungen beruht statt auf solidem medizinischem Fachwissen.

Dr. Günter Harnisch schrieb zu diesem Thema ein Buch für Laien, das den ganzheitlichen Aspekt dieses Vorganges gekonnt beleuchtet. Leider ist es zurzeit nicht lieferbar. *Selbstheilung durch Entgiften – Wirksame Tipps für Gesundheit und Lebensfreude bis ins hohe Alter.*

Zitat von der Buchrückseite:
Dieses Buch stellt eine Fülle erfolgreich erprobter Möglichkeiten vor, wie sich Gesundheit über den Körper, über den Geist und über die Seele erreichen lässt. Kräuter aus der „Apotheke der Natur" spielen dabei eine wichtige Rolle, aber auch energetische Übungen, die Kraft des Wassers, Veränderungen in der Ernährung ebenso wie im Denken. Selbst durch den Einsatz geeigneter technischer Geräte lässt sich die Lebensenergie deutlich steigern.

Die zurzeit einzig bekannte und als wirksam belegte und noch dazu kostenlose Methode, sich von fettlöslichen Substanzen zu befreien, ist das Ölziehen. Das erkläre ich Ihnen ausführlich im entsprechenden Kapitel.

Manche Behandler empfehlen ein *Ausschwemmen* des Quecksilbers mit DMPS, einer Substanz, die injiziert wird. Da rate ich allerdings zu großer Vorsicht. DMPS ist eine sehr unspezifische Methode zur schnellen Entgiftung bei Metall-Vergiftungen, die so viele Metalle wie möglich ohne große Unterscheidung aus dem Körper befördert.

OHNE GROSSE UNTERSCHEIDUNG! Leider kann es aber die Blut-Hirn-Schranke nicht überwinden (ein natürliches Hindernis für Substanzen, die Mutter Natur nicht im Gehirn haben möchte) und kommt daher nur sehr schwer an das hauptsächlich in großer Menge im Gehirn gebundene Quecksilber, um es unschädlich zu machen. Es bindet dafür aber dummer- und unerwünschterweise im Körper viele andere lebenswichtige Metalle, entfernt sie, ohne groß zu fragen, aus dem Körper und kann dazu noch allergische Schocks auslösen.

Profis sollten bei dieser Empfehlung eigentlich wissen, dass fast jedes Enzym, die Arbeitspferde des Stoffwechsels, für seine Arbeit die Hilfe von Metallen benötigt. Und wir daher dringend auf die lebenswichtigen Metalle angewiesen sind. Ein wahlloses Abfischen ist daher das Dümmste, was wir machen können.

Auch die viel gerühmte Gabe von Selen hat ihre Tücken. Selen bindet Quecksilber zwar in einer unschädlichen Form, hat aber den Nachteil, dass es dieses anschließend nicht rauswirft, sondern diesen gebundenen Selen-Quecksilber-Komplex v. a. in fett- und eiweißreichen Geweben (z. B. Gehirn) einlagert und damit für spätere Entgiftungsprozesse erfolgreich unzugänglich macht.

Also: Finger weg von DMPS und Selen zur *Ausleitung*.

Ist also jetzt das verflixte Amalgam endlich entfernt, taucht das nächste Problem auf: Womit schließen wir das entstandene Loch im Zahn?

Wir Zahnärzte haben nicht viele Möglichkeiten, Zahnlöcher zu schließen, wenn wir nachgewiesen unschädliche Substanzen verwenden wollen. Denn es macht wenig Sinn, vom Regen in die Traufe zu gelangen. Und als ganzheitlich denkender und verantwortlich handelnder Zahnarzt wird es da ziemlich eng.

WELCHE ZAHNFÜLLUNGEN ALSO NACH AMALGAM-ENTFERNUNG

Ein schwieriges Kapitel. Aus universitärer Sicht natürlich völlig problemlos. Die Dental-Industrie versorgt uns mit Substanzen, die Zähne verschließen und ihre Oberflächen versiegeln können. Diese Materialien sind in der heutigen Zeit zum großen Teil aus Kunststoff oder werden mithilfe von Kunststoffen eingeklebt. Die natürlich alle geprüft, zugelassen, zertifiziert und selbstverständlich, wie bei allem, was uns die Industrie zu horrenden Preisen verkauft, völlig ungefährlich sind.

Das gilt für alle zahnärztlichen Kunststoffe, für Füllungen, Prothesen, Prothesenzähne, Kronen- und Brückenverblendungen samt ihren Klebern (Zemente) und für Versiegelungen. Und wie verlässlich diese *Prüfungen* für uns als Verbraucher sind, haben wir u. a. an den immer wieder ans Tageslicht kommenden

Arzneimittel- und Zulassungsskandalen mit vielen verkrüppelten, missgebildeten und nach der Einnahme verstorbenen Menschen gesehen.

Bayer und Co haben in den USA in den letzten 20 Jahren **Milliarden** an Schadensersatz für Medikamente zahlen müssen, die vorher alle überprüft und getestet waren.

Zum Thema Lügen in der Forschung lesen Sie bitte das entsprechende Kapitel **Alles nur geklaut.**

Bei Drucklegung sieht es so aus, als rolle mit dem Kunststoff und dem enthaltenen BPA ein neues Problem auf uns zu. Zwar anders als Amalgam mit seinem Quecksilber, aber in seinen Folgen, auch im hormonellen Bereich, noch überhaupt nicht einschätz- und absehbar.

Und damit sind wir schon mitten im Dilemma:

Sogar Prof. Dr. Dr. Franz-Xaver Reichl, Toxikologe am Walther-Straub-Institut für Pharmakologie und Toxikologie mit Forschungsschwerpunkt Biokompatibilität und Verträglichkeit von Zahnmaterialien, sieht das Kunststoffproblem mittlerweile sehr kritisch. Weil Kunststoffe Allergien auslösen können. Und er ist nicht mal ein Ganzheitsmediziner, sondern ein Vertreter der Schulmedizin.

Wenn der Laie den Begriff *Allergie* hört, denkt er meist an tränende Augen oder Hautprobleme. Das ist aber nur ein kleiner Ausschnitt. Allergische Erkrankungen finden wir auf der Haut (Neurodermitis, Ekzeme, Psoriasis usw.), an den Verdauungsorganen (Colitis, Reizdarm usw.), den Atmungsorganen (Asthma, chron. Bronchitis usw.) und dem Nervensystem (Migräne, Kopfschmerzen, Rückenschmerzen, Nervenschmerzen usw.).

Die Häufigkeit der bekannten Allergien gegenüber Inhaltsstoffen in Zahnmaterialien z. B. Methacrylaten hat sich bei Zahnpatienten fast verzehnfacht. Insgesamt reagieren schon fast 3 % der Bevölkerung allergisch gegenüber Methacrylaten und es werden immer mehr.

Wenn die Allergie erst einmal da ist, bleibt den Betroffenen oft nur noch die Möglichkeit, den Kontakt mit der auslösenden Substanz (den sog. Allergenen) so gut es geht zu vermeiden. Das ist aber schwierig bei einer Substanz, die bereits in den Zähnen eingebaut ist, wie z. B. Füllungen oder Versiegelungen.

Sie sehen, ein bunter Strauß von ernsthaften Erkrankungen, die Ihnen das Leben zur Hölle machen können. Und u. U. nur wegen einer einzigen Kunststofffüllung. Und wie wollen Sie drei Jahre nach Legen einer Kunststofffüllung (Allergien können sehr zeitverzögert auftreten, je nachdem wann der Körper sich durch das Hinzutreten einer weiteren Substanz plötzlich überfordert fühlt) bei Auftreten einer allergischen Erkrankung herausfinden, welche Ihrer Füllungen nun der Übeltäter ist? Das können weder Sie noch Ihr Zahnarzt!

Ich habe Menschen erlebt, die genau aus diesem Grunde sich einfach nur die Karies herausbohren ließen und auf eine Füllung verzichteten. Aber das ist persönlicher Hardcore und sicherlich nicht jedem gegeben, denn unverschlossene Zähne können höllisch schmerzen. Aber offensichtlich gibt es Menschen mit geringerer Empfindlichkeit, die das aushalten. Ich könnte es nicht.

Was kosten Kunststoff-Füllungen?

Im Frontzahn-Bereich sind sie in einfacher Version eigentlich Kassenleistung. Bei aufwendigerer Technik und sehr sorgfältigem Vorgehen reichen die Kassenpreise für ein ausgewogenes

Preis-Leistungsverhältnis oftmals nicht aus. Hier fallen dann sowohl für die Frontzähne als auch für die Seitenzähne Kosten an.

Wie hoch sie sind, ist von mir nicht einschätzbar. Jeder Zahnarzt kalkuliert sie unabhängig und frei. In der Regel liegen sie zwischen € 50 und € 200.

Welche Füllungsarten stehen denn nun überhaupt zur Verfügung? (Diese Zusammenstellung werden Sie in anderen Zusammenhängen wiederholt hier finden.)

› **Amalgam**
Eine Diskussion darüber erübrigt sich hoffentlich
› **Kunststoffe**
Sie werden unterschieden je nach verwendeten Inhaltsstoffen in

- Komposite (Kunststoff)
- Kompomere (Kunststoff)
- Ormocere, Nanohybride mit vergleichsweise geringem Restallergen-Anteil (Kunststoff)
- Zemente mit Kunststoff (Glasionomer)
- Zemente ohne Kunststoffe (Steinzemente, Silikatzemente)
- das Inlay – Gold/Keramik/Kunststoffe

Leider müssen **alle** Kunststoffe mithilfe von flüssigen Kunststoffen mit dem Zahn verbunden werden, die dafür verwendeten Kunststoff-Kleber heißen Bonder. Damit erhöht sich nochmals der Anteil der Allergene.

Alle eingebrachten Kunststoffe werden mit Licht abschließend gehärtet. Leider gelingt das Aushärten auch bei sorgfältigstem Vorgehen aus chemisch-technischen Gründen nur unvollständig. Nur 30–70 % der Kunststoffmasse härtet, der Rest bleibt ungehärtet.

Und dieser ungehärtete Anteil, das sog. Monomer, ist der schädlichste Anteil an den zahnärztlichen Kunststoffen. Er ist die Vorratskammer für einen schier endlosen Strom von allergieauslösenden Substanzen (Allergene) in unseren Organismus.

Also: Jeglicher in den Mund eingebrachte Kunststoff kann durch Verschlucken von ständigem Abrieb (Nanopartikel) Ursache einer allergischen Erkrankung werden. Und Bakterien und Pilze aus dem Mundmilieu verstoffwechseln noch dazu Kunststoff-Reste zu mitunter aggressiven Allergenen.

Damit nicht genug: Krebsfördernde Wirkungen von Kunststoffanteilen aus Füllungen sind nachgewiesen. Zwar behaupten die Hersteller, die nachgewiesenen Mengen seien dafür zu gering, aber das Problem der *zu geringen Mengen* besprachen wir bereits. Zu guter Letzt wurden in den Zahnkunststoffen auch hormonähnliche Wirkungen ähnlich den Östrogenen festgestellt. Die Ähnlichkeit in der Wirkung mit weiblichen Hormonen wird uns noch bei Kunststoff-Zusätzen wie den sog. Weichmachern (Bisphenol A) beschäftigen.

Wenn Sie also eine preiswerte, halbwegs belastbare Füllung haben möchten, müssen Sie auf Steinzemente oder Silikatzemente zurückgreifen. Ihr Zahnarzt wird möglicherweise über dieses Ansinnen die Nase rümpfen, Ihnen bedeuten, dass er solche rückständigen Materialien nicht mehr verwende, und Ihnen weißen wunderschönen Kunststoff andienen wollen; die technischen und optischen Eigenschaften der Zemente reichen längst nicht an die der Kunststoffe heran und der Kunststoff hat (ganz nebenbei und unschuldig bemerkt) die weitaus höhere Verdienstspanne.

Wenn ich allerdings die Wahl hätte zwischen einer Substanz, die chronische Erkrankungen wie chronisches Asthma oder chronische Dickdarmentzündung auslösen könnte, und einem Stoff, der vielleicht nicht ganz die Lebensdauer einer sorgfältig gelegten Kunststoff-Füllung hat, dafür mich aber mit Gesundheit belohnt ... ich würde immer den Zement wählen.

Die Kosten für diese Füllungsarten halten sich in Grenzen.
An sich sind reine Zementfüllungen OHNE Kunststoffanteile (denn um die geht es hier) Kassenleistung. Allerdings ist der Kassenarzt gehalten, wirtschaftlich zu arbeiten. Wenn er also eine Füllung in kürzeren Abständen immer wieder erneuern muss, weigert sich die Kasse irgendwann, weitere Füllungen zu zahlen, und der Patient wird stattdessen zur Kasse gebeten.
Wenn Sie also die kunststoff-freie Zementfüllung wählen, müssen Sie irgendwann mit dem Zahnarzt verhandeln. Dafür bekommen Sie allerdings allergenfreies Material.
Zementfüllungen kosten zwischen 0 und ca. 100 €, je nach Arzt.

Und nicht vergessen: Alle zahnärztlichen Leistungen, die nicht der Krankenkasse unterliegen, sind verhandelbar.
Das bedeutet nicht, dass Sie um jeden Cent feilschen sollten. Aber wenn Sie in finanziellen Nöten sind, nicht gerade das Beste vom Besten wollen und aus Sorge um Ihre Gesundheit eine bestimmte Versorgung haben möchten – sprechen Sie mit Ihrem Zahnarzt darüber. Er muss Ihre Sorgen nicht unbedingt verstehen, weil er eher technisch denkt.

Meine Oma sagte immer: „Entweder du machst den Mund auf oder das Portemonnaie." Ich kenne nur wenige Kollegen, die auf ihrem Preis beharren, wenn Sie eine echte Notlage schildern. Letztlich ist das Leben ein Geben und Nehmen. Und das letzte Hemd hat keine Taschen.

DAS INLAY – DER MERCEDES UNTER DEN FÜLLUNGEN

Das Inlay ist die haltbarste und vor allem dichteste Füllungs-Version, was wichtig ist, damit es nicht darunter unerkannt fault.

Sie wird außerhalb des Mundes hergestellt und anschließend eingeklebt. Ausführung in Gold, Keramik oder Kunststoff. Die Goldinlays können als einzige mit anorganischem Phosphat-zement, also ohne Kunststoff mit seinen Allergenen, eingefügt werden. Kunststoff- und Keramikinlays müssen hingegen mit Kunststoffen eingeklebt werden, also wieder mit Allergenen.

Die Verwendung von kunststoff-freiem Phosphat-Zement sollten Sie allerdings mit dem Zahnarzt vereinbaren, das ist heute nicht mehr selbstverständlich.

Das Goldinlay ist die stabilste und belastbarste Ausführung, aber leider auch die kostspieligste. Wenn es in seiner Architektur sorgfältig geplant ist, endet auch ein gelegentlicher Biss auf einen Stein oder eine Nussschale selten in einer Katastrophe. Haltbarkeit: manchmal ein Leben lang. Kosten: bis zu € 700.

Keramik-Inlays werden oftmals mit Maschinen unmittelbar neben dem Patienten aus einem Stück Keramik gefräst (z. B. CEREC) und gleich darauf eingeklebt. Eine schnelle und technisch wie optisch gute Lösung. Kosten € 350–550.

Sonderfall des Goldinlays ist die Goldhämmerfüllung, die im Gegensatz zum Goldinlay direkt ohne vorherigen Abdruck in den Zahn eingebracht wird. Geht nur bei relativ kleinen Füllungen. Hierbei wird ein hauchfein ausgewalztes oder aufgeschäumtes reines Gold mit Spezialinstrumenten in das Zahnloch eingerieben/eingepresst/eingehämmert. Das ist die Füllung mit der höchsten Dichte und Haltbarkeit. Und leider auch wegen des hohen handwerklichen Aufwandes die teuerste. Die wenigsten Zahnärzte kennen allerdings noch das Verfahren. Kosten: Verhandlungssache.

Zusammenfassung: Verzichten Sie lieber auf Kunststoffe im Mund, wenn es eine Alternative gibt. Denn eine chronisch-allergische Erkrankung verschwindet nie wieder.

Wenn Sie sich also nicht im Seitenzahnbereich aus beruflich-optischen Gründen weiße (Kunststoff-)Füllungen machen lassen müssen, steigen Sie lieber auf Zemente um. Auch wenn die etwas öfter ausgewechselt werden müssen und nicht so makellos aussehen. Eine Neurodermitis mit ständigem Kratzen ist sicherlich weitaus weniger stylisch.

Bücher z. B. *AMALGAM, die toxische Zeitbombe; Gift im Mund*

DAS ÖLZIEHEN

Unser Körper ist heutzutage eine einzige Müllhalde. Neben den normalen Stoffwechsel-Schlacken, um die sich unser Organismus ständig kümmert, muss er sich in der Neuzeit auch um die Materialien kümmern, die (auch) von Zahnärzten hineingestopft werden. Ich denke hierbei zunächst an Schwermetalle wie Quecksilber, Blei, Cadmium, Arsen.

Aber auch jede Menge anderer Verbindungen wie Kohlenwasserstoffe, Dioxine, Flammschutzmittel, Holzgifte, Lindan, DDT, Lösungsmittel gehören zu den Stoffen, die im Körper nichts verloren haben. Sie beeinträchtigen in hohem Maße unsere Gesundheit, weil sie fettlöslich sind und sich daher im Körper immer weiter ansammeln, weil unser Körper sie nur sehr schwer und umständlich wieder hinausbefördern kann. Und um diesen Müllberg loszuwerden, bietet sich eine Methode an, die kostenlos und nebenwirkungsfrei ist, **das Ölziehen**.

Nun sollte man meinen, was einfach geschluckt werden kann, kann auch ebenso einfach wieder ausgeschieden werden. Zu viel Alkohol einer feucht-fröhlichen Feier kann ich auskotzen. Der Alkohol ist weg.

Marie Kondo gilt als die Aufräum-Königin der heutigen Zeit, ihr Buch *Magical Cleaning* ist ein internationaler Bestseller. Und was Marie Kondo in Ihren Schränken schafft, müsste man im eigenen Körper doch auch schaffen. Aufräumen und feddisch!

Stimmt. Aber das gilt leider nur für wasserlösliche Stoffe, die die Nieren unkompliziert ausscheiden. Geht es allerdings um fettlösliche Stoffe (und das sind nun mal die Schwermetalle und die meisten Umweltgifte), wird das Aufräumen und Ausscheiden recht kompliziert.

Haben Sie schon einmal versucht, sich ölverschmierte Hände nur mit Wasser zu reinigen? Für eine Reinigung von fetthaltigen (fettlöslichen) Stoffen brauchen Sie Seife. Und die können Sie nicht trinken.

Sie können jedoch mit *sauberem Fett* das schmutzige Fett sozusagen verdünnen und dann weitgehend abwischen.

Die Heilkundigen des Ayurveda verordneten das Ölziehen als regelmäßige Handlung über Jahre, um den Körper von fettgebundenen Schadsubstanzen zu befreien, die zu schnellerem Altern und zu chronischen Erkrankungen führen.

Es ist das älteste bekannte systematische Entgiftungsprinzip und **nur wirksam als Daueranwendung**. Als Wochenend-Crashkur ist es also nicht geeignet. Jedes hochwertige, also nicht erhitzt hergestellte Öl ist dafür verwendbar.

Dreh- und Angelpunkt sind also die Möglichkeiten des Körpers, mit fettgebundenen Substanzen fertig zu werden. Die Leber verfügt zwar über aufwendige Mechanismen, diese Fette loszuwerden. Die Mengen und die Ressourcen sind jedoch begrenzt. Und so bleiben viel zu viele an Fette fest gebundene Substanzen im Organismus sozusagen als Fett-Sperrmüll liegen und treiben dort ihr Unwesen – z. B. die Schwermetalle.

Denn diese sind, wie auch die anderen Schadstoffe, ziemlich fest mit den Fetten gekoppelt und werden nicht schnell von der Leine gelassen. In der allgemeinen Grundsubstanz des Körpers, dem Wasser, sind sie ja nicht löslich und können daher nicht ausgeschieden werden.

Die Ayurveda-Ärzte griffen daher zu einem simplen Trick. Sie wussten, dass die Natur immer versucht, höhere Substanzkonzentrationen möglichst zu verdünnen (werfen Sie ein paar Zuckerkristalle in ein Glas Wasser – sie lösen sich auf = sie werden automatisch verdünnt) und sie wussten, dass sich Wasser mit Wasser und Fett mit Fett mischen, aber niemals untereinander.

Dieser Effekt wurde genutzt und beispielsweise dem in der Wange geparkten belasteten Fett mit hoher Schadstoff-Konzentration frisches Fett in der Mundhöhle zum Austausch angeboten. Das belastete Fett wandert vom Ort der höheren Konzentration (im Körpergewebe) durch die Schleimhaut in die Mundhöhle zum Ort der geringeren Schadstoff-Konzentration, dem reinen Fett. Und das wird als (nunmehr belastete, mit Schadstoffen vermischte) Mischung ausgespuckt.

Da dieser Vorgang des Austauschs durch die Schleimhaut hindurch sehr langsam vor sich geht, muss man hierbei mit längeren Zeiträumen rechnen. Die Entgiftung über die Mundschleimhaut braucht Jahre, ist dafür aber sehr gründlich und hochwirksam und reicht bei dauerhafter Anwendung bis in die fernsten Ecken und Winkel unseres Körpers.

Tun Sie es einfach. Es kostet wenig und wird Sie auf Dauer mit neuer Spannkraft Ihres immer weiter entrümpelten Körpers belohnen.

Ich selbst benutze dafür Sesam-Öl mit seinem samtigen Geschmack. Denn so gerne ich Olivenöl an Salaten esse – morgens zum Ölziehen unter der Dusche ist es mir doch etwas streng. Alternativ bietet sich eine Mischung aus Sesam- und Kokosöl (sanfter antibakterieller Wirkung) an.

Die morgendliche Dusche ist für mich im Übrigen eine willkommene Zeit, ausgiebig das Öl, das an der Duschtasse steht, nach einem *Schluck aus der Pulle* im Mund herumzuwälzen. Nicht hektisch und unachtsam, sondern genießerisch mit dem sanften Sesamgeschmack auf der Zunge.

Und ein letzter Gedanke dazu: Ich höre immer wieder von begeisterten Patienten, dass beim Ausspucken nach etwa 5 Minuten das Öl ganz milchig aussehe und man daran genau sehen könne, wie viel *Gift* das Öl wieder mal zum Ausspucken gebunden habe.

Diese Illusion muss ich Ihnen leider rauben. Die gebundenen Giftstoffe sehen Sie mit dem bloßen Auge nicht. Wohl aber feinste Wasser- und Fetttröpfchen.

Verschütteln Sie mal Öl mit Wasser: Das Ergebnis ist eine milchige Substanz. Und zwar eine ganz normale Wasser-Fett-Emulsion. Nix mit spektakulären Giftstoffen und Ausleiten. Einfache Küchenchemie.

DER ZAHNHERD

Wenn wir uns jetzt mit dem **Zahnherd** beschäftigen, hat das weder etwas mit einem Gourmet-Restaurant, das Zähne *al-Dente* anbietet noch etwas mit einer normalen Behandlung beim Zahnarzt zu tun. Hier geht es nun um einen tieferen Einblick in die Vorgänge im Hintergrund, um das Verständnis, was ein Zahnherd ist und warum uns ein Zahnherd derart krank machen kann – und ob und was wir dagegen tun können.

In der Zahnheilkunde wird das Wissen um Zahn- und Kieferherde leider nicht in den Universitäten gelehrt, der Begriff *Zahnherd* wird aus Unkenntnis kurzerhand gleichgesetzt mit einer einfachen Entzündung an der Zahnwurzel. Und das ist grundlegend falsch. Erst wenn ein Zahnarzt sich nach der Ausbildung um eine ganzheitliche Sicht auf den Patienten bemüht, kann er sich in zeitintensiven Lehrgängen und komplexen Weiterbildungen mit diesen wichtigen und grundlegenden Krankheitsabläufen vertraut machen. Sie können über lebenslanges Siechtum des Patienten mitentscheiden. Der Herdbegriff wird von Laien und sogar von Fachleuten ohne ausreichende Fortbildung in teilweise abenteuerlichen Definitionen missgedeutet.

Denn ohne weitergehende Kenntnis in der sogenannten Regulationsmedizin und in übergreifende bindegewebige Matrixvorgänge kann das Wesen des Herdes auch vom Schulmediziner nicht verstanden werden.

Die hauptsächlichen Herde aus dem Zahn- und Kieferbereich sind:

> Tote und wurzelgefüllte Zähne
> Verlagerte Zähne
> Leerkieferstrecken mit belassenen Wurzelresten, Fremdkörpern oder chronischer Knochenentzündung (NICOs)
> Chronische Pulpitiden (Entzündungen des Zahnnervs)

Von diesen Ursachen haben wir Zahnärzte im Wesentlichen mit Zahn-, Kiefer- und Narbenherden zu tun, der ganzheitlich bewanderte Hausarzt findet sie auch z. B. an Wirbelsäule, Darm, Gallenblase, gynäkologischen Organen, Mandeln, Nebenhöhlen u.a.m.

Unter Herden verstehen wir Ganzheitsmediziner vielfältige verborgene Ursachen für Krankheitserscheinungen, die durch die Denkweise der Schulmedizin nicht erkannt werden können und daher von ihr abgelehnt werden. Ich stelle im Folgenden eine Zusammenfassung dar, die den gesamten Körper mit einbezieht.

Zu den wichtigsten Eigenschaften der Herddiagnostik gehört die Einsicht, dass der Mensch ein Individuum ist. Der eine kann eine ganze Flasche Whiskey trinken und immer noch kluge Gespräche führen, während ein anderer mit derselben Dosis Alkohol im Notarztwagen um sein Leben ringt.

Und daher zeugt ein generelles und automatisches Verteufeln von möglichen Herdursachen (die der darin nicht-weitergebildete Normal-Zahnarzt nicht sehen und nachvollziehen kann) wie toten Zähnen oder Wurzelfüllungen, von Implantaten, Narben oder zurückgelassenen Wurzelresten im Kiefer nicht eben von ganzheitlicher Kompetenz, sondern eher von bequemer Vereinheitlichung.

Ich kenne genug Patienten mit stabiler und unerschütterlicher Gesundheit, die mit allen diesen schrecklichen Dingen vollgestopft sind, die rauchen, sich ungesund ernähren, sich kaum bewegen und sich *ärgerlicherweise* eines langen glücklichen Lebens bei bester Gesundheit erfreuen.

Halten wir daher einfach fest: Was für Ihren Nachbarn eine Katastrophe sein kann, mag für Ihren Organismus völlig unproblematisch sein. Es kommt immer auf das Maß der individuellen Belastbarkeit an.

Ob also der individuelle Rucksack, den wir alle als Symbol für die Summe aller Belastungen mit uns herumtragen, schon so voll ist, dass die nächste kleine Belastung uns in die Knie zwingt, oder ob wir unverschämterweise darin noch so endlos viel Platz haben, dass wir uns (fast) alles leisten können.

Und da es sich um einen Menschen handelt, kann die Quelle durchaus auch im mentalen Bereich zu suchen sein und Ängste, Zwänge, Triebe, Süchte oder geistige Ursachen beinhalten: Abhängigkeiten, einseitige Leitbilder, religiöser Wahn mit den Folgen: Schwächung des Immunsystems, hormonelle Fehlregulationen, Funktionsstörungen von Organen, Verhaltensauffälligkeiten mit Störungen der sozialen Ordnung oder der eigenen Gesundheit.

Auf rein körperlicher Ebene können es chronische Veränderungen/Entzündungen als Reaktion auf nicht abbaufähiges Material sein, z. B. Fremdsubstanzen wie Metalle, aber auch körpereigene Substanzen (z. B. Zahnreste nach Wurzelresektionen, Verkalkung von Gewebeanteilen, Bindegewebsveränderungen, Narben) und chronische bakterielle und/oder virale Belastungen (z. B. chronische Nebenhöhlen-, Mandel- oder Blinddarmentzündungen).

Bevorzugt finden sich Herde in/an
› Narben
› eingeschlossenem Fremdmaterial (z. B. zahnmedizinische Materialien, Schwermetall, Endoprothesen)
› Zähnen und Kieferbereich
› Kopfhöhlen (Nase und Nebenhöhlen, Mundhöhle mit Mandeln, Ohren)
› Darm
› Gallenblase
› Wirbelsäule
› gynäkologischem Raum

Aber auch von außen kommende Belastungen, wie z. B. elektromagnetische und geopathische Belastungen, können Herde/Störfelder darstellen.

Wirkungsweise der Herde

Das Wesen des Herdes ist seine (stille und unbemerkte) Fernwirkung. Denn Herde wirken entgegen der Meinung der Schulmedizin nicht durch Streuung von Bakterien, sondern durch langzeitige Veränderung der Gewebeeigenschaften auf der Informationsebene (hier schließt sich die Quantenphysik an).

So ist der Herd vielmehr ein kybernetisches, also ein informations-vernetzendes denn ein bakteriell-toxisches Problem (darum ist der entzündete Zahn nicht automatisch ein Herd). Damit wird u. a. die Abwehr geschwächt und der Mensch infektanfälliger. Das dadurch entstehende Energiedefizit führt im Weiteren zu Symptomen der *vegetativen Dysregulation* wie Antriebslosigkeit, Depression, Unruhe und unklaren somatischen *Befindlichkeitsstörungen*.

Eigentlich schädlich werden sie durch den Umstand, dass sie unbemerkt ab einem bestimmten Zeitpunkt als ständiger Reiz, über Monate und Jahre hinaus, ohne Unterbrechung einwirken. Dieser ständige, winzige, aber auf Dauer nagende Einfluss kann den Körper mürbe machen, lässt ihn irgendwann überreizt reagieren und reiht sich in die Menge der übrigen schädigenden Einwirkungen ein, wohlgemerkt, ohne unter normalen Umständen spürbar, fassbar oder messbar zu sein.

Die Diagnostik ist nicht einfach:

› **Ausschlussdiagnostik:**
  versuchsweise Ausschaltung in Frage kommender Störfelder z. B. durch Neuraltherapie oder zahnmedizinische Behandlung. Ist das Verschwinden der Therapieblockade oder gar der gesamten Symptomatik erreicht, so bestätigt sich der Verdacht.
› **Zahnmedizinische Diagnostik:**
  ca. 40–60 % der Störherde sind im Zahn- und Kieferbereich lokalisiert; d. h. in vielen Fällen ist eine zahnmedizinische Diagnostik und Therapie notwendig, was nur von ganzheitlich vorgebildeten Zahnärzten vorgenommen werden kann.

Denn der Herd muss zunächst aus Erfahrung vermutet und dann eingegrenzt werden (ganzheitlich weitergebildeter Zahnarzt!).

› **Weitere Verfahren**
röntgenologische Aufnahmen, Thermoregulations-Diagnostik nach Rost, Elektroakupunktur nach Voll, Kinesiologie nach von-Asche, Biofunktions-Diagnostik, Segmentelektrogramm, Cardiogener Reflex nach Nogier (RAC), Pulsdiagnostik (TCM).

Sollten Sie die Kinesiologie in Betracht ziehen, mit der ich beste Erfolge mit hochdifferenzierten Ergebnissen hatte, rate ich Ihnen zu einem Therapeuten mit viel Erfahrung auf diesem Gebiet. Gerade in der Kinesiologie gibt es eine Menge *Geisterfahrer*.

Therapiemaßnahmen

Störfeldsanierung

› **Neuraltherapie**
Injektionen mit Lokalanaesthetika in die vermuteten Bezirke, Unterflutung von Narben, Behandlung der Schmerzgegenden und Narben mit entsprechenden Salben (z. B. Nervencremen, Ionensalbe, Schüßler-Salz-Salben) oder Ölen (z. B. Aconit-Nervenöl, Hypericumöl), Bohren eines winzigen Kanals in den Kieferknochen und Einspritzen von Lokalanaesthetika)
› **Chirurgisches Entfernen**
› **Manuelle Therapie**
Mobilisation von Wirbelkörpern (z. B. Chiropraktik, Dorn-Methode), Gelenkmobilisation

› **Eigenbluttherapie**
Auch hierbei hat der lange Arm der Pharma-Multies wieder zugelangt. Seit 2020 sicherlich auch wegen seiner unbestreitbaren Erfolge und nebenwirkungsfreien Ablaufes verboten. Denn gerade Störfelder und Herde reagieren sehr gut auf die starke regenerative allgemeine Wirkung des Eigenblutes. Leider sind Eigenblut-Therapien vom derzeitigen Gesundheitsminister SPAHN 2020 verboten worden. Ein unglaublicher Verlust von therapeutischen Möglichkeiten, die nun zum großen Teil mit Nebenwirkungs-Bomben der Pharma-Multis aufgefangen werden müssen. *Ein Schelm, wer Böses dabei denkt.*

Diese Aufzählung umfasst nur einen Teil des ganzheitlichen Therapie-Ansatzes, weil der Ansatz dieses Buches den zahnmedizinischen Aspekt in den Vordergrund stellt.

Ich hoffe, Ihnen, lieber Leser, mit dieser Auflistung einen ersten Eindruck verschafft zu haben, wie umfassend ganzheitliches Denken zum Wohle der Patienten sein muss. Diese Zeilen sollen und können jedoch keine Anleitung zur Eigentherapie sein. Aber ein informierter Patient geht mit ganz anderem Verständnis und anderer Bereitschaft in die Zusammenarbeit mit dem Therapeuten.

Also: Bei anhaltenden unklaren Beschwerden nicht dem Therapeuten – in diesem Falle dem Zahnarzt – folgen, wenn er Sie glauben machen will, es sei *alles psychisch*, nur weil er nichts findet. Mögliche Ansprechpartner sind Ärzte für Naturheilverfahren, für TCM (Traditionelle Chinesische Medizin), erfahrene Heilpraktiker und natürlich auch ganzheitlich ausgebildete Zahnärzte.

Bei letzterer Gruppe bitte ich Sie um kritische Distanz. Der Begriff *Ganzheitlich/biologisch* ist vom Gesetzgeber nicht geschützt. Jeder Zahnarzt darf sich also mit diesem Titel schmücken, wenn er hofft, damit Patienten anzuziehen.

Das ist nicht ganz unbedenklich, weil der in ganzheitlichen Belangen nicht genügend fortgebildete Zahnarzt Symptome und Behandlungsmöglichkeiten übersehen wird, die dem Spezialisten klar vor Augen stehen. Denn das gewissenhafte Anwenden der Ganzheitlichkeit setzt eine umfassende und langjährige Ausbildung voraus.

Ein ganzheitlicher oder biologischer Zahnarzt durchläuft einen langjährigen und kostspieligen Ausbildungsgang, der noch einmal **alle Gebiete der Medizin** unter dem Aspekt der Ganzheitlichkeit umfasst. Sie dürfen von ihm also zu Recht fundiertes Wissen und Auskunft auch jenseits der Zahnmedizin auf allen Gebieten komplementärer Verfahren erwarten.

Fragen Sie im Zweifelsfall den Kollegen nach seiner umfangreichen Qualifikation. Oder vergewissern Sie sich, dass er das Siegel *Qualifiziertes Mitglied in der GZM (www.GZM.org)* erworben hat. Auch das ist nicht immer eine Garantie für ganzheitlich-verantwortungsvolles Denken und Handeln, aber es trennt schon mal die erste Spreu vom Weizen.

Die einfache Angabe *Ganzheitliche/biologische Zahnmedizin* ohne Qualifikation durch die deutschen Gesellschaften für Ganzheitliche Zahnmedizin (GZM oder BNZ) zeugt eher von kreativem Marketing als von fundierter Weiterbildung.

Manchen Kollegen genügt schon der Hinweis *Amalgamfreie Praxis* an der Praxistür, um sich als *Ganzheitlich* zu profilieren und auf der zunehmenden Biowelle abzusahnen. Und genau auf so etwas sollten Sie bitte nicht hereinfallen.

Nicht ohne Grund wird die Medizin auch Heil*kunst* genannt. Denn nicht vergessen – Zahn-Ärzte sind weit eher Bio-Ingenieure denn Ärzte.

FLUOR – FLUORIDE

Mit Fluor wird das reine Element bezeichnet. Es führt bei Körperkontakt zu schweren Verätzungen. Fluss-Säure (Fluor-Wasserstoff) durchdringt sogar die Haut, zerstört tiefere Gewebsschichten und ist das reaktionsfreudigste Element von allen. Es reagiert schon im Dunkeln explosionsartig mit Wasserstoff und zersetzt selbst so stabile Stoffe wie Glas. Es kann deshalb auch nicht in Glasgefäßen aufbewahrt werden.

Also reden wir selbstverständlich immer nur von **Fluor-Verbindungen**, bei denen es sich in der Zahnarztpraxis in der Regel um Natriumfluorid oder Aminfluorid handelt.

Die sind zwar nicht hochreaktiv und fressen sich durch Glas, haben es aber trotzdem in sich, wie Sie gleich sehen werden. Sie ähneln zum Beispiel zum Verwechseln einem Baustein der DNS, der Erbinformation und werden deshalb gerne irrtümlich in Eiweiße eingebaut. **Mögliche Folge:** Krebs.

Die Verwendung von Fluoriden ist einer der erbittertsten Reibungspunkte zwischen biologischen und rein technisch-denkenden Zahnärzten.

„Aber mein Arzt/Kinderarzt/Zahnarzt hat doch gesagt, ich soll es nehmen. Und meine Freundin gibt es ihren Kindern doch auch!" Und der Arzt/Kinderarzt/Zahnarzt hat (in diesem Fall leider) eine Glaubwürdigkeit, die alle anderen, ebenfalls glaubwürdigen Argumente von kritisch denkenden Menschen hinwegbügelt und immer wieder Eltern, Krankenschwestern und Erzieherinnen verunsichert. Wobei der Zahnarzt natürlich auch nur das wiedergibt, was er gelesen oder gehört und nicht etwa selbst erarbeitet hat. Seine Kompetenz in Sachen allgemeiner Medizin ist ausbildungsbedingt recht dünn.

Dr. med. Hans A. Nieper, Präsident der Deutschen Gesellschaft für Onkologie, fällte auf einer Tagung für Onkologie (medizinisches Fachgebiet, das sich hauptsächlich mit bösartigen Tumoren beschäftigt) ein vernichtendes Urteil über die Fluoridbelastung. Für ihn sind die potenziellen Schäden, die für den menschlichen Organismus aus der Fluorbelastung der Umwelt entstehen, nicht mehr wegzudiskutieren und „zusätzliche Gaben von Natriumfluorid, insbesondere an Kinder und Jugendliche, können nur als schweres Vergehen gegen die elementarsten Grundsätze der im Hippokratischen Eid festgelegten ärztlichen ethischen Maximen angesehen werden", so seine Überzeugung.

Das sagt ein Facharzt, der sicherlich mehr Ahnung von den Vorgängen im menschlichen Organismus hat als die allermeisten Zahnärzte.

Die ihren Funktionären, den meisten ihrer Kollegen und der Industrie blind vertrauen und diese Belastungen daher als unerheblich ansehen. Denn leider hat ein Zahnarzt, wie gesagt, weitaus mehr Ahnung von Technik als von Medizin.

Wie hoch die Luftverschmutzung durch Fluoride bereits 1971 war, zeigte eine Veröffentlichung anlässlich eines VDI-Kongresses über *Fluorhaltige Luftverunreinigungen*: „Unter den zahlreichen luftverunreinigenden Substanzen, die unsere Umwelt beeinflussen und damit auch den Menschen in zunehmendem Maß gefährden, gehören die Fluorverbindungen zu den bedeutsamsten."

In den USA erreichten sie zu dieser Zeit 118.700 Tonnen jährlich. Im gleichen Jahr erkannte die Bundesregierung in ihrem Umweltprogramm *Fluor als Verursacher vieler Schäden, die man*

vorher nur anderen Stoffen, besonders dem Schwefeldioxid, zu-
geschrieben hatte.

Dazu gehörten Herstellungsprozesse, bei denen Fluoride als Abfall freigesetzt wurde (Mengen in t):

› Herstellung von Superphosphat-Dünger   9 700
› Aluminiumherstellung   16 000
› Stahlerzeugung (Siemens-Martin-Ofen)   16 800
› Stahlerzeugung (Elektroofen)   14 900
› Herstellung von Ziegel- und Fliesenprodukten   18 500

Weiterhin als Nervenkampfstoffe (DFP, Sarin, Soman) als Pestizide, Medikamente, Narkotika, Kältemittel, Treibmittel, Kunststoffe, Schmieröl, zur Imprägnierung von Leder und Papier, Lederpflegemittel in Schuhcremes und Sprays.

Leider muss ich Sie, liebe Leser, in diesem Kapitel mit dem einen oder anderen Fachbegriff strapazieren, selbst wenn es sich eher um Fakten für Biochemiker handelt. Wenn ich vor der Unverfrorenheit einer Industrie warnen will, die unsere Kinder mit einem Achselzucken einem gepfefferten Giftcocktail aussetzt (immerhin wird Fluorid als Rattengift und Insektizid gehandelt), der offiziell als Krebs und Missbildung verursachend bekannt ist, sollte eigentlich die Aussage des Präsidenten der Deutschen Gesellschaft für Onkologie Gewicht haben.

Nachdem ich mehrere Jahre in Kindergärten öffentlich gegen Fluoride Stellung bezogen hatte, warnte mich die Kassenzahnärztliche Vereinigung Westfalen-Lippe offiziell in einem Schreiben, das anschließend in der Sendung *Monitor* ausgestrahlt wurde, vor *berufsrechtlichen Konsequenzen*, auf gut Deutsch letztlich gleichbedeutend mit *Berufsverbot* und damit Existenzvernichtung, wenn ich weiterhin die Eltern unserer Kinder in Kindergärten durch eindringliche Vorträge vor Fluoriden zu bewahren suchte.

Man bot mir also nicht etwa ein Gespräch an, um unsere Argumente gegeneinander abzuwägen, wie es in der Wissenschaft zum guten Ton gehört, sondern schwang gleich das Kriegsbeil, das Interessensgruppen gerne nehmen, wenn Argumente fehlen. Denn es geht immerhin um Umsatzmilliarden.

Spätestens an dieser Stelle wäre ich als Verbraucher hellwach.

Meiner Meinung und Erfahrung nach ist nur ganz wenigen Geschäftsleuten (Herstellern) ernsthaft an Ihrer Gesundheit gelegen. Und kein Argument in der Werbung wird auf Ehrlichkeit und Wahrhaftigkeit geprüft. Und auf Verantwortlichkeit schon gar nicht. Aber alle wollen stets nur Ihr Bestes: Ihr Geld.

Und genau dazu gehört meines Erachtens auch das leidige Thema FLUOR – chemisch exakter: Fluoride (Fluorverbindungen).

NATRIUMFLUORID – AMINFLUORID

Das sind die beiden Fluorid-Verbindungen, die in der Zahnmedizin den Zahnpasten, Medikamenten und Gels zugesetzt werden.

Unterschiede: Die Zellgiftigkeit beider Verbindungen ist gleich. Das Aminfluorid lagert sich jedoch schneller und gründlicher an die Zahnoberfläche an als das Natriumfluorid.

Leider hat das Aminfluorid aber einen Molekularaufbau wie ein Tensid (Spülmittel, Waschmittel) und ist damit in der Lage, den fetthaltigen Schutzmantel der Mundschleimhautzellen zu durchdringen und Fluor in die einzelne Zelle einzuschleusen.

Mit diesem direkten Zugang zur Erbsubstanz in den Zellkernen werden die genverändernden Eigenschaften der Fluoride noch wesentlicher brisanter. Dazu kommt, dass die Wirkung von Aminfluoriden im Organismus bisher nicht gründlich erforscht wurde.

Bert Brecht beschrieb diese Totschlagargumentation in seinem Bühnenstück *Galileo Galilei* folgendermaßen: Als Galileo den zum vernichtenden Urteil versammelten Wissenschaftlern, Philosophen und Kirchenfürsten den Blick durch sein Fernrohr anbot, um die von ihm entdeckten Planeten selbst zu sehen, weigerten sie sich geschlossen mit dem empörten Hinweis, diesen Blick könne man sich ja wohl sparen, da allgemein bekannt sei und jedermann wüsste, dass es dort oben nichts zu sehen gäbe. Galileo wurde verurteilt.

Ebenso *weiß jedermann*, dass Fluoride nützlich statt schädlich sind. Hat auch nur einer der verordnenden Kinder- und Zahnärzte die Untersuchungen, auf die er sich beruft, selbst durchgeführt? Hat auch nur einer von ihnen die Versuche, die Schäden für unsere Kinder angeblich mit Sicherheit ausschließen, selbst veranlasst oder mit eigenen Augen gesehen?

Keiner von ihnen. Sie alle verlassen sich darauf, dass die Veröffentlichungen über das Thema *stimmen* und nicht gefaket sind. Bitte lesen Sie dazu das Thema im Kapitel **Alles nur geklaut!**

Und fast jeder Wissenschaftler akzeptiert lächelnd die inhaltliche Aussage der bekannten Feststellung: **Traue keiner Statistik, die du nicht selbst gefälscht hast.**

Aber alle verlassen sich auf bunte Hochglanz-Broschüren und Veröffentlichungen. Wie war das doch noch gleich mit den Tagebüchern Hitlers im Stern, die von allen Experten nach ausführlichen Untersuchungen als echt bezeichnet und bewundert wurden und sich als meisterliche köstliche Fälschungen herausstellten?

Wie war das doch noch gleich mit den recherchierten Beispielen von gefälschten Ergebnissen durch namhafte Professoren im Buch des WDR-Journalisten Albrecht Fölsing *Der Mogelfaktor. Die Wissenschaftler und die Wahrheit*? Alle verlassen sich auf *Veröffentlichungen* und damit letztlich auf Aussagen anderer – auf Aussagen von Herstellern und Universitäts-Studien, die fast immer in irgendjemandes Auftrag und zu irgendjemandes Nutzen erstellt werden.

Auf AMAZON finden Sie zu diesem Buch folgende Rezension:

„Ein absolut großartiges Buch! Zwar sind die Fälle von Schummelei, Mogelei, Fälschung, Plagiaten und *Daten-Massage* (Charles Babbage), die Fölsing 1987 schilderte, nicht mehr ganz aktuell, aber sie sind immer noch hoch lehrreich.

Das Buch macht auch jedem Wissenschaftsjournalisten deutlich, was seine eigentliche Aufgabe ist. Unabhängige Beobachter von außen sind die einzigen, die nicht nur die Chance haben, die Mauscheleien der *Wissenschaft* publik zu machen, sondern sie haben auch die Pflicht dazu. Was man über die Krebsforschung an Zellkulturen erfährt und wie sich das ganze Krebsforscher-Establishment dagegen wehrte, dass alle ihre Zellkulturen als Abkömmlinge einer einzigen Krebspatientin entpuppt wurden, ist lehrreich für immer! Es war alles für die Katz, weil die hohen Herren unhygienisch gearbeitet hatten.

Hier erfährt man, wie Wissenschaft tatsächlich verfährt – das ist tausend Mal überzeugendere *Wissenschaftstheorie* als alles, was sich so nennt. Bei Fölsing herrscht klare Luft und klare Sicht! Das Buch ist ein großer Genuss. Danach liest man jeden Artikel über Wissenschaft mit bleibend anderen Augen. Unbedingt lesen."

Fluoride entstehen zu einem hohen Prozentsatz als Abfallprodukt bei der Aluminium-, Düngemittel- und Keramikherstellung. Und wenn ein Hersteller auf einem Riesen-Abfallberg hochgiftigen Fluorids sitzt (das hochaggressive Halogenid Fluor und Wasserstoff sind die Bestandteile der Flusssäure, der einzigen Verbindung immerhin, die sich sogar durch Glas frisst!) und diesen entweder mit hohen Unkosten entsorgen müsste oder mit hohem Gewinn verkaufen kann – wofür wird er sich wohl entscheiden?

Eine Untersuchung eines amerikanischen Zahnarztes, die Fluoriden Nützlichkeiten und Unbedenklichkeit bescheinigt, wurde schnell gefunden. Und anschließend in großem Umfang das amerikanische Trinkwasser mit Fluoriden durchtränkt, unter dem Vorwand, dem Bürger Gutes tun zu wollen. Wie edel. Wenn der Staat doch auch in anderen sozialen Belangen solch eine Verantwortung spüren und umsetzen würde!
Dass anschließend fundierte medizinische Berichte zeigten, dass die Herzinfarkt- und Krebsrate bedrohlich anstieg, wurde als eher lästiges Querulantentum im Senat abgeschmettert. Dort hatten wirtschaftliche Interessen immer schon wichtige

Funktionen – siehe auch heute noch nach den Schulmassakern die Weigerung, den freien Schusswaffenverkauf zu verbieten, nachdem die Schusswaffenindustrie massiv interveniert hatte.

Dass Fluoride unter bestimmten Umständen den Zahnschmelz vorübergehend härten können, will ich hier als Möglichkeit stehen lassen, auch wenn langjährige Untersuchungen österreichischer Schulzahnärzte das Gegenteil belegen. Wenn allerdings Zähne von Kindern, die regelmäßig Fluoride bekommen, fleckig werden oder in der Regel später als normal durchbrechen, sollten wir nachdenklich werden. Freiwillig und grundlos verschiebt die Natur den Durchbruch der Zähne sicherlich nicht.

Apropos: Hat sich Ihr Zahnarzt bei der Empfehlung von Fluoriden (*Das muss Ihr Kind unbedingt nehmen!*) jemals durch eine kurze Anamnese vergewissert, dass Ihr Kind nicht bereits ausreichend Fluorid aus anderen Umwelt-Quellen erhält und deshalb keine Fluoridtabletten benötigt?
Dieses Vorgehen schreibt die Deutsche Gesellschaft für Kinderheilkunde verpflichtend vor. Nach meiner persönlichen Erfahrung befürchte ich, dass hierbei nicht immer vorschriftsmäßig und mit ärztlicher Sorgfalt verfahren wird, vielleicht weil Fluoride ja, *wie jeder weiß*, völlig ungefährlich sind und die allgemeinmedizinische Ausbildung von Zahnärzten ohnehin zu wünschen übrig lässt.

Bei der Verordnung von Fluoriden muss man als Verantwortlicher wissen, dass die sogenannte therapeutische Breite bei Fluoriden unglaublich gering ist.

Die therapeutische Breite beschreibt den Spielraum einer Stoff-Konzentration, innerhalb derer er – einerseits – wirksam zu werden beginnt, aber – andererseits – noch nicht giftig ist. Und mit jeder geringfügig höheren Konzentration beginnt er sofort seine Giftigkeit zu entfalten.

Das bedeutet in einer Zeit, wo durch Umweltbelastungen Kinder auch über Atemluft und Nahrung/Wasser Fluoride aufnehmen, dass wir gar nicht genau wissen, ob das zusätzliche Fluorid in Pille oder Zahnpasta nicht schon für dieses spezielle Kind zu viel, also giftig ist.

Was heißt denn jetzt überhaupt *giftig*? Neben vielen anderen erforschten Wirkungen blockieren Fluoride beispielsweise lebenswichtige Enzym- und Coenzym-Funktionen im Stoffwechsel (für Fachleute unter meinen Lesern: Blockade von Cholinesterase, Semidehydrogenase, Sukzinat-Dehydrogenase, Phosphatase, Phospho-Glukomutase sowie NAD, wobei das Nicotinamid bei F-Anwesenheit in 5-Fluornikotinsäureamid umgewandelt wird und damit die H-Übertragungsfunktion des NAD aufhebt).

Welche Aufgaben haben diese Enzyme, die durch Fluoride blockiert werden?

Enzyme sind Proteine, also Eiweiße, die eine chemische Reaktion steuern. Enzyme spielen eine tragende Rolle im Stoffwechsel aller lebenden Organismen: Sie katalysieren und steuern den überwiegenden Teil biochemischer Reaktionen – von der Verdauung bis hin zum Verwerten und Nutzen der Erbinformation.

Enzyme sind die *Zündkerzen* des Stoffwechsels und für den Organismus von entscheidender Bedeutung. Enzyme sind an jedem körperlichen Vorgang beteiligt, ohne Enzyme funktioniert das Wunderwerk Mensch nicht. Daher können ohne Enzyme weder Vitamine noch Mineralstoffe oder Hormone ihre Aufgaben erfüllen. Und auch bei der Entgiftung des Körpers spielen Enzyme eine entscheidende Rolle. Die Menge der Enzyme im menschlichen Körper ist überwältigend und dennoch hat jedes einzelne Enzym eine spezifische Aufgabe.

So ist es verständlich, dass viele gesundheitliche Probleme auf eine mangelnde enzymatische Aktivität zurückzuführen sind.

Interessanterweise versieht der Hersteller von *Forever Living Products* seine Aloe-Vera-Zahnpasta mit folgendem dick gedruckten Hinweis als Begründung, warum sie keine Fluoride enthält: „Die in Aloe Vera enthaltenen Enzyme sind mit Fluor unverträglich."

Klar, wenn wir uns vor Augen halten, dass Fluoride Enzyme lähmen. Nur ist dieser Hersteller meines Wissens der einzige, der ehrlich ist und das zugibt. Sicherlich, weil der Verbraucher Fluoride erwartet und nichts von der zerstörenden Wirkung der Fluoride weiß.

Der eigentliche Knackpunkt ist ja die Tatsache, dass die Fluoridtabletten der Kinder und die Fluoridbeimengung in der Zahnpasta nicht im Mund bleiben, sondern verschluckt werden. Dämmert Ihnen jetzt, dass es durchaus möglich wäre, dass diese regelmäßige Fluorid-Zufuhr unsere Gesundheit allgemein beeinträchtigen könnte?

Noch dazu lagern sich Fluoride bevorzugt im blutbildenden Knochengewebe ein. Da sie durch ihre chemische Ähnlichkeit mit genetischen Bausteinen (DNA-Basen) bei der Zellteilung als Verwechslung hin und wieder eingebaut werden und damit genetisches Material verfälschen, können sie, vorsichtig ausgedrückt, Erbinformationsveränderungen auslösen, zu denen wir u. a. leider auch den Krebs zählen. Und das in einem Gewebe, wo ständig Blutkörperchen neu gebildet werden müssen, wo also die Erbinformation am empfindlichsten getroffen werden kann.

Als hier letztes und wahrhaft umwerfendes Argument sei darauf verwiesen, dass heute alle Ärzte und medizinischen Wissenschaftler von Rang auf die Notwendigkeit der regelmäßigen Einnahme von *Radikalenfängern* wie Vitamin C, Vitamin E etc. verweisen. Auf kaum einem Kongress fehlen heute Beiträge, die die Zunahme von *Radikalen* (äußerst aggressive und schädliche Substanzen im menschlichen Körper, die u. a. Krebs erzeugen können) beklagen und auf Gegenmaßnahmen drängen.

Nun raten Sie mal, was unser kleines Allround-Talent Fluorid außer seinen bereits genannten unangenehmen Eigenschaften noch alles kann? Richtig, es vernichtet systematisch ein weiteres Enzym, das wichtigste körpereigene Radikalenfänger-System, die Cytochrom-c-Peroxidase, wo immer es diese finden kann.

Als kleines sarkastisches Bonbon am Rande bemerkt, setzen Fluoride aus der Zahnpasta auch noch vermehrt Quecksilber aus den Amalgamfüllungen im Mund frei.

Nachdem ich nun nur einen Teil der bekannten Wirkungen des Fluoridmonsters aufgezählt habe, setzen Sie bitte die mögliche Eigenschaft der Schmelzhärtung gegen den kleinen Ausschnitt aus seinen Schädlichkeiten, den Sie bis jetzt kennengelernt haben. Und addieren Sie die Tatsache, dass die Mutterbrust Fluoride aus dem Blut für die Milch so gut wie völlig abblockt.

Sollten wir da nicht doch eher auf die mannigfachen höchst nachteiligen Fluorid-Eigenschaften schauen als auf die ohnehin nur vermutete Schmelzhärtung?

Und was passiert, wenn eine Substanz zu sehr gehärtet wird? Richtig – sie bricht und bröselt eher. Denn auch das ist bereits für den Zahnschmelz beobachtet worden.

Leider stehen auch wir Ärzte unter unglaublichem Zeitdruck, geringer Freizeit, einem Berg von Fachzeitschriften, die regelmäßig gelesen sein wollen, und Fortbildungen, die Pflicht sind. Wenn dabei mächtige Interessensgruppen in den angebotenen Medien gebetsmühlenartig immer nur Positives berichten, Negatives mit Hinweis auf *verrückte und unverantwortliche Außenseiter* lässig vom Tisch wischen (dass sich unsere Pharma-Giganten für unser Allgemeinwohl *verantwortlich* fühlen, ist nicht nur mir völlig neu, denken Sie nur allein an die vielen Umweltverseuchungs-Skandale) oder gar Drohbriefe über Berufsverbote versenden – wie soll der gestresste Arzt wissen, was richtig und was falsch ist?

Jeder Arzt, der sich für Fluoride ausspricht, tut das natürlich nach bestem Wissen und Gewissen. Und auch ich gebe nur das wieder, was ich, wenn auch mühsam, trotz Drohungen an Material international zusammentragen konnte (zu einem Gutteil in USA und Japan), das normalerweise unterdrückt statt veröffentlicht wird.

Jetzt liegt es bei Ihnen als Eltern, zu entscheiden, ob Sie Ihrem Kind etwas regelmäßig in den Mund stopfen, das international zumindest in Frage gestellt wird und vor dem renommierte Wissenschaftler und Nobelpreisträger warnen.

Denn was wäre, wenn meine Quellen stimmten und Ihr Kind an den Folgen der Fluoride irgendwann erkrankt? Ihr Kind ist ohne künstliche Fluoridzufuhr mit Sicherheit nicht weniger gesund als mit ihr, da es keine Fluorid-Mangelerkrankung gibt.

FÜLLUNGEN ALLGEMEIN

Jetzt ist die Karies raus und was nun? Diese Frage stellen sich viele Menschen, weil sie unsicher sind, ob das ganze künstliche Zeugs nun wirklich in den schönen, jetzt sauberen Zahn soll.

Und ich werde immer wieder gefragt, ob ein Zahn geschlossen werden muss oder ob da *nicht wieder etwas nachwachsen könnte.*

Grundsätzlich: Von Natur aus wachsen das Dentin (die Zahn-Hauptmasse) und der Schmelz nicht nach. Der Zahn benötigt eine bestimmte Art von Zellen, um daraus Zahnbein (*Dentin*) und Schmelz als neue Substanz zu bilden. Und diese spezialisierten Zellen verschwinden nach der vollständigen Ausbildung eines Zahnes auf Nimmerwiedersehen.

Daher kann eigentlich keine neue Zahnsubstanz gebildet werden.

Eigentlich heißt: Es wird immer mal wieder von Zahnlöchern berichtet, die sich von selbst geschlossen haben sollen. Ich halte das für möglich. Aber es bedingt spezielle Umstände. Entweder ist jemand intuitiv dazu in der Lage, sein Unterbewusstsein zu diesen Leistungen zu veranlassen. Oder er beherrscht durch Konzentration und Anwendung mentaler Techniken, hier vornehmlich aus dem schamanischen Bereich, die Kunst der Bio-Synthese.

Dass das nicht unmöglich ist, zeigt als einfachstes Beispiel das *Besprechen* von Warzen. Ich habe es selbst in schamanischen Kursen erlebt, dass mit diesen mentalen Techniken Warzen über Nacht narbenlos verschwanden und ebenso über Nacht auftauchten.

Der Naturwissenschaftler fasst sich an den Kopf und lächelt mitleidig, was *der Brockhausen* da wieder für ein Zeugs faselt.

Ich war auch schon zu Praxiszeiten offen für alles Ungewöhnliche, auch für schamanische Ausbildungen, es faszinierte mich. Und durfte infolgedessen vieles lernen und erleben, an dem ich als gläubiger Wissenschaftsjünger vorübergegangen wäre.

Sollten Sie für diese Lebensthemen offen sein, werden Sie Dinge erleben, die Sie nie für möglich gehalten hätten. Eine meiner Inspirationsquellen war der (alte und ursprüngliche) SILVA-MIND Kurs von 1985.

Wenn also Dr. Simonton es schaffte, Krebsgeschwulste durch mentale Übungen nachgewiesenermaßen verschwinden zu lassen, sollte unser mentaler Werkzeugkasten für manche Überraschung gut sein.

Für mich war das Buch *Der Stadtschamane* von Serge Kahili King der Schlüssel zum Verständnis und zur Praxis. Und die Erkenntnis, dass unser Unterbewusstsein die Pforte zu allem ist.

Wenn ich einer Hochschwangeren die entzündeten vier oberen Schneidezähne ohne Narkose ziehen, den umgebenden Knochen ausfräsen und die einsetzende starke Blutung mit einem gesprochenen Satz stoppen konnte, so lag das nicht an mir, sondern an der unglaublichen Macht der Hypnose. Und die ist das Haupt-Kommunikationsmittel mit dem Unbewussten.

Also – lassen Sie sich nicht entmutigen. Serge Kahili King, der hawaianische Schamane, gibt Ihnen dazu wertvolle Ratschläge. Nicht gerade zum mentalen Zahnverschluss, aber doch zur Technik allgemein. Und wie war das doch gleich: **Geht nicht gibt's nicht.** Vor allem, was das Unterbewusstsein betrifft.

Aber bei allen fast unbegrenzten Möglichkeiten: Vor den Erfolg haben die Götter den Schweiß gesetzt. Auch hier sind vielfache Übung und Konzentration vonnöten.

Und bis zu Ihrer Meisterschaft und dem ersten selbst verschlossenen Zahn kann der Zahnarzt den betroffenen Zahn säuberlich ausbohren und damit reinigen. Und ihn anschließend offenlassen. Zu Anfang wird er noch sehr empfindlich sein, manche können aber damit leben. Ein natürlich regelmäßiges und sorgfältiges Reinigen kann diesen offenen Zahn noch jahrelang zur Benutzung freigeben.

Ausnahme: Wenn beim Bohren der Nerv, wenn auch nur winzig, geöffnet wurde, ist der Zahn wahrscheinlich verloren. Aber – denken Sie an Serge Kahili King – geht nicht gibt's nicht.

Viel Erfolg.

KUNSTSTOFF-FÜLLUNGEN

Das ist ein Thema, das sich sozusagen gerade erst noch warmläuft. Nur wenigen Zahnärzten ist bewusst, dass wir mit dem Einsatz von bestimmten Kunststoffen im Mund eine Lawine losgetreten haben, deren Folgen noch überhaupt nicht abzusehen sind.

Seit etwa der Mitte des 19. Jahrhunderts wurden in Europa defekte Zähne mit Amalgam verschlossen. Mittlerweile wissen wir, dass es längst nicht so unschädlich ist, wie Interessengruppen uns (immer noch) weismachen wollen.

Zahnarztverbände, Industrie und Regierung (die Schäden sind ja seit Langem bekannt) fürchten Regresse in unübersehbarem Umfang, wenn zugegeben würde, dass es uns tatsächlich schadet.

Jeder Patient hätte einen Anspruch auf SOFORTIGEN Austausch, die gesundheitlichen Spätfolgen im Nervensystem müssten bezahlt werden ... es DARF also nicht schädlich sein, weil die Konsequenzen, wie beschrieben, nicht bezahlbar wären. Hinweise auf die Giftigkeit kann jeder Schüler finden, wenn er das Stichwort *Quecksilber* googelt.

Und nun sattelt die Industrie noch einen drauf: Die Füllungs- und Prothesenkunststoffe (Methacrylate), mit denen in dieser Zahn(unheil)kunde fast jedes Problem technisch gelöst wird, galten zunächst als sehr verträglich.

Die Hersteller behaupten immer noch eine hohe Biokompatibilität ihrer Produkte, belegt durch verschiedene Tests. Leider sind aber die Gegebenheiten des Mundmilieus nicht einmal ansatzweise labormäßig nachzubilden.

Die verwendeten Kunststoffe finden wir bei Füllungen, Fissurenversiegelungen, Füllungsklebern und in der Kieferorthopädie in Form von herausnehmbaren Geräten und zur Befestigung von festsitzenden Klammern.

Aber auch in der Prothetik in Form von Prothesenkörpern, Prothesenzähnen, Kronen- und Brückenverblendungen und für Kronen- und Brückenprovisorien. Und sie sind ebenfalls häufig ein Bestandteil von Befestigungszementen für Kronen, Brücken und Inlays.

Mittlerweile wissen wir, dass sie, zumindest teilweise, ständig Substanzen abgeben, die unserer Gesundheit und vor allem unserem Immunsystem sehr abträglich sind. Möglicherweise tickt hier eine dem Amalgam ähnliche Zeitbombe.

Denn da wir unseren Kopf nicht vom Gesamtorganismus abkoppeln können, fügt der Zahnarzt unter diesen Aspekten möglicherweise mit der Wahl des Kunststoffes dem vor ihm sitzenden Menschen einen noch nicht absehbaren, u. U. lebenslangen Schaden zu.

Kunststofffüllungen können am *nackten* Zahn nicht halten, sondern mithilfe von Säuren müssen an den Klebestellen feine Rauigkeiten geschaffen werden (*Anätzen*). In diesen verzahnen sich flüssig aufgebrachte Kleber (*Bonder*), die sich ihrerseits mit dem Füllungskunststoff verbinden.

Diese Bonding- bzw Adhäsiv-Systeme stellen allerdings einen Wolf im Schafspelz dar:

› Nach dem Aufbringen von Bondern treten vermehrt chronische und akute Entzündungen des Zahnnervs sowie Mikroabszesse auf.
› Sie können zum Absterben des Zahnnervs führen.
› Von sechs Dentinadhäsiven erwiesen sich in Zellkulturtests fünf als stark zytotoxisch. Zytotoxizität = Eigenschaft, lebende Zellen schädigen oder zerstören zu können.
› Das in den Bondern enthaltene TEGDMA bildet hochtoxische Stoffwechselprodukte mit wahrscheinlich mutagener (Erbgut verändernder) und cancerogener (Krebs auslösender) Wirkung
› Bonder besitzen eine hohe allergische Potenz. Insbesondere das darin enthaltene TEGDMA ist diesbezüglich höchst bedenklich.
› Dreh- und Angelpunkt der schädlichen Wirkung ist der direkte Kontakt des Bondermaterials mit dem Bindegewebe und der Lymphe in den feinen Dentin-Röhrchen. Hier findet

das unmittelbare Andocken an das Immunsystem statt, das anschließend das Immunsystem reagieren lässt.

Uns erwartet in den nächsten Jahrzehnten daher möglicherweise eine Welle von allergischen Erkrankungen. Der Mediziner spricht hier vom Allergischen Formenkreis, der bezogen auf das befallene Körperorgan unterteilt wird in:

› **Hautorgan**
   mit Neurodermitis, Psoriasis, Ekzemen, Akne, Urtikaria, Sonnenallergie, Haarausfall, Entzündungen der Mundschleimhaut

› **Atmungsorgan**
   mit Asthma, Pollinosis, Heuschnupfen, chronischer Rhinitis, Bronchitis, Sinusitis, recidiv. Infekten

› **Verdauungsorgan**
   mit Colitis ulcerosa, Morbus Crohn, chron. Gastritis, Colitis, Reizdarm, Nahrungsmittel-Allergie

› **Neuralorgan**
   mit Migräne, Neuralgien, Tinnitus, Kopfschmerzen, Rückenproblemen, Nervenschmerzen

Wie Sie sehen, haben wir uns da einen bunten Cocktail an Erkrankungsmöglichkeiten eingefangen, die aus dem *Einbau* von Kunststoffen in den Mundbereich folgen könnten.

Dass der Kunststoff in den Mund eingebracht wird, heißt nicht, dass er auch nur dort Wirkung zeigt. Der gesamte Organismus wird auf ihn reagieren, jeweils in dem Sektor, wo seine *Schwachstelle* ist.

Und diese Befürchtungen sind keineswegs aus der Luft gegriffen. Die Toxikologie (Giftigkeitskunde) zahnärztlicher Füllungsmaterialien ist ein Sach- und Problemkomplex von erheblicher Bedeutung, wie Prof. Dr. Franz-Xaver Reichl, Poliklinik für Zahnerhaltung und Parodontologie der Ludwig-Maximilians-Universität in München, LMU München, erläutert.

In seinem Referat zur Toxikologie der Zahnfüllungsmaterialien anlässlich der Jahrestagung 2009 der Schweizerischen Gesellschaft für ganzheitliche Zahnheilkunde (SGZM) und ebenso beim 8. Netzwerk-Kongress Systemische Zahn-Medizin im Mai 2009 in Leipzig sprach Prof. Dr. Franz-Xaver Reichl von einer dramatischen Zunahme der Allergien gegenüber Zahnfüllungsmaterialien.

[Zur Toxikologie und Allergologie von Zahnkunststoff-Materialien, 25.08.2011 *Prof. Dr. Dr. Franz-Xaver Reichl*]

Allergien entstehen so: Je öfter und/oder je länger der Kontakt gegenüber einer Substanz besteht, desto schneller und häufiger kann sich eine Allergie entwickeln. Zahnfüllungsmaterialien mit Methacrylaten gibt es noch nicht sehr lange, werden aber, vor allem beim Zahnarzt, immer häufiger eingesetzt.

Und da die Sensibilisierung der Patienten meist erst mit einigen Jahren Verspätung einsetzt, werden diese Schäden nicht sofort bemerkt und dann leider meistens einer anderen Ursache zugeordnet.

Diese Verzögerung entsteht, weil der Körper normalerweise erst nach längerem und wiederholtem Kontakt mit einer Substanz eine Allergie gegen sie entwickelt. Die Allergie bleibt danach oft lebenslang erhalten. Deshalb bekommen nach vermehrtem Einsatz von zum Beispiel Kompositen (weiße Zahnfüllungen) immer mehr Menschen solch ein Problem.

Wenn die Allergie einmal da ist, bleibt den Betroffenen oft nur noch die Möglichkeit, den Kontakt mit der auslösenden

Substanz so gut es geht zu vermeiden. Das ist aber schwierig bei einer Substanz, die bereits in den Zähnen eingebaut ist. Dazu kommt, dass die Substanz auch an anderen Orten vorkommen kann.

Wir Zahnärzte stehen also vor dem nur schwer lösbaren Problem, Löcher in den Zähnen füllen zu müssen, ohne über ein Material zu verfügen, das für den Organismus unschädlich ist. Die wenigen Stoffe mit geringem Schadpotenzial sind leider nicht haltbar genug.

Dazu gehören Stein- und Silikatzemente, die angeblich aber nicht die geforderte lange Mundbeständigkeit haben (so wurden wir bereits in der Uni sanft, aber nachhaltig in die *richtige* Kunststoff-Denkrichtung geschubst). Wer nun vermutet, die Kunststoff-Hersteller steckten wieder einmal mit der Dental-Industrie unter einer Decke, mag nicht so völlig unrecht haben. Bis der Kunststoff die Silikate ablöste, wurden die Zähne vielleicht nicht optisch so perfekt, aber doch auch weitaus verträglicher gefüllt.

Die Silikatzemente bestehen aus Glaspulver und Phosphorsäure, keine organischen Substanzen, die die Sorgenkinder der biologischen Zahnmedizin sind, weil sie Allergene darstellen. Leider werden jedoch die Zementfüllungen von den Krankenkassen nur bedingt bezahlt. Waschen sie sich vorzeitig aus, muss der Patient die nachfolgenden Füllungen aus eigener Tasche bezahlen.

Keine sehr faire Lösung, wenn man die allergischen Folgen der Kunststofffüllungen bedenkt.

Dummerweise setzen aber Kunststoffe, wie oben bereits dargelegt, Verbindungen frei, die das Immunsystem belasten und sogar hormonähnliche Wirkungen besitzen (BisGMA, Bisphenol-A-methacrylat, das in der überwiegenden Anzahl aller zahnmedizinischen Kunststoffe vorzufinden ist, auch bekannt unter BPA). Damit nicht genug, sind BPA und seine Verwandten für ihre mutagene (Erbmaterial verändernde) und cancerogene (Krebs auslösende) Wirkung bekannt.

Mit dem nötigen Kleingeld kann man Goldfüllungen verwenden, die mit ungefährlichen Klebern befestigt werden können. Sie sind teuer, halten jedoch dafür bei penibler Anfertigung und etwas Glück und Pflege ein Leben lang. Nachteil ist das goldige Glitzern, mit dem sich nicht jeder anfreunden kann.

Keramikfüllungen oder Verblendschalen, die optisch sehr ästhetisch sein können, werden leider mit Acrylatklebern eingesetzt. Sie sind zwar dauerhafter als Kunststofffüllungen, zeigen aber ebenfalls alle negativen Eigenschaften der Methacrylate.

Wer nun meint, er sei aus dem Gröbsten heraus, weil er als Prothesenträger ohne eigene Zähne auch keine Füllungen mehr braucht, der irrt. Der rosa Kunststoff der Prothese sowie die weißen Prothesenzähne selbst sind ebenfalls Acrylate.

Für manche hochempfindlichen Patienten kommt es noch schlimmer: Der Farbzusatz, der die Prothese so schön natürlich und zahnfleischfarben rosa färbt, kann es ebenfalls in sich haben. Auf diesen Zusatz reagiert mancher Mensch hochempfindlich mit Schleimhautbrennen.

Erst nach einem Austausch des rosa Kunststoffes gegen eine durchsichtige, glasklare Alternative beruhigt sich erfahrungsgemäß die Schleimhaut wieder. Das ist jedoch nicht jedem hinlänglich bekannt.

Bleiben wir noch kurz bei den Prothesen-Kunststoffen und den Allergikern: Eine *Alternative für Allergiepatienten* sind Basiskunststoffe aus Polyurethan sowie Polyoxymethylen und Polyamide, Handelsnamen Nylon und DENTAL-D.

Es ersetzt in vielen Bereichen der Zahnprothetik sogar die bisher verarbeiteten Metalle und Acryl-Harze. Selbst zahnfarbene Klammern statt der sonst verwendeten Stahlklammern lassen sich aus Dental-D fertigen. Zwar nicht ganz so zierlich, wie es optisch wünschenswert wäre – aber immerhin metallfrei und nicht sofort sichtbar.

Aus Großvaterstagen gibt es sogar noch die Renaissance der Kautschuk-Prothese, die völlig kunststofffrei ist, aber spezielle Labore (bitte googeln) mit speziellem Know-how und speziellen Maschinen erfordert.

Besorgten oder betroffenen Patienten stehen leider nicht viele Möglichkeiten zur Verfügung, Material-Verträglichkeiten zu prüfen.

› Der **Epikutantest** gegen die allergisch/toxikologisch relevanten Inhaltsstoffe aus Kompositen/Adhäsiven.

Die Beratungsstelle an der Zahnklinik der Universität München (Info unter E-Mail: *reichl@lmu.de*) kann den meisten Patienten helfen, dem Entstehen von unangenehmen Nebenwirkungen durch Auswahl des richtigen Zahnmaterials (Komposit/Adhäsiv) vorzubeugen.

Eine eher ungewöhnliche, nicht sehr bekannte, aber sehr treffsichere Möglichkeit der Verträglichkeitsprüfung ist die kinesiologische Austestung.

Sie wird von wenigen Zahnärzten ausgeführt, weil die Methode nicht wissenschaftlich anerkannt und noch dazu einer gewissen Begabung, praktischer Erfahrung und Feinfühligkeit bedarf. Man kann damit sogar bereits im Mund befindliche Materialien jeglicher Art, wie z. B. Kleber unter Kronen auf Verträglichkeit prüfen.

In meiner Praxis war dieser Test die bevorzugte Methode, auch schwierige Probleme zuordnen und lösen zu können.

› Der sogenannte Lymphozyten-Transformationstest (LTT).
› Bedingt und abgewandelt: der Pulstest nach Dr. A. F. Coca

Der amerikanische Allergologe Arthur F. Coca beobachtete, dass der Puls schneller wird, wenn man etwas isst, was man nicht verträgt. Er entwickelte einen Pulstest, mit dem man solche Unverträglichkeiten identifizieren kann.

Ein absoluter Außenseiter-Test mit Tücken in der Auswertung, der mir aber in Verzweiflungsfällen entscheidende Hinweise gab.

Die Toxikologie (Giftigkeitskunde), die Verträglichkeit von Zahn-Restaurationsmaterialien und die Biokompatibilität (siehe dort) gewinnen zunehmend an Bedeutung. Denn *schöne Zähne* müssen nicht nur gut aussehen, sie müssen auch gut verträglich sein.

Und leider kommt bei den Kunststoffen neben der vermuteten Giftigkeit auch noch eine nachgewiesene ständige Hormonabgabe von Östrogen (weibliche Hormone) hinzu.

› In vielen Ländern haben bis zu 40 Prozent der jungen Männer eine verminderte Spermienqualität, verbunden mit immer häufiger werdenden Missbildungen der Geschlechtsorgane wie Hodenhochstand.

› Komplikationen in der Schwangerschaft nehmen zu. Auch die hormonbedingte Krebshäufigkeit darf nicht fehlen: z. B. Brust-, Prostata- und Hodenkrebs) haben in den vergangenen 40 bis 50 Jahren weltweit zugenommen.

› Ein Trend zu verfrühter Pubertät bei Mädchen, verbunden mit einer frühen Brustentwicklung, ist zu beobachten und Fettleibigkeit und Diabetes-Typ-2 traten in den vergangenen 40 Jahren weltweit deutlich häufiger auf.

› Und an diesem Punkt kommt neuerdings noch etwas völlig Unerwartetes und für den Zahnsektor viel Schlimmeres hinzu: Der Zahnschmelz löst sich in der neuen Generation seit etwa dem Jahrtausendwechsel unheilbar auf.

› Diese neue Volkskrankheit nennt sich MIH. Ich werde Ihnen diese für die Kinder albtraumhafte Erkrankung im Kapitel **MIH** erklären.

DIE WURZELSPITZEN-RESEKTION = WSR

Will ein Zahn so gar keine Ruhe geben oder zeigt das Röntgen-bild eine größere Entzündung um die Wurzelspitze herum (der Fachmann spricht von Aufhellung) und soll er erhalten werden, schlägt der Zahnarzt gegebenenfalls eine WSR, eine Wurzel-spitzen-Resektion, vor.

Ein Vorgang, der ebenso unangenehm ist, wie er klingt. Da ein Zahn innen im Grunde wie ein Schwamm aufgebaut ist, nutzt ein Säubern des Zentralkanals (die reine Wurzelbehand-lung), zur Infektionsabwehr überhaupt nichts. Ein Zahn kann innen wegen seines Schwamm-Charakters nicht ausreichend gesäubert oder gar sterilisiert werden. So bleiben genügend Ver-stecke für verfaulende Nervreste und Fäulnis-Bakterien übrig. Das Immunsystem wird auf dem Blut- oder Lymphwege immer wieder daran erinnert, dass hier etwas mithilfe von Bakterien verfault. Die für das Immunsystem dafür relevante Menge liegt bereits im Molekül-Bereich, wir haben hier also ein hochemp-findliches System.

Und da ein bakterieller Fäulnisprozess immer auch zu le-bensgefährlichen Prozessen führen kann, wenn er aus dem Ruder läuft, hat die Natur mit Unterstützung des bordeigenen Immunsystems ein stets waches Auge auf diese Vorgänge.

Sie schafft Abwehrzellen in größerem Ausmaße heran, um für den Tag X gerüstet zu sein, wenn nämlich die Bakterien sich derart vollgefressen haben, dass sie die Oberhand bekommen.

Diese Abwehrzellen haben die Aufgabe, die Wurzel nach au-ßen hin abzudichten. Bakterien und Fäulnisreste (Leichengifte) sollen daran gehindert werden, sich aus der Zahnumgebung in den Körper hinein auszubreiten.

Und der Versuch unseres Organismus, die aus dem Zahn nach außen quellenden Fäulnisprodukte einzudämmen, werden auf Röntgenbildern als dunkler Rand um die Wurzel herum sichtbar.

Um nun dem Körper die Abwehr zu erleichtern, öffnet der Zahnarzt den Zahn, reinigt so weit möglich das Innere und verfüllt anschließend grob den Innenraum (die Wurzelfüllung).

Zahnärzte, der sich nicht mit diesen Immunvorgängen im Körper ausreichend beschäftigt haben, halten diesen Zahn nun für komplett gereinigt und keimfrei. Die Fachliteratur bestätigt allerdings trotzdem, dass das schlichtweg unmöglich ist. Leichengifte wie Mercaptane und Thioäther, Skatol und Putreszin verbleiben in den feinen Kanälchen und können zur Immunreaktionen wie dem rheumatischen Formenkreis führen. Wer hier argumentiert, die Mengen seien dafür zu gering, vergisst, dass Immunvorgänge Lawinencharakter haben. Eine (!) Polle kann bei einem Pollenallergiker einen allergischen Anfall auslösen.

Denn abgestorbenes Eiweiß ist für unseren Organismus immer ein Alarmsignal, dass hier etwas ganz und gar nicht stimmt. Und dass er daher gehörig auf der Hut sein soll, weil irgendetwas Unbekanntes offenbar aus dem Ruder läuft. Eine der wenigen ihm möglichen Gegenaktionen auf Fremdes ist die Allergie. D. h. die überschießende krankhafte Abwehrreaktion des Immunsystems auf bestimmte, normalerweise harmlose Substanzen (Allergene).

Im zweiten Schritt schneidet der Zahnarzt das Zahnfleisch seitlich am Kiefer um den Entzündungsprozess herum auf und fräst die Wurzelspitze frei. Anschließend werden ein paar Millimeter der Spitze gekürzt und der Schnitt vernäht.

Damit kehrt oft erst einmal Ruhe ein. Eine größere Menge der Entzündung ist entfernt worden und mit dem Rest kommt der Körper normalerweise ohne spürbare Probleme zurecht. Wie gesagt – erst einmal.

Denn die Entzündung ist ja nicht verschwunden, sie ist lediglich verkleinert worden. Und unser Organismus muss jetzt zusehen, wie und ob er mit der verstümmelten Leiche des Zahnes in Zukunft kooperieren kann.

Unser Körper ist ein bis ins Feinste verzahntes Informationsnetz, dessen neuestes Mitglied nun auch eine verstümmelte und mit Fäulnisbakterien verseuchte Leiche ist. Leider geschieht es oft genug, dass der Organismus die Integration der Leiche mit den übrigen Körperanteilen nicht schafft. Die Abgrenzung und Auseinandersetzung mit dem ungeliebten Zahnrest misslingt und der Körper wird chronisch krank.

Was bedeutet, dass wir ein ständiges gesundheitliches Ärgernis mit uns herumschleppen. Es tritt bevorzugt an bereits vorhandenen Schwachstellen als Erkrankung zutage, die mit der ursprünglichen Ursache nicht sichtbar-logisch verbunden sein muss.

Die frühen Pioniere unter den alternativ-tätigen Ärzten in den 70er Jahren verlangten von ihren Krebspatienten kategorisch ein Entfernen aller toten und wurzelgefüllten Zähne, weil sie in ihnen eine unnötige und teilweise erhebliche Belastung des Immunsystems sahen. In einem krebsbelasteten Körper, der deswegen ohnehin bis ins Letzte gefordert war und dringend alle Reserven zur Gesundung brauchte.

Sie sollten sich also gut überlegen, ob Sie ein derartiges Gesundheitsrisiko tragen wollen. Die Tatsache, dass die Schulmedizin darin keine Gefahr und kein Risiko sieht, sagt nur etwas aus über den Blickwinkel der Urteilenden, nicht über die Gefahren selbst. Ein Raucher, der als Kettenraucher uralt wurde, beurteilt die Lungenkrebsgefahr daher völlig anders als ein um seine Gesundheit besorgter Nichtraucher.

Ich plädiere nicht für ein bedingungsloses Entfernen aller toten und wurzelgefüllten Zähne unter allen Umständen – ich habe leider selbst auch solch einen Kandidaten im Unterkiefer. Denn manche Zähne werden technisch wie statisch zum Halt eines Zahnersatzes benötigt.

Aber wenn Sie chronisch erkrankt sind, vornehmlich an einer Autoimmun-Erkrankung oder bereits tatsächlich krebskrank, wäre ein Abwägen sehr sinnvoll.

Ähnliches gilt für Zähne, die mit familiären Krebserkrankungen energetisch in Verbindung stehen. Siehe Zahn-Organ-Beziehungen. Einer Patientin zu einer Wurzelbehandlung am 45 zu raten (zweiter kleiner Backenzahn unten rechts), wenn die Patientin im Vorbereitungsgespräch vom Mamma-Carcinom ihrer Schwester erzählt, ist aus ganzheitlicher Sicht sicherlich fragwürdig. Da würde ich eher zu einer Entfernung raten. Auch aus diesen Gründen ist ein ausführliches Gespräch VOR einem Eingriff notwendig und sinnvoll. Nicht nur, um die Kassenzugehörigkeit zu erfragen.

Zu den möglichen Autoimmun-Erkrankungen zählen:
› Multiple Sklerose (MS)
› Diabetes mellitus Typ 1
› Rheumatoide Arthritis, *Gelenkrheuma*
› Sklerodermie (Bindegewebsverhärtung)

› Morbus Crohn und Colitis ulcerosa
› Chronische Entzündung der Schilddrüse
  (*Hashimoto-Thyreoiditis*)
› Kreisrunder Haarausfall (*Alopecia areata*)
› Schuppenflechte (Psoriasis)

Diese Erkrankungen nehmen rapide zu, zehn bis 15 Millionen Menschen sind in Deutschland betroffen, sie sind somit die dritthäufigste Erkrankungsart und der wurzelbehandelte Zahn ist immer eine Schwachstelle im Sicherheitssystem.

Endodontologen (Zahnärzte, die sich dem Erhalt toter Zähne beschäftigen) sprechen gern von einer kompletten Säuberung des entsprechenden Zahnes, meist sogar unter Sicht des Mikroskops.

Das ist keine Kassenleistung und muss mit bis zu 1.000 Euro privat bezahlt werden. Das ist viel Geld für eine weitere Ursache, chronisch zu erkranken.

Wir erinnern uns: Ein Zahn kann nicht komplett gesäubert und gereinigt werden. Das wird Ihnen Ihr Zahnarzt auf Nachfrage gestehen müssen, auch wenn er die Bedeutung vielleicht herunterspielt. Denn in den größten Teil der Dentinkanälchen, den winzig kleinen Versorgungskanälchen im Zahn mit einem Durchmesser von wenig mehr als einer Bakteriumsdicke, kommt keine Flaschenbürste und nicht mal das kleinste und feinste zahnärztliche Reinigungsinstrument.

Wie bitteschön soll denn ein Zahn keimfrei gemacht werden, wenn in der Medizin ein Gegenstand nur dann als bakterienfrei gilt, wenn er bei einer Temperatur von mindestens 121 °C einem Überdruck von 1 bar für mindestens 20 Minuten ausgesetzt wurde?

Also ist eine Keimfreiheit im toten Zahn nicht möglich – logisch – und putzmuntere Bakterien wie auch die immunwirksamen Leichengifte machen unserem Immunsystem und damit unserer Gesundheit lebenslang das Leben schwer.

Zusammengefasst: Einen toten Zahn kann man nicht keimfrei machen, auch nicht mit einem Abfräsen der hochentzündeten Wurzelspitze. Wir behalten also einen bakteriell und leichengiftmäßig hochverseuchten Zahn aus praktischen Erwägungen lebenslang im Kiefer und freuen uns, dass wir ihn mit Tricks schmerzfrei gemacht haben.

Während unser Immunsystem unter der neuen zusätzlichen Last stöhnt.

Der Zahnarzt ist natürlich stolz wie Oskar, Ihnen den Zahn erhalten zu haben, und Ihr Hausarzt darf sich mit neuen chronischen Erkrankungen bei Ihnen herumschlagen.

Das ist eines der Probleme mit Zahnärzten – sie tun sich sehr schwer mit dem Blick über den Tellerrand. Denn er gehört in dieser Art nicht zu ihrer Ausbildung und sie haben ihn daher schlichtweg nicht gelernt.

HOMÖOPATHIE UND ZAHNARZT

Die **Homöopathie** ist ein unglaublich weit gefächertes Gebiet, das für ein erfolgreiches Arbeiten sehr viel Erfahrung und Fingerspitzengefühl erfordert. Unter den Homöopathen schwelte von Anfang an der erbittert geführte und ungelöste Streit, ob Einzel- oder Komplexmittel das Vermächtnis von Hahnemann, seinem Gründer, fortführten.

Obwohl mit den *normalen* homöopathischen Hausmitteln wie Arnica gerade im Kinderhaushalt erfolgreich therapiert wird, gehört zur ernsthaften therapeutischen Arbeit das Repertorisieren, das pingelig-genaue Erfassen der Persönlichkeit des Patienten.

Darum habe ich darauf verzichtet, hier generell Empfehlungen zu geben. Das würde dem Geist der Homöopathie widersprechen. Viele Interessierte haben hier ohnehin bereits ihre eigenen Erfahrungen.

Nur so viel: Nach dem Zahnziehen können Sie zur Wundheilung mit Arnica C30 nix verkehrt machen und zum Bremsen der Blutung bietet sich Phosphorus D 200 an.

Apropos Zahnextraktion: Als Allroundtalent kurz vor und nach chirurgischen Eingriffen und bei beginnenden Zahnschmerzen verschrieb ich zumeist das Komplexmittel ODONTON-ECHTROPLEX (Weber/Weber). 3 x 40 Tropfen vorher und anschließend für 1 Woche und am Extraktionstag DEN MUND GESCHLOSSEN HALTEN, am besten fasten, wobei Sie bitte ständig leicht auf die Watterolle beißen. Diese erst am nächsten Morgen ausspucken. KEIN Schluck Flüssigkeit!

Es ist frei erhältlich, enthält aber leider mit fast 60 % einen hohen Alkoholanteil.

Ich möchte an dieser Stelle nicht darauf eingehen, dass *die Wissenschaft*, die selbst oft genug Unfug produziert, die Homöopathie für Humbug hält.

Homöopathen richten sich stattdessen intelligenterweise nach der Regel: **Wer heilt, hat recht.**

Urteilen Sie selbst: Wenn Sie auf Empfehlung einen Arzt aufsuchen, dessen Verschreibungen auf Dauer nichts nützen, werden Sie irgendwann mit Sicherheit diesen Arzt meiden und wechseln.

Aber wenn dieser Arzt 50 Jahre lang bis zu seiner Pensionierung nur mit homöopathischen Mitteln arbeitete und trotz *seiner* Homöopathie immer ausreichend Zulauf hatte, dann sind seine Patienten entweder über drei Generationen unglaublich dumm und Masochisten – oder es muss doch etwas dran sein.

KOLLOIDALES SILBER

Immer wieder sprechen mich Patienten darauf an. Sie haben irgendwo gehört oder gelesen, dass die Einnahme von kolloidalem Silber wahre Wunder zu bewirken vermöge. Und auch, wenn ich ihnen dann aus gutem Grunde zur Vorsicht rate, wird die Einnahme heftig verteidigt, weil man ja *so viel Gutes* darüber lese.

Es soll ein natürliches Mittel zum Einnehmen sein, das Antibiotika ersetzt und auf vielfältige Weise das Immunsystem stärkt.

Kritiklos wird die Silberlösung eingenommen und der Umstand, dass sie nicht sofort danach irgendwelche Beschwerden verspüren, ist dann der Beweis, dass *es gut sei*.

Kolloidales Silber, also in Wasser aufgeschwemmte Silber-Nanopartikel, kommen durchaus zum Einsatz. So nutzen Ärzte die keimhemmende Wirkung von Silberteilchen, etwa indem sie Verbrennungen mit silberbeschichteten Wundauflagen bedecken. Bisher veröffentlichte Studien zeigen, dass Brandwunden mit Silberverbänden rascher heilen könnten als herkömmliche Verbände.

Da allerdings die Ausscheidung von eingenommenem Silber hauptsächlich über Galle und Urin erfolgt, ist es wichtig, dass bei oraler Silberzufuhr sowohl die Leber als auch die Niere intakt sind, damit diese ihrer Ausscheidungsfunktion nachkommen können und Silber nicht übermäßig abgelagert wird.

Nun ist Silber nicht nur hübsch anzusehen, sondern es ist tatsächlich den Bakterien spinnefeind. Nicht umsonst waren die Türklinken in hochherrschaftlichen Häusern früherer Zeiten aus Silber und auch das *Tafelsilber* war nicht aus Silber, weil es so schön glänzt, sondern weil Silber eine sogenannte *oligodynamische Wirkung* hat. Das bedeutet, in Gegenwart von Silber sterben Mikroorganismen ab. Genauer gesagt, sie sterben aus, weil sie sich in Gegenwart von Silber nicht mehr vermehren können. Vergleichbar mit einem Antibiotikum, nur etwas milder.

Sogar die Römer kannten diese Wirkung des Silbers. Gefäße aus Silber hielten Lebensmittel und Getränke länger frisch und die Ägypter griffen bereits auf Verbände aus Blattsilber zurück. Zur Desinfektion von Wunden kam zudem pulverisiertes Silber zur Anwendung.

Bakterien und Pilze verursachen zwar eine Reihe von Erkrankungen im Menschen, aber andererseits haben wir auch von Natur aus eine Unmenge bestimmter Bakterien als Untermieter im Darm, die wir dringend zum Gesundbleiben brauchen. Sie arbeiten für uns Tag und Nacht und ohne sie würden wir in kürzester Frist sterben.

Jedes Atom Silber, das wir zu uns nehmen, tötet natürlich auch diese *guten* Bakterien ab. Denn Silber kann nicht unterscheiden, ob die kleinen Lebewesen direkt vor ihm erwünscht und dringend benötigt oder unerwünscht sind.

Ein Schlucken von Silberlösungen (*der Begriff kolloidales Silber bezieht sich auf seinen chemisch-physikalischen Zustand, der bewirkt, dass es getrunken werden kann*) wird also immer unsere Gesundheit beeinträchtigen – je mehr, desto regelmäßiger es eingenommen wird.

Allein das sollte schon ein guter Grund sein, Silber nicht freiwillig in den Körper aufzunehmen, zumal viele Lebensmittelhersteller es bereits ins Essen mischen, um es zu konservieren, und die Textilindustrie Silber mittlerweile sogar in Socken einwirkt, um dem Schweißgeruch vorzubeugen. Denn alles, was in Hautkontakt kommt, wird auch von der Haut resorbiert, also aufgenommen, und gelangt in unseren Körper.

Dass Mäuse bei regelmäßigem Silberkontakt dieses nachweislich im Gehirn ansammeln, ist eine weitere erschreckende Beobachtung, deren Tragweite noch nicht abzuschätzen ist.

Leider bilden die schlauen Mikroorganismen im Laufe der Zeit auch sogenannte Resistenzen (Unempfindlichkeiten) gegen Silber aus, wenn sie zu lange damit in Kontakt sind. Das bedeutet, dass Silber für sie seine Wirksamkeit verliert.

Wenn ein Mensch also beispielsweise mit Verbrennungen ins Krankenhaus eingeliefert wird, kann eine übliche Therapie mit silberhaltigen Wundauflagen nicht mehr wirksam werden. Die Brandwunden entzünden sich, statt zu heilen.

Aber viel schlimmer noch: Die Bakterien, die eine Silber-Resistenz entwickeln, zeigen auch gleichzeitig eine zunehmende Unempfindlichkeit gegen die Antibiotika Ampizillin, Chloramphenicol, Tetrazyklin, Streptomycin und Sulfonamide, da sie auf demselben Gen liegen.

Hierbei handelt es sich um unsere wichtigsten Antibiotika; im Notfall können also Menschen mit entsprechenden Resistenzen bei Gabe dieser Mittel nicht darauf rechtzeitig reagieren und sterben.

Nicht ohne Grund hat also das Bundesministerium für Risikobewertung (BfR) vorläufig von einer Verwendung von Silber abgeraten, vor allem in der neuerdings vermehrt auf den Markt drängenden Form von Nanozubereitungen.

Diese sind in ihrer Wirkung noch überhaupt nicht einzuschätzen, da sich die Eigenschaften bei Verkleinerung zu Nanopartikeln noch einmal völlig verändern.

Wer sich also richtig fürchten möchte, aber trotzdem auf sein kolloidales Silber nicht verzichten will, mag sich die pdf-Datei *Silber in Lebensmitteln BfR.pdf* herunterladen.

Also aufgepasst – es gibt sicherlich viel altes untergegangenes oder nicht gewürdigtes Wissen. Aber nur weil die Schulmedizin es ablehnt, muss das noch lange kein Zeichen für (alternative) Qualität sein.

Erst Gehirn einschalten – dann kaufen und schlucken.

KIEFERORTHOPÄDIE (KFO)

Wer kennt sie nicht, die blinkenden und blitzenden Zahnbänder, die uns aus lachenden Kindermündern immer öfter ungeniert entgegenstrahlen?

Ich gehe auf die therapeutischen Alternativ-Möglichkeiten am Ende des Kapitels genauer ein, weil die Eltern mangels eigenem Sachverstand sich hier oft alleingelassen und den (nach meinen Erfahrungen möglicherweise marktwirtschaftlich geprägten) Empfehlungen des Zahnarztes/Kieferorthopäden hilflos ausgeliefert fühlen.

Der Weißgekleidete ist ja schließlich der Herr Doktor und muss es wissen. Wie ich den Begriff des Zahn-*Arztes* einordne, haben Sie (hoffentlich) in der Einführung bereits gelesen. Wenn der Kieferorthopäde eines nicht ist – dann ein Arzt im engeren Sinne.

Kein Kind kommt aus eigenem Antrieb und ohne Beeinflussung von außen auf die Idee, dass seine Zähne eine *falsche Stellung* haben könnten.

Lediglich aufgrund ausgefuchster Vermarktungsstrategien glauben Eltern etwas zu versäumen, wenn sie nicht diesem Markt hinterherlaufen. Die Kinder sehen die Zahnspangen dann bei den anderen Kindern und wollen sie auch haben, da für sie nur die vergleichbare Welt, eben die der gleichaltrigen Kinder zählt – die der Peer-Group.

Schaffe ich es als Therapeut, eine Sache einmal erfolgreich zu verkaufen, dann werden sich die nächsten Kunden von selbst einstellen. Angeraten werden die Zahnspangen immer den Eltern, nicht den Kindern.

Begeben Sie sich an einen Ort, an dem es keine Werbung, keinen Fernseher, kein Internet und zudem keine Zahnärzte gibt, oder an dem alle schon mehr als genug Arbeit haben, dann werden Sie möglicherweise niemanden finden, der sich Gedanken darüber macht, ob die Zähne richtig und schön sind.

Erst der lächelnde Mund in der Werbung und die damit verbundenen Zahnfotos machen Eltern zu gefügigen Wesen. Indem den Eltern glaubhaft gemacht wird, dass nur mit einem bestimmten Gebiss die Welt in Ordnung sei, lassen sie sich beeinflussen.

Mithilfe von Marketing-Strategien und eingeredeten Zukunfts-Ängsten bringt mancher Therapeut die Eltern in die gewünschte Richtung. Unsere Welt wird zunehmend von solchen mit Ängsten operierenden Meinungsmachern gelenkt, indem ewige Gesundheit, Jugend, Schönheit und soziale Akzeptanz als entscheidend suggeriert werden.

Die Kieferorthopädie ist ein riesiger Markt geworden, wo von der Industrie geschickt Bedürfnisse geweckt wurden und werden. Ich habe den Eindruck, dass es mittlerweile nicht mehr nur um das Richten von anscheinend nicht korrekten Zähnen, sondern um den Verkauf eines Produktes geht. Und die Kinder sind begehrte Konsumenten, deren Begehrlichkeiten geweckt und gesteuert werden. Und wer möchte schon nicht das Beste für sein Kind?

Dieser Marketingmasche (natürlich wieder aus den USA) können sich mittlerweile auch zunehmend viele Erwachsene nicht mehr entziehen. Seit 2004 explodiert dieser Markt förmlich, weil die Zahnärzte umschwenkten auf transparente *Klammern*, sogenannte *Invisaligns*, die nur nachts getragen werden müssen. Damit können leichte und mittlere Fehlstellungen verändert werden.

Ob diese Behandlungen auf Dauer Erfolge zeigen, weiß man noch nicht. Eine derartige Behandlung kostet immerhin bis zu schlappen € 7000. Aber das Thema *Ich muss schön sein für meinen persönlichen und beruflichen Erfolg* zeichnet sich schon seit Längerem als gesellschaftliche Entwicklung ab. Denn auch die Schönheitskorrekturen boomen bereits bei frühen Teenagern.

In Nordamerika wurden mittlerweile über 6 Millionen Invisaligns verkauft, der Umsatz knackte 2016 die erste Milliarde $, Invisaligns steckt allein 2017 weitere $100 Millionen in die Weiterentwicklung. Das sind beeindruckende Zahlen, die viel über unsere Abkehr von Inhaltlichem und unsere Hinwendung zu Oberflächlichem sagen.

Als ich vor ca. 40 Jahren meine Selbstständigkeit begann, war der Großteil der Kinder entsetzt, wenn ich ihnen *eine Klammer* empfahl. Heute ist der Großteil enttäuscht, wenn ich sie nicht für unbedingt notwendig halte.

Auf der einen Seite haben wir hier sicherlich, wie auf allen anderen Feldern unseres täglichen Lebens auch, das Eindringen des *Marktes* in das Gebiet der Medizin.

Durch modische Farben, faszinierende *Outfits* und den Druck der gleichaltrigen Gruppe werden hier Bedürfnisse geweckt und geschickt gesteuert, die sicherlich nicht immer und unbedingt ärztlichen Notwendigkeiten entsprechen.

Auf der anderen Seite kann in Zeiten knapper Jobs und strengerer Auswahlkriterien aber ein attraktives Erscheinungsbild durchaus mitentscheidend sein.

Es gibt eine Reihe triftiger medizinischer Gründe, Fehlstellungen zu behandeln: Zahn- und Kieferregulierungen helfen, Schleimhauteinbisse, Zahnfleischverletzungen und Gleithindernisse zu reduzieren oder die Beiß- und Kaufähigkeit zu verbessern.

Auch die Selbstreinigung der Zähne funktioniert bei einem gleichmäßigen Gebiss besser: Bereiche, in denen sich die Zähne verschachtelt drängeln, werden vom Speichel schlechter gereinigt; wohingegen Zahnlücken zwar nicht *cool* sind, aber eher dafür sorgen, dass Speichel die Zähne ungehindert umfließen kann und damit keine Karies zwischen den Zähnen auftritt.

Weiterhin – ganz wichtig – müssen die Höcker-Tal-Strukturen der sich gegenüberstehenden Zähne genau ineinanderpassen, sonst ist das Zusammenspiel der Kiefer empfindlich gestört (siehe Kapitel **Der falsche Biss**).

Der kleine Patient mit einem nicht ineinanderpassenden Gebiss leidet später möglicherweise unter Schmerzen im Kiefergelenk, Verspannungen im Hals- und Nackenbereich, Kopfschmerzen und Einschränkungen der Beweglichkeit, verminderter Nasenatmung und dadurch erhöhter Infektionsgefahr der Atmungsorgane, vermindertem Speichelfluss und damit höherem Kariesrisiko (der Speichel *wäscht* die Zähne durch Umfließen), sowie möglicherweise Sprachfehlern.

Wenn Sie Ihr Kind regelmäßig zur Untersuchung bringen, wird Ihnen Ihr Zahnarzt einen günstigen Zeitpunkt für den Kieferorthopäden nennen.

Bei wirklich behandlungsbedürftigen Kiefern liegt er in der Regel zwischen 8 und 9 Jahren.

Die häufigsten Probleme im Telegrammstil:

› **Zahnengstand:** Kiefer sind zu klein, müssen geweitet werden. Rückfall möglich. Gegebenenfalls werden auch *gute* Zähne, die einfach keinen Platz haben, gezogen.

› **Überbiss:** Die oberen Schneidezähne ragen deutlich weiter nach vorn als die unteren. Ursachen sind vererbt oder Lutschgewohnheiten oder Mundatmung.

› **Tiefbiss:** Obere Schneidezähne beißen zu tief nach unten, die unteren zu weit nach oben.

› **Offener Biss:** Schneidezähne kommen bei geschlossenen seitlichen Zahnreihen nicht zusammen. Kind spricht undeutlich und kann Festes nicht genügend abbeißen.

› **Umgekehrte Verzahnung der Front** (*Kampfdogge*): untere Frontzähne stehen vor den oberen.

› **Zu großer Unterkiefer:** Schwierige und langwierige Behandlung. Im Notfall operative Veränderung.

› **Verlagerte Zähne:** Zähne erscheinen nicht, sondern liegen oft nur schräg im Knochen. Meistens die Eck- oder kleinen Backenzähne, gern auch Weisheitszähne.

Zur Behandlung legt der Zahnarzt eine Stelle des noch verborgenen Zahnes frei und klebt daran eine kleine Zugvorrichtung für die spätere Klammer.

› **Überzählige Zähne:**
Behindern die anderen Zähne beim Durchbruch oder klauen ihnen den Platz.

› **Fehlende oder verkrüppelte Zähne:**
Kleine Schneidezähne oder kleine Backenzähne werden schon mal *vergessen* oder erscheinen als kleine Krüppelchen. Wenn möglich, Vergrößerung durch Überkronung,

sonst Extraktion. Schließen der Lücke in beiden Fällen durch Heranziehen der Nachbarzähne.

› **Kreuzbiss:**
Ein Teil der Unterkieferzähne ragt seitlich über die Zähne des Oberkiefers hinaus.

› **Diastema:**
Eine deutlich sichtbare Lücke zwischen den Schneidezähnen.

Das eigentliche Problem hierbei und die häufigsten Fragen sind: Muss der vorliegende Zustand überhaupt behandelt werden und wenn ja, mit losen oder festen Geräten?

Ein deutlicher Hinweis dazu: Der Kieferorthopäde erzielt in der Regel einen weitaus höheren Gewinn mit der festen Klammer als mit der herausnehmbaren. Das sollte allerdings für keinen Arzt ein Motiv für eine entsprechende Empfehlung sein. Weiterhin gibt es immer wieder Karies an festsitzenden Klammern, weil sie nicht immer ausreichend gereinigt werden können. Und unter den aufgeklebten Klammern können sich Flecken auf den Zähnen entwickeln, die nicht in jedem Fall auch wieder verschwinden.

Andererseits können Zähne mit festen Klammern technisch besser und eleganter eingeordnet werden. Es liegt also an Ihnen als Eltern zu entscheiden, ob ein (zunächst) perfektes Ergebnis mit all seinen später noch aufgeführten Nachteilen wichtiger ist – oder ob ein nicht ganz so perfektes Ergebnis ausreicht.

Sicher wird durch den angesprochenen Markt- und Gruppenzwang gelegentlich auch eine geringe Fehlstellung behandelt, mit der Ihr Kind gut auch ohne Korrektur hätte leben können.

Ein verantwortungsvoller Zahnarzt wird die Notwendigkeiten gewissenhaft abwägen und mit Ihnen als Eltern gemeinsam nach einer Lösung und ihren Alternativen suchen. Sprechen Sie ihn bitte gegebenenfalls darauf an und lassen Sie es sich laiengerecht, NICHT mit kieferorthopädischen Fremdworten, erklären.

Machen Sie sich ruhig unbeliebt und fragen Sie ihn nach einer nachvollziehbaren Begründung, warum eine Korrektur in diesem speziellen Fall *medizinisch* (und nicht optisch) notwendig ist. Schließlich geht es um lebenslange Folgen für IHR Kind.

Was aber nicht die Grauzone beseitigt, wenn Sie Ihr Kind *etwas schöner* haben möchten, beispielsweise bei der Beseitigung eines Diastemas, also einer Frontzahnlücke, die u. U. sogar als Reinigungserleichterung zwischen den Schneidezähnen einen eher positiven Effekt hätte, wenn man sie beließe.

Es ist zu überlegen, ob ein Mensch mit einer für ihn typischen, aber nicht krankhaften und vom Normalen etwas abweichenden Zahnstellung nicht eher sein eigenes *Typisches* entwickelt, als wenn er außen *glatt gebügelt*, also austauschbar wird mit all den schönen Models der Werbung.

Uralte Hermetische Schriften (z. B. *Kybalion* oder *Corpus Hermeticum*), die sich eingehend mit den Eigenschaften und Möglichkeiten des Menschen beschäftigen, weisen uns auf das Gesetz der Entsprechungen hin, auf das *Wie außen, so innen*, auf das *Mikrokosmos gleich Makrokosmos*.

Und so erweisen Sie Ihrem Kind meiner Meinung nach einen größeren Gefallen, wenn Sie über das Unverwechselbare, das Individuelle Ihres Kindes nachdenken und mit ihm darüber sprechen (nicht belehrend, sondern erklärend und abwägend) und es vielleicht, so weit möglich und sinnvoll, zu erhalten trachten, als wenn sie sich in die ungezählte Schar derer einzureihen suchen, die Schutz suchen in der uniformen Masse.

Kieferorthopädie aus diesem Blickwinkel zu beleuchten ist sicherlich ungewöhnlich und hat mir viel kollegiale Schmähungen und Schelte eingebracht. Schließlich leben wir alle vom Markt, dessen Erforderlichkeiten wir allerdings mitbestimmen.

Es entspricht aber eher meinem Denkansatz des Ganzheitlichen im Einzelnen als des Vereinheitlichens aller Menschen.

Denn nach Hermetischen Prinzipien neigen wir auch eher dazu, ähnlich zu denken, wenn wir außen ähnlicher werden – und was gibt es Schöneres für die großen Konzerne und den allzeit um uns ach so besorgten Vater Staat, wenn wir pflegeleichter und weniger aufsässig sind, allesamt weniger kritisch und mehr konsumfreudig, und uns in dem, was alle denken, wohler fühlen als im kritischen Hinterfragen.

So kann also, zurück zum Thema, beispielsweise der offene Biss alternativ vorbereitend mit dem sogenannten Bionator behandelt werden, der ohne äußeren Zwang nach eher anthroposophischen Grundsätzen vorhandene körpereigene Kräfte bündelt und zur Korrektur einsetzt, die Fehlstellung u. U. alleine aber nicht völlig beseitigt.

Auch in Bezug auf die immer wiederkehrende Unsicherheit, ob die verordnete feste Klammer nun wirklich notwendig oder doch vielleicht vermeidbar ist, kann ich Ihnen im Rahmen dieses Buches leider keine allgemein gültige Antwort geben.

Aber lassen Sie sich aus Unsicherheit nichts überstülpen, nur weil es der Herr Doktor sagt. Holen Sie sich gegebenenfalls eine Zweit- oder gar Drittmeinung ein, es gibt schließlich verschiedenste Gründe für die Empfehlung einer Therapie. Schließlich geht es um die Zukunft IHRES Kindes und als Folge um möglicherweise später schwerwiegende gesundheitliche Nachteile, siehe Kapitel **Der falsche Biss**.

Diese Frage nach der angeblich unbedingten Erforderlichkeit der Korrektur sich zu beantworten sollten Sie sich einige schlaflose Nächte kosten lassen (siehe **Hermetische Grundsätze**).

Ich selber lehne sie weitestgehend ab und habe sie auch meiner Tochter nicht zugemutet, weil durch sie die für die Entwicklung und die Gesunderhaltung erforderliche Eigenbewegungen der Schädelplatten gegeneinander erschwert, wenn nicht gar unmöglich gemacht werden (Stichworte: Schädelatmung, Craniosacrale Osteopathie, Sutherland).

Aber zur Korrektur bestimmter Fehlstellungen ist sie unumgänglich, wenn denn diese Korrektur wirklich und unbedingt erforderlich ist.

Oftmals stellt sich bei hartnäckigem Hinterfragen das Resultat, das sich mit einer herausnehmbaren Klammer erzielen lässt, als vielleicht nicht ganz so perfekt, aber doch im Ergebnis durchaus tragbar heraus. In vielen Fällen passen die nicht-verschobenen Zähne besser ineinander als nach Schönheitsaspekten verschobene. Die bösen Folgen daraus lesen Sie im Kapitel **Der falsche Biss**.

Geben Sie sich also nicht mit der erstbesten Antwort zufrieden. Sie könnten damit die Weichen für ein lebenslanges orthopädisches Leiden stellen. Genieren Sie sich nicht, sich unbeliebt zu machen. Denn alle weiteren Nachteile trägt lebenslang IHR Kind, nicht der Kieferorthopäde.

Die Risiken einer kieferorthopädischen Korrektur bestehen in:

› ungenügender Zahnreinigung bei festsitzenden Bändern und Geräten mit Karies als Folge.
› Massive Verschiebungen von Zähnen können zu einem Abbau von Zahnwurzeln durch den Klammerdruck führen. Der Kieferknochen insgesamt kann ebenfalls durch den Druck abgebaut werden, das Zahnfleisch zieht sich bleibend zurück.
› Nach jeder kieferorthopädischen Behandlung besteht die Möglichkeit eines Rückfalls, dann war alles umsonst. Und sogar schlimmer: Denn die Zähne kehren nicht mehr in die Idealstellung gegeneinander zurück, siehe **Der falsche Biss**.
› In den meisten Fällen kann die ursprüngliche Fehlstellung einigermaßen korrigiert werden, aber selten werden die ideale Form und Funktion erreicht. Da aber die Zahnhöcker und -täler auf eine unbedingte Zehntelmillimeter-Passgenauigkeit gegeneinander angewiesen sind, kann es in der Folge zu üblen lebenslangen Erkrankungen führen – Sie erinnern sich gewiss an die ganzheitlichen Grundsätze: Was ich an einem Teil des Körpers tue, wirkt sich auf alles aus. Siehe **Der falsche Biss**.

Überlegen Sie also gut, wofür Sie sich entscheiden. Das Verschieben durch den Kieferorthopäden ist nie wieder rückgängig zu machen.

Der häufigste Grund für einen Misserfolg, sagen die Kieferorthopäden, liege in der mangelnden Mitarbeit der kleinen Patienten. Das Thema *mangelnde Mitarbeit* ist immer wieder ein Streitpunkt zwischen Kieferorthopäden und Kind/Eltern.

Das ist in vielen Fällen blanker Unfug. Nicht immer ist das Kind schuld, wenn sich der gewünschte Erfolg nicht einstellt. Manche Kieferorthopäden machen es sich hier etwas sehr einfach.

Kein Kieferorthopäde und keine Klammer kann die Natur zu Veränderungen zwingen, auch bei noch so sorgsamer Beachtung seiner Vorschriften. Die Natur wird sich immer ihren eigenen Weg suchen.

Und wenn es tatsächlich der Fall sein sollte, wäre ein sorgfältiges und liebevolles Hinterfragen der Verweigerungsmotive zusammen mit den Eltern sicherlich sinnvoller, als das Kind oder die Mutter kurz und kräftig anzuschnauzen und zusammenzustauchen, wie es leider immer wieder geschieht.

Vielleicht ist hier über den Kopf des Kindes hinweg entschieden worden – was keinen Erfolg haben kann, wenn das Kind, auch unbeaufsichtigt, mitarbeiten soll.

Oder schauen Sie sich doch einmal gemeinsam alte Familienfotos an – wenn schon Onkel Franz oder Uroma Lisa eine ähnliche Zahnstellung hatte, sie also vererbt ist, ist ein dauerhafter Erfolg sehr fraglich und die Gründe für einen Rückfall weder beim Kind noch beim Kieferorthopäden zu suchen.

Eine weitere Möglichkeit ist die Anwendung des Aktivators nach Soulet-Besombes. Die Wirkungsweise beruht hauptsächlich auf seiner Elastizität und der Kautätigkeit. Durch dieses flexible Material und das mehrmalige bewusste Kauen pro Tag wird die Muskulatur stimuliert und im Gehirn ein neues Bewegungsmuster programmiert. Es kommt zu einer Straffung und harmonischeren Kraftverteilung der Mundmuskulatur sowie der gesamten Muskulatur des Körpers. Die Kauübungen werden mindestens 3 x 20 Minuten pro Tag durchgeführt. Beim Schlafen sollte der Aktivator im Mund sein.

DIE CROZAT-SCHIENE

Der große Vorteil dieser Therapie besteht darin, dass sie vor allem in der Erwachsenenbehandlung anwendbar ist, da es kaum zu Sprachveränderungen kommt und sie während der Tragedauer nicht sichtbar ist. Somit kann diese Schiene auch während der täglichen Arbeit getragen werden.

Der Vorteil dieser funktionellen Therapie ist die dauerhafte Unterstützung des Mundraums in schwierigeren Fällen. Der Nachteil besteht in der häufigen Kontrolle durch den Zahnarzt. Diese Schiene muss immer wieder nachgestellt werden und erfordert ein hohes Maß an mechanischem Verständnis seitens des Behandlers.

HEILEURHYTHMIE

Und zum Schluss die wohl umstrittenste Therapieform, die Heileurhythmie. Sie kommt dem ganzheitlichen Weltbild am nächsten, weil Dr. Rudolf Steiner einen anderen Zugang zum Menschen fand. Und wer sich mit diesem System anfreunden kann oder darin bereits lebt, weiß um das Körper-Seele-Geist-Prinzip und seine Verflechtungen.

Die Heileurhythmie übt im Gegensatz zu mechanischen Konstruktionen keinen Zwang aus auf den Schädel, sondern versucht, einen Zugang zur ursprünglichen gedachten Kieferform zu finden und den Kiefer im Zurückfinden in seine individuelle Ausrichtung zu unterstützen.

DAS ist ganzheitliches Denken und Therapieren, auch wenn damit kein perfektes Ergebnis erreicht werden kann. Aber ich arbeite mit dem Individuum zusammen und bitte es um diese

Zusammenarbeit. Ich dränge ihm nichts auf. Ihr Kind wird es Ihnen mit ganzheitlicher Gesundheit danken.

Diese wenig bekannte Therapie entspricht in ihrer Art dem Tai Chi oder Qigong, auch Schattenboxen genannt. Dies rührt daher, dass die Art und Weise der Bewegungen sich ähneln. Die Heileurythmie ist die europäische und das Tai Chi die chinesische Ausdrucksform einer Selbsttherapie des Menschen.

Beim gesunden Menschen wirken die Kräfte der physischen, seelischen und geistig-individuellen Ebene harmonisch zusammen. Eine Erkrankung bedeutet eine Störung dieser Kräftekonstellation. Gezielte heileurythmische Bewegungsübungen bringen diese Ebenen wieder in ein gesundes Gleichgewicht. Der Patient kann mit therapeutischer Begleitung den Heilungsprozess selbst aktiv mitgestalten.

Die Grundelemente der Heileurythmie sind die in Bewegung umgewandelten Laute unserer Sprache, die je nach Indikation und therapeutischer Zielsetzung spezifisch angewandt werden. Die Gestaltungsdynamik, die in der Lautbildung – d. h. im Aussprechen von Vokalen und Konsonanten – enthalten ist, wird in der Heileurythmie in Bewegung umgesetzt und erlebbar gemacht. Während sich in Mimik und Gestik unsere inneren Empfindungen nach außen hin zeigen, beeinflussen uns umgekehrt die heileurythmischen Bewegungen von außen nach innen.

Jeder Laut – jede Bewegung steht in einer bestimmten Wirkungsbeziehung zu den Vorgängen unseres Organismus. Heileurythmie wirkt somit gezielt wie ein Medikament – bis hinein in die Funktion einzelner Organe und Organsysteme.

Der Mensch ist immer als Ganzheit zu sehen – so kann eine motorische Störung seelische Ursachen haben und eine seelische Störung organisch bedingt sein – Heileurythmie wirkt auf physischer, seelischer und geistiger Ebene.

Leider werden diese Therapien nicht von allen Kassen unterstützt. Sprechen Sie mit Ihrem zuständigen Sachbearbeiter – am besten persönlich. Ein direktes Gespräch von Angesicht zu Angesicht bietet oft mehr Aussicht auf einen für Ihre Wünsche aufgeschlossenen Sachbearbeiter als ein Telefonat.

KINDER BEIM ZAHNARZT

Kinder als Zahnarzt zu behandeln ist eigentlich ganz einfach – wenn wir die Spielregeln kennen. Mit Regeln meine ich nun nicht das Stück Fleischwurst an der REWE-Theke oder die obligatorischen Süßigkeiten als Belohnung ... das wäre dann doch hinterhältig und gemein. Die Auswahl eines Zahnarztes will jedoch überlegt sein, ein Herumfragen im Bekanntenkreis gibt hier erste Hinweise.

Neuerdings haben Zahnärzte den Markt als lukrative Beikost erkannt. Sie werben auf ihrem Praxisschild marktwirksam mit Kinderbehandlungen, Kinderpraxis und ähnlichem Etikettenschwindel, da keine qualifizierende, spezielle Weiterbildung im Sinne einer mindestens dreijährigen Fachzahnarztausbildung existiert. Es gibt dieses Fach bisher also nur als berufsbegleitenden Weiterbildungsstudiengang, als Master-Studiengang.

Nach meinen Erfahrungen besteht diese Fachausübung aus Zahnmedizin light mit Schwerpunkt Milchzahnreparatur. Ein ganzheitlicher Ansatz, der den kindlichen Organismus in seiner Gesamtheit wahrnimmt und in den Mittelpunkt stellt, ist dabei nicht zu finden.

Ich unterstelle keinem Zahnarzt, dass er Milchzähne nicht von bleibenden unterscheiden kann. Die Ausbildung zum Zahnarzt umfasst aber weitaus eher die technischen Abläufe als die kindliche Psyche. Als ungeschickter Kollege kann man durchaus lebenslange Traumata setzen.

Das Problem ist hierbei also eher der Zahnarzt, der ausbildungsgemäß keine staatlich abgesegnete und damit ernsthafte Schulung im Umgang mit kindlichen Ohnmachts- und Angstgefühlen hat – die gibt es nämlich nicht; er sucht eher entweder als selbstempfundener Fachmann oder in seinem Status als erfolgreicher Vater sein Heil und seinen Umsatz in Narkosen, Schlafspritzen und bunten Praxismöbeln.

Das Oberverwaltungsgericht Nordrhein-Westfalen hat als Maßstab für eine kindgerechte Kinderzahnpraxis u. a. das Vorhandensein zusätzlicher Spielsachen in einem Urteil festgesetzt.

Patientenerfahrungen sprechen aber hier immer wieder nicht von fehlendem farbigen Spielzeug, sondern beklagen ungeschickten und wenig feinfühligen Umgang mit den Kindern. Hypnose wäre hier beispielsweise eine wesentlich bessere und natürlichere Alternative ohne Narkose und Chemie.

Aber auch das will nicht nur im Wochenend-Crashkurs gelernt, sondern regelmäßig ausgeübt sein und liegt noch dazu längst nicht jedem.

Der Tätigkeitsschwerpunkt Kinderzahnheilkunde (so die offizielle Bezeichnung) ist kein geschützten Begriff oder Titel, den man allein durch das Absolvieren einer Weiterbildung erwerben kann, sondern beruht zumeist (nach Aussage der Zahnärztekammern) auf Selbsteinschätzung.

Um einen Tätigkeitsschwerpunkt auszuweisen und an seine Tür zu schrauben, ist eine entsprechende Weiterbildung in dem Bereich hilfreich, aber nicht Bedingung. Etwa 30 % der Praxistätigkeit sollten auf den Tätigkeitsschwerpunkt entfallen. Die Zahnärztekammern handhaben das jeweils leicht unterschiedlich.

Die schriftliche Erklärung gegenüber der Ärztekammer – Abt. Zahnärzte – hat auf einem Formblatt zu erfolgen. Dabei sind Angaben über qualifizierende Maßnahmen aufzuführen (die es objektiv nicht gibt) und die mindestens zweijährige nachhaltige Tätigkeit auf dem Gebiet zuzusichern.

Wohlgemerkt: Die Grundbedingung zur Führung der Bezeichnung ist lediglich die schriftliche Zusicherung von mindestens zweijähriger nachhaltiger Tätigkeit auf diesem Gebiet. Von Nachweis oder gar Zusatz-Studium keine Rede. Und auch der Begriff *Nachhaltige Tätigkeit* ist sehr dehnbar.

So viel zur *Ausbildung* in Kinderzahnheilkunde.

Wenn Kinder mit Angst vor dem Zahnarzt in die Praxis kommen, liegt das in den meisten Fällen an bewusstem oder unbewusstem Verhalten der Eltern oder ihrer Begleitpersonen.

Bitte bringen Sie Ihre Kinder von Geburt an mit in die Praxis und lassen Sie sie NUR bei Inspektionen (und zunächst NICHT BEI BEHANDLUNGEN) dabei sein. Ein Zahnarzt, der mit Leib und Seele dabei ist, kümmert sich zusammen mit seinen Assistentinnen um sie und man lernt sich frühzeitig kennen. Die Erfahrung zeigt, dass das Kind sicherlich die unterschwellige, aber oft auch die deutlich ausgesprochene Angst der Eltern bereits seit Jahren mitbekommt.

Laufen die Begegnungen freundlich und vertrauensvoll ab, fasst das Kind Zutrauen und es kann erleben, dass die Elternängste nicht gerechtfertigt waren.

Als unabdingbar wichtig in diesem Zusammenhang halte ich es, dass die Eltern und die Begleitpersonen zwei Dinge im Zusammenhang mit dem Zahnarztbesuch niemals sagen.

Leider hörte ich diese beiden Sätze immer wieder:

› DU BRAUCHST AUCH GAR KEINE ANGST ZU HABEN.
So ein Quatsch. Meinen Sie denn, das Kind spürt nicht, dass auch Sie Angst, zumindest Unbehagen haben?

Und wenn Sie es mit der Nase auch noch derart darauf stoßen, wird es das untrügliche Gefühl bekommen, dass es sich hier um etwas handelt, bei dem man vielleicht doch Angst haben müsste, weil das *Nicht-Angst-zu-haben-Brauchen* so ausdrücklich betont wird.

Oder sagen Sie Ihrem Kind etwa auch vor dem Friseurbesuch: *Du musst keine Angst haben?*

Na also. Sagen Sie lieber nichts. Tun Sie so, als handele es sich tatsächlich um so etwas wie einen Friseurbesuch. Und lassen Sie Ihr Kind selbst entscheiden, ob es Angst entwickelt oder nicht.

Haben Sie einen Zahnarzt, der ein *Händchen* für Kinder hat, werden Sie sich wundern, wie bereitwillig kleine Kinder sich auch mit dem Bohrer behandeln lassen, wenn sie nicht vorher verwirrt wurden.

› **ES TUT JA GAR NICHT WEH.**
Noch so ein Quatsch. Natürlich kann es mal wehtun.

Und das wissen Sie auch.

Das Kind anzulügen, wenn die gegenteilige Erfahrung sowieso gleich anschließend kommt, ist denkbar ungeschickt. Und das Vertrauen des Kindes in die Arbeit des Zahnarztes ist vorerst auf längere Zeit verspielt.

Denn *wer weiß*, denkt es mit Recht, *was mir noch alles vorgelogen wurde und jetzt an Schrecklichem noch auf mich zukommt.*

Aber wenn das Kind darauf liebevoll vorbereitet wurde, ist es durchaus bereit, einen kleinen Schmerz auszuhalten, um hinterher wieder saubere glänzende Zähnchen zu haben.

In der Kinderhypnose gibt es ein geniales Spiel, bei dem das Kind beim Bohren gebannt auf seinen Daumennagel schaut, weil dort als Minibildschirm unter fachkundiger Anleitung des darin geschulten Zahnarztes gerade der spannende Lieblingsfilm abläuft, den das Kind auch noch synchron kommentiert und sich damit freiwillig ablenkt.

Fast alle Kinder hatten anschließend kein Problem mit uns und sahen einem Besuch bei uns freudig oder jedenfalls neutral entgegen. Und mithilfe der Kinderprophylaxe, die zwischen 6 und 17 Jahren von den Krankenkassen übernommen wird, können wir das Gebiss Ihres Kindes gründlich säubern.

Leider gehört zur Individualprophylaxe aber auch das Fluoridieren wie auch die Fissurenversiegelung der Zähne.

Für den durchschnittlichen Zahnarzt sind das Selbstverständlichkeiten.

Liest man hingegen die Kapitel über **Fluoride** und **Versiegeln**, könnte man sich schon vorstellen, warum man dieses freundliche Angebot wohl lieber doch ablehnen sollte.

Eine ausführliche Abhandlung über das kindliche Gebiss – vom Stillen über das Zahnen bis zur ersten Klammer – finden Sie unter Kinder-Zahnheilkunde.

MIH

Eine weitere, für Kinder ganz schreckliche Folge der Verarbeitung von dentalen Kunststoffen wird nach letzten Beobachtungen dem Bisphenyl A (BPA) zugeschrieben: die Molaren-Inzisiven-Hypomineralisation, kurz MIH (Backenzahn-Schneidezahn-Schmelzbildungsstörung).

Die MIH kennzeichnet ein zu geringer Mineralien-Einbau bei Backen- und Schneidezähnen. Sie färbt die Zähne fleckig und kreidig, macht sie im schlimmsten Fall sogar porös und extrem schmerzempfindlich.

MIH-Fälle sind nicht selten: Rund 29 % der 12-Jährigen in Deutschland sind betroffen. Und die Wissenschaft rätselt über die Ursachen.

Diskutiert werden seit Längerem: die frühe Gabe bestimmter Antibiotika, erhöhter Dioxingehalt oder polychloriertes Biphenyl (PCB) in der Muttermilch, frühe Infektionserkrankungen wie Diphterie, Scharlach, Mumps, Masern sowie Störungen im Mineralhaushalt.

Die MIH, im Volksmund auch *Kreidezähne* genannt, ist also eine spezielle Form der Schmelzbildungsstörung.

Die MIH gilt in Deutschland mittlerweile als Volkskrankheit. Die Entstehung dieser Strukturanomalie ist zwar noch nicht geklärt, dafür ist die Behandlung der Symptome in den vergangenen zehn Jahren vorangeschritten. Entscheidend ist hierbei der Schweregrad der Erkrankung und die Therapie-Bereitschaft der jungen Patienten.

Bei Kindern fällt etwa ab dem Schulalter nach und nach das Milchgebiss aus und die bleibenden Zähne kommen durch. Immer öfter stellen Eltern dann mit Schrecken fest: Die Zahnoberfläche der bleibenden Backenzähne ist weißlich-cremefarben oder gelblich-braun gefleckt. Seltener sind auch die bleibenden Schneidezähne betroffen.

Manchmal weisen die Zähne nicht nur Verfärbungen auf: In Extremfällen ist die Zahnsubstanz porös. Die Zähne bröckeln regelrecht weg, jede Berührung schmerzt. Der Grund dafür ist die rätselhafte Schmelzbildungsstörung. Über sie ist noch wenig bekannt. „Die genauen Ursachen der Krankheit sind bislang ungeklärt", sagt Professor Dietmar Oesterreich, Vizepräsident der Bundeszahnärztekammer. „Es wird in verschiedene Richtungen geforscht." Bisher aber leider ohne Ergebnis.

Die Ausprägung der Krankheit variiert stark. „5 % der Betroffenen sind behandlungsbedürftig", sagt Dietmar Oesterreich.

Bei leichteren Fällen von MIH wird Fluorid auf die Zähne aufgetragen, damit sich wieder Mineralien im Zahn einlagern können. Auch Versiegelungen der Fissuren, also der Kauflächenreliefs der Backenzähne, sind möglich.

Was ich aus ganzheitlicher Sicht von Fluoriden und Versiegelungen halte, werden Sie wissen, wenn Sie lange genug wach geblieben sind, um das Buch bis hierhin gelesen zu haben.

Sind bereits Stellen vom Zahn abgeplatzt, kommen Kunststoff-Füllungen oder Kronen infrage. „In 0,1 Prozent der Fälle muss ein Zahn sogar entfernt werden", sagt Dietmar Oesterreich. Und auch die Ungewissheit über den Ursprung von MIH belastet – vor allem die Eltern der Betroffenen.

Tipp: Geschulte Zahnärzte erkennen MIH bei Kindern meist auf den ersten Blick und sobald die bleibenden Zähne das Zahnfleisch durchbrechen. Gehen Sie mit Ihrem Kind deshalb regelmäßig zur Vorsorgeuntersuchung. Je eher MIH erkannt und behandelt wird, desto besser (Wobei allerdings weniger behandelt als gegebenenfalls repariert werden kann).

Wenn MIH bereits festgestellt wurde, sind regelmäßige Besuche und Kontrollen beim Zahnarzt wichtig, um Schäden technisch einzudämmen.

Auch die Mundhygiene zu Hause sollte penibel sein: Regelmäßiges Putzen mit Zahn-Reparatur-Pasten wie Bio-Repair ist unverzichtbar.

VOR ALLEM ABER: In die Tonne mit Softdrinks wie Cola, Zitrusfrüchten, Fruchtsäften und allen anderen kohlensäurehaltigen und gesüßten Getränken! Kein Kind mit MIH kann sich zusätzliche Säuren im Mund leisten, sonst können Sie zuschauen, wie sich die Zähne in Windeseile auflösen.

Wissenschaftler suchen international nach Erklärungen. MIH tritt bei Kindern weltweit auf. „Genetische Störungen werden als mögliche Ursache ebenso diskutiert wie Antibiotikagaben, Infektionskrankheiten oder chronische Erkrankungen in der frühen Kindheit", erklärt Dietmar Oesterreich. Zudem werde geforscht, ob bestimmte Vorkommnisse in der Schwangerschaft oder in der Phase nach der Geburt die Mineralisierung der bleibenden Zähne beeinträchtigt – denn schon zu diesem frühen Zeitpunkt werden sie im Kiefer des Embryos angelegt. Auch die Muttermilch wird untersucht: Könnten in ihr enthaltene Dioxine die Zahnschmelzbildung negativ beeinflussen?

Das alles gab es aber schon weit vor der Zeit der MIH und ist ein alter Hut. Daher ist die folgende Veröffentlichung hochinteressant und sehr plausibel:

Französische Forscher sind seit 2013 dem Bisphenol A als Ursache auf der Spur. Es wird häufig bei der Herstellung von Kunststoffen und Harzen verwendet und kommt so auch in Lebensmittelverpackungen vor.

Das BfR, Bundesinstitut für Risikobewertung, hält einen Zusammenhang mit Bisphenol A zwar für *unwahrscheinlich* und in einer Stellungnahme des BfR aus dem Sommer 2018 heißt es: Dass zwischen dem Auftreten von MIH und der Aufnahme von

Bisphenol A ein Zusammenhang bestehe, sei *nach derzeitigem Stand des Wissens unwahrscheinlich.* Unwahrscheinlich heißt aber nicht unmöglich, und andere Forscher halten den Zusammenhang durchaus für möglich.

Gemäß BfR müsse man bei der Entstehung von MIH *von einem multifaktorellen Geschehen* ausgehen. Das bedeutet, dass es nicht nur einen Grund gibt, sondern ein Zusammenspielen mehrerer Ursachen.

Tatsächlich halten auch andere Experten es für möglich, dass bei der Entstehung von MIH verschiedene Faktoren zusammentreffen. Für besorgte Eltern, die im Zweifel auch noch Schuldgefühle haben, gibt es aber bereits eine als gesichert zu betrachtende Erkenntnis: „Eine mangelnde oder unzureichende Mundhygiene beim Kleinkind können wir als Ursache bereits ausschließen", beruhigt Dietmar Oesterreich. „Trotzdem sollte gerade in solchen Fällen die Mundhygiene sehr ernst genommen werden."

Die Krankheit scheint wie aus dem Nichts aufgetaucht zu sein. Erst seit 2001 existiert für die Verfärbungen und Störungen im Zahnschmelz die einheitlich gebrauchte Bezeichnung Molaren-Inzisiven-Hypomineralisation.

In Deutschland sind etwa 10 bis 15 Prozent aller Grundschulkinder und knapp 30 Prozent der 12-jährigen Kinder von MIH betroffen. Bei der Behandlung ist viel Fingerspitzengefühl gefragt: Die jungen Patienten leiden unter überempfindlichen Zähnen, was auch die tägliche Mundhygiene beeinträchtigt.

Wenn die Zahnpflege schmerzt, beginnt ein Teufelskreis, der sogar durch Betäubungsspritzen nicht wesentlich verbessert wird. Die Kinder verweigern teilweise die Behandlung.

Wissenschaftler der European Academy of Paediatric Dentistry (EAPD) haben 2010 einen klinischen Fahrplan zur Behandlung der MIH präsentiert. Für die häusliche Anwendung eignen sich GC Tooth Mousse (ohne Fluorid) und MI Paste Plus (mit Fluorid). Beide Produkte enthalten den Wirkstoff Recaldent, der die Remineralisierung der Zähne fördert und den Zahnschmelz stärkt. Hypersensible Zähne werden damit drei Monate lang morgens und abends drei Minuten vor dem Zähneputzen für 30 Sekunden behandelt. Damit können die Empfindlichkeiten der MIH-Zähne reduziert werden.

Bei einer schweren MIH können kleinere Fissuren einfach und schnell mit dem flüssigen Glasionomer-Oberflächenschutzmaterial GC Fuji Triage zum Schutz vor Karies abgedeckt werden. Das Verfahren ist für die Patienten schmerzlos. Bereits eingetretene, größere Defekte können mit den Füllungsmaterialien Equia Fil (Glasionomer) und Equia Forte HT (hochviskoses Glas-Hybrid) versorgt werden.

Wobei bedacht werden muss, dass die Glas-Ionomer-Produkte leider BPA abgeben und damit der Teufel mit dem Beelzebub ausgetrieben wird.

In einigen Fällen sind bei einer schweren MIH Füllungen nicht mehr möglich. Dann bleibt nur noch eine Überkronung.

Bereits im Jahr 2004 stellten Wissenschaftler die Vermutung auf, dass freigesetzte Bestandteile von Trinkflaschen aus Kunststoff, insbesondere bei lang andauernder Nuckelgewohnheit, einen negativen Einfluss auf die Schmelzentwicklung haben könnten. Nun legen die Ergebnisse einer französischen Studie nahe, dass der Weichmacher Bisphenol A tatsächlich den Zahnschmelz nachhaltig schwächen könnte.

Diese Störung nimmt rasant zu und ist unheilbar. Zumindest französische Forscher sind überzeugt, im BPA den Übeltäter gefunden zu haben. Und nicht nur dass die Kreidezähne, wie es aussieht, durch BPA verursacht wurden – nein, den armen Würmern empfiehlt die Zahnärztekammer das lebenslange Versiegeln, um die Zähne abzudichten. Womit? Na klar, mit Acrylaten, mit der Substanz, die das BPA in den Speichel abgibt.

Alternativen zur vorgeschlagenen Behandlung:
Es gibt sie kaum, weil der Schmelz unwiderruflich zerstört ist. Meines Erachtens bleibt nur die (bis ans Lebensende) regelmäßige äußerliche Zufuhr von Mineralien. Dazu gehören die Schüßlersalze 1,2,7, Weleda Aufbaukalk 1+2 und Heilerde (Vulkanerde). Diese können zwar nicht mehr in den Zahn eingebaut werden, aber sie lagern sich wenigstens oberflächlich an.

Damit erzielen wir eine nur notdürftige und unzureichende Abdichtung der Oberfläche, aber sie ist zumindest chemie- und damit schadstofffrei.

Die Heilerde (Vulkanerde), wird täglich, am besten direkt vor dem Einschlafen, mit einem Teelöffel eingenommen, kurz eingespeichelt und dann im Mund belassen. Nicht mehr ausspucken. Die Substanz soll Zeit haben, sich über Nacht anzulagern.

MONDEINFLUSS - BIORHYTHMUS

Manche meiner Patienten werden sich noch schmunzelnd daran erinnern, dass unsere Gespräche durchaus auch ungewöhnliche medizinische Themen umfassten. Meine Reisen um die Welt ermöglichten mir auch lange Gespräche mit Schamanen in England, Mexico, Bali, Russland und Kanada. Dabei ging es längst nicht immer um das, was bei uns die Schulmedizin für einzig richtig hält.

Ich durfte begleitend über Dinge lernen, die unsichtbar die Welt bestimmen und zusammenhalten. Die Bücher von Carlos Castaneda waren dabei ein erster Einblick in diese faszinierenden Welten.

Daher möchte ich bezüglich unseres Themas Zähne den Einfluss des Mondes auf den Menschen streifen. Unsere Vorfahren waren ohne Internet sicherlich nicht dümmer – sie hatten gelernt, aus eigenen Beobachtungen ihre Schlüsse zu ziehen und sich auszutauschen, statt sich bei Fragen auf Mutter Google zu verlassen.

Und dazu gehörte in einer Welt knapper Ressourcen auch das Thema: Warum in aller Welt sollte man gegen die Gesetze der Natur arbeiten, wenn die Natur uns bei Beachtung ihrer Gesetze viel Arbeit abnimmt?

Ein typisches Beispiel: Mittelalterliche Schiffsbauer haben darauf geachtet, dass Masten aus Stämmen gefertigt wurden, die bei zunehmendem Mond geschlagen wurden. Und tragende Elemente des Rumpfes aus Hölzern, die sie bei abnehmendem Mond fällten.

Sie taten das, weil man beobachtet hatte, dass Holz von zunehmendem Mond weitaus elastischer war (Masten müssen biegsam sein) und nicht so schnell splitterte wie Holz vom abnehmendem Mond, das zwar nicht elastisch, dafür aber statisch belastbarer war. Weil die Säfte des Holzes bei zunehmendem Mond nach oben steigen und die Elastizität damit steigern, während abnehmender Mond die Säfte wieder in die Wurzeln schickt.

Und der Durchmesser mancher Bäume schwankt mit der Stellung des Mondes, wie Schweizer Biologen beobachteten. Ursache ist ein im gleichen Takt wechselnder Wasserfluss im Stamm.

Zwar geben sich aufgeklärte Wissenschaftler alle Mühe, Kriminalstatistiken um Gegenbeweise zu bemühen ... jedoch hält die Fauna einige Rätsel bereit, die vermuten lassen, dass es wohl doch einen Mondeinfluss geben muss.

Bei diesem Thema gehen die Meinungen wie auch Überzeugungen weit auseinander. Halten wir einfach fest, dass kosmische und eigene biologische Rhythmen möglicherweise deutlichen Einfluss auf unser gesundheitliches Geschehen nehmen.

Auf die Zahnmedizin bezogen sind manche überzeugt, dass Zahnbehandlungen im kritischen Zeitfenster *Mond im Stier* (das bedeutet, dass der Mond zu dieser Zeit durch das Sternbild Stier wandert) sowie an kritischen Tagen im Bio-Rhythmus als schwieriger als zu anderen Zeiten beobachtet wurden; aufbauende oder kräftigende Maßnahmen hingegen werden vom zunehmenden Mond unterstützt und ausleitende sowie entgiftende Maßnahmen vom abnehmenden Trabanten.

Ebenso werden Füllungen, Kronen und Brücken u. U. länger halten, wenn sie bei abnehmendem Mond eingesetzt werden. Auch das Wundheilen nach dem Zahnziehen und Parodontosebehandlungen sind günstiger bei abnehmendem Mond. Bei größeren Operationen (Weisheitszähne etc.) ist zusätzlich das Meiden von Luftzeichen (der Mond steht dann in Zwillinge, Wassermann, Waage) und das Meiden des Mondes im Zeichen Stier zu beachten.

Allerdings: Bei zunehmendem Mond wird alles mit weniger Schmerz empfunden.

Und unsere Vorfahren überliefern noch weitere eindrucksvolle Beobachtungen/Erfahrungen. Es bleibt jedem Einzelnen überlassen, darüber zu lächeln oder es in einen sinnhaften Zusammenhang zu stellen und zu seinem Vorteil zu nutzen.

Als Beispiele alter Überzeugungen zitiere ich hier aus alten Quellen:

Wem die Zähne, Ohren, Kopf und dergleichen weh tut, der stehe zur Zeit des abnehmenden Mondes gegen den Mond und sage: „Gleich wie der Mond abnimmt, also nehmen meine Schmerzen ab."

Hat jemand Zahnschmerzen, so nehme er bei abnehmendem Mond einen Nagel, bohre damit in den Zahn, so dass Blut kommt; dann schlage er ihn stillschweigend in die Nordseite einer Eiche, dass die Sonne nicht darauf scheine; solange der Baum steht, wird der Kranke nie wieder Zahnschmerzen haben."

Andere schlagen vor, bei zunehmendem Mond auf einen Kreuzweg zu gehen und dort zu sprechen:

Guter Mond, ich klage dir,
Zahnschmerzen quälen mich!
Ich bitte dich, nimm diese von mir zu dir.

Das Thema Mond möchte ich mit einer fröhlichen Vollmond-Bauernregel abschließen, die zwar nicht aufs Wetter abzielt, aber das Gemüt erheitert:
Melkt die Bäuerin nachts die Ziegen, wird es wohl am Vollmond liegen.

BIORHYTHMUS

Die Biorhythmik-Lehre, die nichts mit dem Mond zu tun hat und zum Forschungsbereich der Chronobiologie gehört, geht von drei *Rhythmen* mit unterschiedlicher Periodendauer aus, durch die das Leben mitbestimmt werden soll:

› körperlicher Rhythmus (23 Tage)
› emotionaler Rhythmus (28 Tage)
› geistiger Rhythmus (33 Tage)

Bei der Geburt sollen diese Rhythmen sinusartig mit ihrer ersten Periode positiv anfangen, nach einer halben Periodenlänge die Null-Linie überqueren und dann in eine negative Phase gehen. Am Ende der Periode erfolgt wieder ein Umschlag in den positiven Bereich. ACHTUNG: Positiv wie negativ stellt hierbei keine Wertung dar (wie positive oder negative Gedanken), sondern bezeichnet lediglich einen mathematischen Bereich, der um einen gedachten Mittelwert schwingt. Alle Übergänge, das heißt von positiv zu negativ und umgekehrt sollen kritische Tage, also potenziell *schwierige* Tage, sein. Kommt es nun bei allen drei Phasen zu einem Übergang am selben Tag, kann das laut der biorhythmischen Lehre krisenhafte Folgen haben – während das Zusammentreffen positiver Tage (die mit den weitesten Ausschläge zur positiven Seite hin) besonders *gute* Tage hervorbringen soll.

Wenn Sie auf den Einklang mit diesen Rhythmen Wert legen, können Sie mit einfachen, z. T. kostenlosen kleinen Programmen aus dem Internet sich Ihre Tagesqualität selbst anzeigen lassen.

Ich weiß, dass es Leser dieses Buches geben wird, die sich bei diesen Zeilen an den Kopf fassen und sagen: „Also bisher erschien er mir glaubwürdig. Aber das jetzt ...“

Bitte vergessen Sie dabei nicht, dass ich keine Zeile hiervon erfunden habe. Alles beruht auf Jahrtausende alten Beobachtungen, als die Menschen sich noch die Zeit nahmen, auch kleinste Veränderungen an sich und um sich herum wahrzunehmen.

Und letztlich tun Sie selbst nichts anderes (nur in viel gröberem Rahmen), wenn Sie den Computer anwerfen, um das Internet abfragen. Auch hier finden Sie letztlich nichts anderes als gesammelte Erfahrungen/Beobachtungen und deren Aufzeichnungen anderer Menschen, ganz gleich aus welcher Quelle.

PARODONTOSE – UND IHRE BEHANDLUNG

Vorab und zur besseren Verständlichkeit: Es gibt drei ähnliche Begriffe, **Parodontose**, **Paradentose** und **Parodontitis**. Parodontose und Paradentose sagen beide exakt dasselbe aus. Paradentose ist der lateinische Begriff, Parodontose das griechische Wort für eine nicht-entzündliche Erkrankung der Zahnumgebung. Ich werde hier zur Vereinheitlichung das griechische Wort *Parodontose* verwenden. (*Para* = neben, *dent* oder *odonton* = Zahn).

Parodontitis hingegen ist die blutige Verwandte, die durch eine Entzündung entsteht. Sie wird in leichterer Erscheinungsform auch als Gingivitis, als oberflächliche Zahnfleischentzündung bezeichnet.

Wer kennt nicht aus der Werbung das schreckliche Bild vom beherzten Biss in den Apfel und die anschließenden Blutspuren im Fruchtfleisch.

Leider bleiben die Folgen von entzündetem Zahnfleisch nicht auf das Gebiss begrenzt. Die die Entzündung hervorrufenden Bakterien streuen in den gesamten Organismus. Frühgeburten, Herzinfarkte, Prostataleiden u. a. können die Folgen sein.

Aber Achtung! Für den Laien ist es dabei verwirrend, dass auch der Fachmann die beiden Begriffe Parodontose und Parodontitis leider oftmals gleichsinnig benutzt. Sie klingen zwar ähnlich, haben aber eine grundsätzlich andere Bedeutung.

Die Wortendung *-itis* kennzeichnet in der Medizin IMMER blutende Entzündungsvorgänge, die Endung *-ose* einen NICHT-blutenden, nicht-entzündlichen reinen Abbau- und Auflösungsvorgang.

Die Blutspuren im Apfel weisen also auf eine Entzündung, eine Parodontitis hin mit all ihren oben angeführten krankmachenden Folgen für den Gesamtorganismus. Hingegen kann eine Parodontose bis ans Lebensende symptomfrei verlaufen. Ich habe immer wieder Zähne mit völlig gesundem Zahnfleisch gesehen, die nur noch 3 mm im Zahnfleisch und Knochen steckten und *bombenfest* waren. Schmerz- und entzündungsfrei.

Das sollten Sie im Hinterkopf haben, falls der Zahnarzt bei der nächsten Inspektion mit bedenklicher Miene den Kopf wiegt und eine Parodontosebehandlung als unbedingt notwendig anmahnt.

Denn: Eine Parodontose ist im strengeren Sinne NICHT behandel- oder heilbar, weil wir ihre Ursache nicht kennen! Sie ist entweder vererbt oder die Folge Ihres Ernährungsverhaltens. Aller Wahrscheinlichkeit nach handelt es sich dabei um eine Eiweißspeicherkrankheit (siehe später) mit einer hochgradigen Verschlackung des Gewebes, die meistens durch Disziplinierung im Ernährungsverhalten verbessert (nicht geheilt!) werden kann.

Die (immer blutige) Parodontitis hingegen können wir durch penibles Reinigen samt Politur der Zahnoberfläche beheben, auch unter dem Zahnfleisch und zwischen den Zähnen, was bei manchen Menschen regelmäßig wiederholt werden muss.

Leider gibt es hierbei auch sogenannte Mischformen, bei denen das Zahnfleisch blutet UND zurückweicht, wobei auch der Fachmann nicht immer sicher unterscheiden kann, wo die Parodontitis anfängt und wo die Parodontose aufhört.

Zusammengefasst gilt: Nur durch ein verantwortungsvolles Ernährungsverhalten mit Selbstdisziplin (wozu durchaus auch regelmäßiges Nicht-Essen (das Fasten) gehört, das die Grundvoraussetzung für ein gesundes Leben sein sollte) können wir den beeinflussbaren Anteil der Parodontose steuern.

Diese Erkrankung verläuft ohne Entzündung, also ohne Blutung. Das Zahnfleisch tritt lediglich zurück und die Zähne können, müssen sich aber nicht lockern, es ist eine Art Knochenschwund ähnlich der Osteoporose. Und dieser Erkrankung ist auch nicht mit ausgefuchster Politur und Pflege beizukommen.

Bei der Parodontitis hingegen weist die Wortendung -itis auf den Entzündungscharakter hin, hierbei blutet das Zahnfleisch immer (Entzündung und Blutung treten stets zusammen auf), muss aber nicht unbedingt zurückweichen.

Hier folgt nun ärgerlicherweise die klassische Form der Verbrauchertäuschung. Die in den Medien und sogar von vielen Zahnärzten verbreitete Initiative *Stoppt Parodontitis* ist an sich sehr lobenswert. Sie wirft aber Parodontitis mit der Parodontose in einen Topf.

Und die ist nicht vom Zahnarzt zu heilen. Nur die Parodontitis ist mithilfe täglicher und korrekter Mundhygiene zu heilen, wenn der Patient zwingend einer Mundhygiene-Instruktion folgt.

Die Verfasser behaupten allerdings, dass ohne diese Schulung und Anleitung vor allem die Zahnzwischenräume nicht ausreichend sauber werden. Ohne Instruktion und *Recall*, das ist der regelmäßige Rückruf der jeweiligen Praxis zur Terminvergabe für eine Säuberung, gelingt es den Menschen angeblich nicht, ihr Gebiss täglich von Plaque zu befreien. Und außerdem ginge die Notwendigkeit einer Schulung auch aus den Richtlinien der EFP hervor, einer europäischen Parodontose-Vereinigung.

EPP Original-Veröffentlichung: „Parodontitis (Parodontose) ist mit Abstand die häufigste Krankheit in Deutschland. Das geht aus den Daten der aktuellen Mundgesundheitsstudie hervor: Ab einem Alter von 35 Jahren sind bereits 52 % der Menschen von Parodontitis betroffen, bei den Senioren sind es fast 75 %."

Na toll. Jetzt brauchen wir schon zum erfolgreichen Zähneputzen eine europäische Norm. Ähnlich der genormten Bananenkrümmung und Schlangengurkenform. Wie haben es unsere Vorfahren nur geschafft, ohne diesen ganzen Normen- und Vorschriftenkram ihre Zähne gesund zu erhalten, ohne mindestens zwei Mal am Tag zu putzen, immer schön von rot nach weiß?

Außerdem wage ich die Zahlen der EPP nach meiner Erfahrung stark zu bezweifeln, sie sind für mich nichts anderes als Angstmache in einem lukrativen Markt.

Ich habe während meiner Praxiszeit in 40 Jahren geschätzte 400.000 Patienten behandelt. Von denen betrieben mindestens die Hälfte keine ausgeprägte Zahnpflege und verfügten trotzdem noch über viele, manche über die meisten ihrer Zähne. Gemäß den Schätzungen der PR-Initiative dürfte hingegen die Hälfte aller Deutschen kaum noch Zähne im Mund haben.

Also: So ein Schmarrn. Hier wird mal wieder ungeniert mit der Angst der Menschen ein Geschäft gemacht.

Originalzitat aus der Initiative, die, wohlgemerkt, von Zahnärzten gesteuert wird:

„Deshalb können die Bakterien hier ungestört wachsen und verursachen bei der Mehrheit früher oder später eine Zahnfleischentzündung. Die Zahnärzte sprechen dann von einer Gingivitis. Da sie zwischen den Zähnen liegt, wird sie auch nicht bemerkt: Kein Zahnfleischbluten oder sonstige Hinweise.

Noch ist das kein Problem, noch ist es harmlos. **Aber:** Die Bakterienkolonie arbeitet sich über viele Jahre immer weiter in das Zahnfleisch hinein. Aus Furchen entstehen die sogenannten Zahnfleischtaschen."

Das ist natürlich medizinisch gesehen hahnebüchener Unfug. Keine Ansammlung von Bakterien *arbeitet* sich zerstörerisch in das Zahnfleisch hinein. Oder *arbeiten* sich auch unsere Darmbakterien in die Darmwände hinein? Und kein Mundbakterium verursacht bei ungestörtem Wachstum früher oder später (zwangsläufig) eine Zahnfleischentzündung. Dann hätten unsere Vorfahren seit 2 Mio. Jahren nur blutende Mundhöhlen gehabt.

Ich finde solche Argumente gemein, weil sie derart hemmungslos für Umsatz sorgen sollen. Aber mit solchen Formulierungen kann man wunderbar Ängste erzeugen.

Denn wenn nicht die drohende Gefahr des Parodontose-Parodontitis-Monsters an die Wand gemalt wird, könnten die Zahnarztpraxen den Umsatzmotor Parodontose-Parodontitisbehandlung inclusive Recall (damit der Patient auch ja wiederkommt) samt heiliger Instruktion zum Bangemachen verlieren.

Nebenbei: Instruktion und regelmäßiger Recall (also das Aufsuchen der Praxis) sind eines der großen und wichtigen finanziellen Standbeine einer modernen Zahnarztpraxis. Klingelt's?

Was geschieht eigentlich bei der sog. PA- (Parodontose) Behandlung? Letztlich werden die Zähne einer Reinigung und Politur unterzogen, die nicht einmal in jeder Praxis vom Chef selbst vorgenommen wird. Es wird also nur eine Parodontitis-Behandlung, die normale Reinigung, durchgeführt. Denn nochmals: Die Parodontose ist NICHT behandelbar.

Nun, die Initiative *Stoppt Parodontitis* sagt, die Aufklärung sei ihr wichtigstes Ziel, denn sie sei die Grundlage von allem. Ohne Aufklärung sei die Bereitschaft der Menschen eher gering, eine aufwendige Mundhygiene-Instruktion zu absolvieren (und die kostenpflichtige Zahnreinigung bei ihrem Zahnarzt zu buchen).

In der Tat. Ohne Aufklärung hat der Mensch kein Motiv, sich anders, nämlich gesundheitsförderlich zu verhalten. Aber dass das maschinelle Reinigen der Zahnoberflächen einer der wichtigsten Faktoren sei, seine Gesundheit zu fördern, finde ich eine höchst gewagte Behauptung.

Einige meiner Neupatienten kamen mit der ängstlichen Frage, der vorbehandelnde Zahnarzt habe eine Parodontose mit Taschenbildung diagnostiziert und eine PA-Behandlung, zu der immer auch eine (natürlich kostenpflichtige) Zahnreinigung gehört, dringend empfohlen. Die aber nur beim Vorliegen von Zahnfleischtaschen von den Kassen genehmigt wird.

Nun – die diagnostizierten Zahnfleischtaschen habe ich nicht in jedem Fall auch gefunden – vielleicht weil ich leicht kurzsichtig bin?

Jetzt schlage ich den Bogen zurück zur Ganzheitlichen Zahnheilkunde. Sie vertritt den Standpunkt, dass bereits längst vorher einiges beim Menschen aus dem Ruder gelaufen sein muss, damit der Boden für eine Zahnfleisch- und Knochenerkrankung bereitet wurde.

Und wenn es sich um eine Volkskrankheit handelt, müsste die Erkrankung bei der überwiegende Mehrzahl der Menschen zu finden sein.

Warum gibt es nach meiner Beobachtung so viele Menschen ohne Parodontose? Etwa weil sie alle an nichts anderes denken als an ihre sorgfältige Zahnpflege, mit allem Schnick-Schnack und 3 x Zahnseide täglich, Interdentalbürsten, elektrischer Mundwasche und desinfizierendem Mundspray, um ihre Beziehung nicht durch Mundgeruch aufs Spiel zu setzen, und regelmäßig in der PA-Behandlung erscheinen? Wohl kaum.

Parodontose *geschieht* nicht, darum hat ein gesunder Mensch keine Parodontose, das sehe ich bei mir selbst. Zwar ist nicht jede Form einer Erkrankung selbst verschuldet, denn Vererbung und Schicksal mischen hier mit. Aber der größte Anteil daran liegt in der Lebensführung. Es ist manchmal bitter, sich so etwas anhören zu müssen. Und sehr unbequem, sich seinen Anteil an der Verantwortung zu Herzen zu nehmen.

Aber das ist die einzige Möglichkeit für uns Menschen, an unserem Leben selbstverantwortlich teilzunehmen.

Es ist natürlich richtig, dass wir in der Konsumgesellschaft oftmals die Verführten sind. Und wir werden sehr geschickt verführt. Aber gezwungen zu einem ungesunden Leben werden wir nicht. Wir müssen lediglich die Folgen tragen für unsere Bequemlichkeit, unsere Denkfaulheit und unsere Unlust, initiativ zu werden.

Wenn wir also zu einem großen Anteil mit schuld sind an der Parodontose/-itis – wo können wir ansetzen?

Bevor wir nun mit der ganzheitlichen Betrachtung fortfahren, müssen wir noch über die allgemein-medizinischen Risiken einer Parodontitis (nicht der Parodontose) sprechen.

Die wesentlichen Risiken sind eine erhöhte Infektanfälligkeit, was auf ein Immunsystem auf Sparflamme schließen lässt. Die dadurch nicht mehr genügend kontrollierten Zahnfleischkeime können sich bei entzündetem Zahnfleisch auf dem Blutwege über den ganzen Organismus verteilen und Infektionen in z. B. Hirn, Lunge, Leber, Gelenkprothesen, Herz etc. verursachen.

Manche führen auch zu Blutverklumpungen und damit zu Thrombosen und Schlaganfall. Ein Parodontitis-Patient trägt ein 25 % höheres Schlaganfall- und Herzinfarkt-Risiko als vergleichbare Altersstufen.

Dazu kommen die Möglichkeiten von Schwangerschaftskomplikationen und das Risiko einer frühzeitigen Wehentätigkeit. Das Risiko einer Frühgeburt ist siebeneinhalb Mal höher. Bis zu 20 % der Fälle von frühzeitig geborenen Kindern sind auf eine Parodontitis zurückzuführen. Auch das Risiko einer Fehlgeburt ist deutlich erhöht. Das alles gilt, wohlgemerkt, für die Parodontitis-Patienten, NICHT für Menschen mit Parodontose, die nicht behandelbar ist.

Aber das ist noch nicht alles. Da wir tatsächlich ein Netzwerk darstellen, in dem alles mit allem verbunden ist, gibt es auch Wechselwirkungen und Verstärkungseffekte mit Umwelt- und Genussgiften, mit Schwermetallen und systemischen (den Gesamtorganismus betreffenden) Erkrankungen. Dazu kommen Wechselwirkungen mit Medikamenten bei Antidepressiva, der *Pille*, Immunsuppressiva (das Immunsystem drosselnd), Cortikoiden (Hormongruppe, die den Wasserhaushalt, Zucker-Eiweiß-Fetthaushalt und Östrogenhaushalt steuern). Und, nicht zu vergessen, Rauchen ist ein entscheidender Risikofaktor für parodontale Erkrankungen, die auch die Parodontose einschließen.

Wie Sie sehen, hat es unser Organismus schon verdammt schwer, sich gegen diese Einflüsse zu stemmen, die zumeist selbstverantwortet werden müssen. Und wenn wir jetzt noch den täglichen Stress, dem wir uns kaum entziehen können, dazuaddieren, mit Wurzeln in allgemeinen Unzufriedenheiten, auch in Beziehungen und Beruf, dann wundert es eher, dass wir nicht noch kränker sind.

Auch wenn örtliche Faktoren im Gebiss (darauf komme ich noch zu sprechen) und vererbte Schwächen mitbestimmend sind, so ist in der Regel der Gesamtorganismus federführend in der Erkrankungsgeschichte, weil er sie in seiner Schwäche erst ermöglichte. Wobei hier ebenso seelische wie körperlich-stoffwechselnde Anteile vorliegen.

Ein ausführliches persönliches Gespräch, NICHT das isolierte Ausfüllen von Fragebögen im Wartezimmer, deckt in gemeinsamer Aktion mögliche Ursachen in Lebensführung, Ernährung und Persönlichkeit auf und lässt vieles einsichtig werden. Erst dann hat das Zahnfleisch anschließend eine Chance, wieder zu gesunden.

Die Schul-Zahnmedizin sieht in der Regel hier leider wieder mal ein eher technisches Problem. Ein nicht picobello geputzter Zahn führt durch Auflagerungen (*Beläge*) samt darin versteckten hinterhältigen kleinen widerlichen Keimen zur Zahnfleischentzündung.

Wenn Ihr Zahnarzt bei Ihnen Parodontose feststellt (und das geschieht heutzutage sehr schnell in den meisten Gebissen) wird er sich flugs als wesentliche Maßnahme (obwohl die Parodontose NICHT heilbar ist) an das Reinigen Ihrer Zähne machen oder es einer seiner Assistenzen überlassen, was NUR Sinn macht bei einer Parodontitis. Wobei die PZR, die Professionelle Zahn-Reinigung, Privatleistung ist und gute Umsätze in die Praxiskasse spült.

Wenn Sie dieses Buch lesen, werden Sie wissen, dass es auch andere Sichtweisen gibt. Die herkömmliche Medizin macht es sich ein bisschen zu einfach. Ich kenne viele ehemalige Patienten mit nicht sonderlich gepflegten Zähnen, die trotzdem keine Parodontose und auch keine Entzündung haben.

Eine streng lokalisierte Erscheinung ist oftmals Ausdruck für ein lokales Problem und sollte dort auch gelöst werden, z. B. Irritationen mit mechanischen oder galvanischen (strombildenden) Ursachen: Zahnstein (Konkremente), abstehende Füllungs- und Kronenränder, Fremdkörper, eingepresste Speisereste, funktionelle (sich aus dem Kauen ergebende) Über- oder Fehlbelastung einzelner Zähne, galvanische (Strom-)Irritationen durch lokale Korrosionserscheinungen an metallenen Grenzschichten wie z. B. Kronenrändern. Korrosion bezeichnet die Reaktion eines Werkstoffs mit seiner Umgebung, die eine messbare Veränderung des Werkstoffs bewirkt, bis hin zur Beeinträchtigung der Funktion.

Eine liebe Freundin wandte sich ziemlich verzweifelt an mich, nachdem sich an demselben Zahnzwischenraum immer wieder Zahnfleischbluten und Beschwerden zeigten.

Ihre Zahnärztin röntgte den Zahn und *konnte nichts feststellen*. Und wieder wurden die üblichen Verdächtigen gefunden. *Sie putzen nicht akkurat*, war der unverhohlene Vorwurf der Kollegin.

Nun weiß ich, dass sie ein Putzfreak ist. Ihre Zahnbürste und der Umgang damit sind ihr heilig. Als wir uns einmal zum Arbeitsessen trafen, verschwand sie zwei Mal auf der Toilette, um mit der Zahnseide winzige Faserreste zu entfernen. Das konnte also auf keinen Fall die Ursache sein. Das Schulterzucken der Zahnärztin signalisierte, dass meine Freundin sich wohl mit diesem fiesen Zahnkarma abzufinden hatte, was in diesem Falle nicht mal von ihr zu verantworten war.

Ich erkundigte mich, ob an diesem Zahn bereits einmal eine Füllung gelegt wurde. Und richtig: Das Elend begann direkt NACH eine Füllungslegung.

Erst langsam und allmählich fortschreitend wurden die Beschwerden deutlicher. Und die Kollegin KONNTE natürlich nichts im Röntgenbild finden, weil kein sichtbarer Zahndefekt vorlag. Die Füllung war, grob gesehen, nicht zu beanstanden.

Wohl aber die Kunststoff-Oberfläche jener kürzlich gelegten Füllung. Wenn im Engpass zwischen zwei Zähnen eine Füllung mit all ihren gewölbten Oberflächen gelegt wird, findet man bei einer Lupenkontrolle mit hoher Auflösung selten einen Zustand ohne Übergang zwischen Zahn und Füllung.

Eine hauchfeine Stufe ist wegen der Oberflächenkrümmungen so gut wie immer da. Und zusätzlich ist der Zwischenraum leider nicht, wie der Techniker sagt, *hochglanzpolierbar*. Dazu würde man zwischen den Zähnen mehr freien Raum benötigen.

Somit haben wir dort die beiden Todfeinde gesunden Zahnfleisches: eine leichte kantige Stufe in der Oberfläche wie auch eine minimale Rauigkeit insgesamt. Dort sammeln sich, für das unbewaffnete Auge natürlich unsichtbar, Essensreste und in ihnen Bakterien, deren Stoffwechselprodukte das Zahnfleisch zu einer ständigen Entzündung reizen. Daher hat ein Saugen am Zwischenraum wie auch ein Schnuppern an der Zahnseide ein unappetitliches Ergebnis: Es riecht und schmeckt faulig.

Und der Rat des Zahnarztes zu Zahnseide, um im Zwischenraum zu säubern, führt zum angestrebten Gegenteil: Das Zahnfleisch, das ohnehin durch die Gegenwart von Fäulnisbakterien verärgert ist und daher zur Blutung neigt, wird immer wieder durch das Zerren über die unebene Oberfläche und die Rauig-keit der Zahnseide selbst zum Bluten gebracht. Eine Katze, die sich in den Schwanz beißt.

Wir verursachen also eine Dauerbaustelle, die auf längere Sicht die Zahnfleischtasche als Folge der Dauer-Entzündung immer weiter vertieft und damit die Parodontitis zunächst erst überhaupt hervorruft und dann noch über die Zeit verschlim-mert.

Da fällt mir der Tipp eines Coaches bei einem Praxisumsatz-Optimierungs-Kurs ein: „Um den Patienten zu motivieren, die PZR zu buchen, fahren Sie einfach mit der Zahnseide zwischen den unteren (Backen-)Zähnen 6 und 7 hindurch und riechen zunächst selbst daran, verziehen anschließend unangenehm berührt das Gesicht und lassen ihn anschließend selbst daran schnuppern. Dort ist in so gut wie jedem Mund ein Fäulnisge-ruch zu spüren. Der Patient ist beeindruckt!"

DAS nenne ich gelungenes Marketing. Mit solchen Tricks soll-ten Sie natürlich nicht als Standard rechnen, aber da es ein offi-ziell und öffentlich ausgeschriebener Kurs, noch dazu an vielen Veranstaltungsorten war, werden ihn schon viele Kollegen ge-sehen/gehört haben.

Geben Sie sich also nicht mit *Da ist aber nix zu sehen, da kann also auch nix sein* zufrieden. Wenn es blutet, hat das ei-nen Grund. Und keinen sehr günstigen für das Überleben Ihres Zahnfleisches. Wiederkehrendes Bluten bedeutet immer GE-FAHR.

Ich weiß, dass ein sehr sorgfältiges Legen einer Füllung von den Kassen nicht ausreichend bezahlt wird. Das ist bedauerlich, aber zurzeit nicht zu ändern. Eine sehr sorgfältige Füllung samt einer 1A-Politur, gerade zwischen den Zähnen, kostet Zeit und damit Geld.

In solch einem Fall ist Ihre einzige Möglichkeit daher, dem Zahnarzt diese Füllung als Privatleistung anzubieten. Dann hat er genügend Zeit, sie sehr sorgfältig zu erstellen. Und es gibt keine Ausrede mehr für weiteres Bluten dort. Es sei denn eine ausgeprägte Grobmotorik des Kollegen.

In diesem Falle sollte Sie selbstbewusst auftreten, ein *geht aber nicht besser* nicht akzeptieren, das Geld wiedergeben lassen (notfalls über einen Gutachter) und sich auf die Suche nach einem geschickteren Kollegen machen.

Erkrankte Organe können sich auch in Form von Zahnfleischentzündungen an den zugehörigen Zähnen zeigen (Zahn-Organ-Beziehungen, siehe das entsprechende Kapitel). Und da die Natur keine Einbahnstraßen kennt, gilt dasselbe auch anders herum – eine Parodontitis kann einem ansonsten gesunden Organ energetisch erheblich zusetzen. Oft haben wir hierbei ein Störfeldproblem innerhalb des zugehörigen Meridians (Meridiane stellen die Informationsverbindungen im gesamten Organismus dar).

Das gilt auch für psychische Entsprechungen. Dysbalancen im Leber-Gallenblasen-Funktionskreis können auf unterdrückten Zorn und Ärger zurückzuführen sein, während ein Ungleichgewicht im Nieren-Blasen-Kreis auf unterschwellige Ängste schließen lässt.

Die für unser Thema folgenreichste Form ist die generalisierte Parodontitis. Hierbei sind alle Zähne befallen mit teils heftigen Zahnfleischentzündungen, Zahnfleischschwund und Zahnlockerungen bis hin zum Zahnausfall.

Gründe hierfür finden wir einerseits in vererbter Anfälligkeit, da nur ein kleiner Teil der Patienten davon betroffen ist.

Andererseits kommen dort aber auch bestimmte Bakterien häufiger vor als in gesunden Mündern. Das lässt auf eine Störung des komplexen Ökosystems in der Mundhöhle schließen. Denn Bakterien siedeln nur dort, wo für sie die Umfeld-Bedingungen stimmen.

Werfen Sie doch mal eine Handvoll Getreidekörner auf eine Asphaltstraße. Auch bei ausreichender Wässerung werden Sie keinen Keimling sehen, der länger als ein paar Millimeter wird. Einfach deswegen, weil keine Wachstumsmöglichkeiten für eine Wurzel vorliegen.

Ursachen im Mund sind individuelle Milieuveränderungen, in deren Folge sich eine dazupassende Bakterienflora aggressiv vermehrt. Diese Milieuveränderung sorgt für den daraus folgenden angeschlagenen Zustand des Immunsystems, wozu auch der Zustand der Symbiose im Darm gehört, also das Zusammenspiel Darmbakterien–Organismus zu beiderseitigem Nutzen.

Und auch umweltbedingte Faktoren mit ihren Auswirkungen auf das Immunsystem greifen tiefer in die Entwicklung einer Parodontose ein, als die Anwesenheit bestimmter krankheitsauslösender Bakterien, die ja immer nur dort kräftig wachsen können, wo das Umfeld bereits gestört ist. Fast alle von ihnen werden wir immer in Maßen im Mund finden. Nur ein Übermaß deutet auf ein gestörtes Milieu hin.

Die Ganzheitliche Medizin verfügt bei der Parodontal-Behandlung über zusätzliche Behandlungsmöglichkeiten.

Mit der konventionellen Parodontal-Behandlung wird versucht, eine Verringerung der schädlichen Bakterien und deren aggressiver Stoffwechselprodukte auf den Zähnen zu erreichen. Als Konsequenz kann allerdings die Therapie möglicherweise in eine Dauerbehandlung münden, da wir hierbei nicht die Ursache angehen, sondern nur die Folgen.

Denn die eigentliche und damit intelligente Frage ist: WARUM sind diese Bakterien dort?

Wenn wir uns dafür den allgemeinen Stoffwechsel kritisch anschauen, fällt eines sofort ins Auge: eine Ernährung mit falschen Schwerpunkten und als Folge Eiweißmast und Übersäuerung.

Die sog. *Zivilisationskost* mit industriell gefertigten Nahrungsmitteln bestimmt unser Leben. Dem Organismus stehen mit dieser Kost nicht mehr alle Vitalstoffe, die er benötigt, zur Verfügung. Insbesondere die *Eiweißmast* aus tierischer Herkunft ruft ein Überhandnehmen der Fäulnisbakterien im Darm hervor. Weil der Abbau von Eiweiß (Fleisch) chemisch einem Fäulnisvorgang mit der entsprechenden begleitenden Fäulnisflora entspricht.

Zusammen mit dem erheblichen Verbrauch von Haushaltszucker (isolierte Kohlenhydrate) bewirkt dieses Verhalten eine Übersäuerung des Organismus und durch eine Darmdysbiose (negative Veränderung der Darmflora) entstehen entsprechende hemmende Auswirkungen auf das darmgesteuerte Immunsystem, die es zu korrigieren gilt.

Als Folge der *Eiweißmast*, dem Futtern von zu viel Eiweiß, wird der Abtransport von Stoffwechselschlacken technisch behindert. Der anschließende Sauerstoffmangel (wegen der Behinderung der Entsorgungswege) führt dann zur Anhäufung von Abbauprodukten und schließlich zur Übersäuerung des Bindegewebes.

Also: Umstellung auf sinnvolle Ernährung, Darmsanierung mit Symbioselenkung zur Optimierung der Mitbewohner und damit gleichzeitig eine Stärkung des Immunsystems.

Auch eine Substitution (das Zuführen) von Vitaminen, Spurenelementen und Nahrungsergänzungsstoffen ist hierbei nützlich. Damit sollten wir eine Grundlage gelegt haben, das wild gewordene Zahnfleisch zurückpfeifen zu können.

Genussgifte wie Alkohol, Nikotin, Kaffee, Zucker und auch das abendliche Hanfpfeifchen gehören in die Tonne statt in den Magen – wenn Sie es mit der Zahnfleischgesundheit, und damit mit Ihrer allgemeinen Gesundheit, ernst meinen.

Tja, die ganzheitliche Betreuung kann in der Regel ganz schön umfangreich sein. Es geht eben nicht nur um das Abtöten und Abwischen von bösen Bakterien, sondern eher um die Frage, warum sie sich gerade bei mir eingenistet haben und womit ich ihnen ein kuscheliges Bett bereitete.

Kurzfassung: Wenn die Ölkontrolllampe am Armaturenbrett aufleuchtet, macht es wenig Sinn, sie herauszudrehen, nur weil Sie das Licht stört (PA-Behandlung). Füllen Sie lieber das Öl nach (Ganzheitliche Behandlung). Dann fährt der Wagen noch mal 100.000 km.

Vergessen wir bei all den Stoffwechsel- und Bakterienproblemen aber nicht eine mindestens ebenso wichtige Schiene, die der Zahnarzt zwar nicht therapieren, aber zumindest doch ansprechen sollte:

Belastende psychische Probleme, die dem Patienten auf der Seele liegen, oder niederdrückende Lebensumstände, die nicht immer schnell korrigierbar sind, können genauso unser Milieu und damit das Immunsystem nachhaltig stören.

Bitte vergessen Sie hierbei nicht die Milieuverbesserung durch Schwermetallsanierungen (z. B. Amalgam).

Ich möchte hierbei nochmals an die *antibiotische Wirkung* von Amalgam im Darm erinnern. Aber auch Palladium-Basis-Legierungen, insbesondere Palladium-Kupfer-Legierungen haben gerade bei Zahnfleischerkrankungen einen hohen Stellenwert.

Last but not least sollte bei der Milieutherapie auch nach häufig eingenommenen Medikamenten gefragt werden. Z. B. Antibiotika, Immunsuppressiva, Cortisonpräparate, Immidazolderivate (Gruppe mit antibakterieller (gegen Bakterien), antiprotozoaler (gegen Einzeller), antifungischer (gegen Pilze), anthelminthischer (gegen Würmer) Wirkung), Ovulationshemmer (die Pille) und Sulfonamide (spezielle Antibiotika).

Knallen Sie einfach Ihrem Therapeuten die gesammelten und zusammengetackerten Beipackzettel auf den Tisch. Auch wenn Sie selbst damit nicht viel anfangen können ... Ihr Therapeut sollte es.

So – das war eine Horrorfahrt durch ein kompliziertes Kapitel der Medizin. Sie sehen – das Hochdruckreinigen Ihrer Zähne mit dem Zahnkärcher genügt bei Weitem nicht. Die Parodontitis/Parodontose zeigt ein weitaus gravierenderes Problem an. Nehmen Sie die Symptome Ihres Körpers lieber ernst, bevor er Sie vor die Tür setzt.

Und zum Schluss etwas zum Schmunzeln, veröffentlicht von der *www.deutsche-familienversicherung.de.*

Sie ist überzeugt:

„Jeder Betroffene sollte wissen, dass Parodontose ansteckend ist. In unserem Mund leben rund 22 Millionen Bakterien (Ach, ehrlich? Wer hat die gezählt?). Einige davon können Zähne und Zahnfleisch schädigen. Wie viele andere Infektionserkrankungen, können auch die Bakterien der Parodontose durch den Speichel übertragen werden. Typische Situationen für Übertragungswege sind Küssen, Benutzung desselben Bestecks oder der gleichen Zahnbürste. Um andere nicht zu infizieren, sollten sich Erkrankte im Alltag rücksichtsvoll verhalten, Hygieneregeln einhalten und immer daran denken, dass Parodontitis ansteckend ist."

Oh – Wenn nun offiziell mehr als die Hälfte der 35- bis 44-Jährigen 2007 in Deutschland an Parodontitis erkrankt war, kann man sich leicht vorstellen, wie die Parodontitis Deutschland in eine erotische Wüste verwandelt.

PROPHYLAXE – PROFESSIONELLE ZAHNREINIGUNG – PZR

Lachen ist die freundlichste und überzeugendste Weise, jemandem die Zähne zu zeigen. Ohne entsprechende Mundhygiene verkneift sich jedoch so mancher seine Offenheit: Sichtbar ungepflegte oder verfärbte Zähne wirken einfach nur abstoßend. Sie schaden der Karriere und bei der Partnersuche.

Die Einsicht, hier mittels neuer Verfahren sich (fast) schmerzfrei aufhübschen lassen zu können, hat zu einem neuen Trend geführt: Die PZR – die Professionelle Zahn-Reinigung. Industrie und Zahnärzte sprangen flugs auf diesen Zug auf, Studien wurden erstellt und natürlich – wen wundert's – fand man heraus, dass ohne regelmäßige PZR Zahnfleisch und Zähne dem drohenden raschen Verfall ausgesetzt sind.

Fast jede Praxis bietet sie an und für viele Menschen ist diese moderne Art des Zähneputzens unverzichtbar geworden; die PZR macht in manchen Praxen ein Drittel des Praxis-Umsatzes aus.

Natürlich braucht ein Gutteil der Bevölkerung diese spezielle Zahnreinigung nicht. Es gibt sie und ihre Technik erst seit ein paar Jahren. Und vorher war die Zahngesundheit auch nicht wesentlich schlechter. Aus der Gefangenschaft heimkehrende Kriegsteilnehmer hatten keine Zahnbürsten und teilweise einwandfreie Zähne und entzündungsfreies Zahnfleisch. PZR ist also zumindest teilweise ein Modetrend. Immerhin legt man für diese reine Privatleistung 60–110 Euro auf die Anmeldung.

Aber da die PZR meistens auch ein Polieren der Zähne umfasst, sind manche Patienten beim anschließenden Blick in den Spiegel begeistert von den *so wunderschönen wieder helleren Zäh-nen*, vor allem, wenn man dazu noch ein *Bleaching* anbietet.

Mit intensiverem Putzen bekämen Sie das nicht ganz so perfekt hin. Allerdings müssen Sie dabei auch Federn lassen. Einerseits finanziell – die Zahnreinigung wird vom Kassenpatienten privat bezahlt – und andererseits wird die eigene Zahnsubstanz ziemlich gebeutelt, wenn nicht äußerst behutsam gearbeitet wird.

Es gibt Assistentinnen, die ein federleichtes und sanftes Händchen haben – das spüren Sie in der Regel, und da *liegen* Sie richtig.

Wenn die Assistentin – die Arbeit macht selten der Chef – nicht feinfühlig und geschickt mit dem Ultraschall-Reiniger, anschließend mit dem *Scaler*, einem hakenförmigen, sehr scharf geschliffenen Instrument, und letztlich mit den Polieraufsätzen vorgeht, kann der Schmelz dabei sehr schnell unabsichtlich beschädigt werden. Gerade an den Randpartien des Schmelzes zum Zahnfleisch hin ist er äußerst empfindlich, was die Ultraschallspitze angeht.

Da kann dann schon mal der Schmelz beschädigt werden. Und der ist nicht reparierbar, außer durch eine Füllung. Und dann geht der Teufelskreis los – Füllung – irgendwann defekter Rand – neue größere Füllung – irgendwann defekter Rand – noch größere Füllung ...

Also: Nicht hinlegen und auf das gute Karma der Assistentin vertrauen. Sagen Sie ihr bitte, dass Sie um den Schwachpunkt wissen, und bitten Sie um schonendes Arbeiten. Und ab und zu um einen Spiegel. Und dass Sie sie haftbar machen, auch für kleine Schäden. Denn auch ein kleiner Schaden kann nur mit einer Füllung repariert werden. Lenin soll gesagt haben: *Vertrauen ist gut, Kontrolle ist besser.* Eine Grobmotorikerin kann ihre Zähne bleibend beschädigen.

Wie oft Sie Ihren Zahnarzt dafür aufsuchen sollten, ist individuell unterschiedlich. Achtung: Der normale Abstand zwischen zwei Sitzungen beträgt ein Jahr. Bei sehr vielen Auflagerungen kann er notfalls auf ein halbes Jahr heruntergeschraubt werden.

Wenn er Ihnen zu kürzeren Intervallen als ein Jahr rät, sollen Sie das hinterfragen und sich die Problemstellen zeigen lassen. Die können Sie auch als Laie gut erkennen.

Nicht abwimmeln lassen, sondern freundlich und ausführlich erklären lassen. Dann wissen Sie, dass Sie in guten Händen sind. Denn wer die Musik bestellt, bestimmt auch, was sie spielt.

Plaque, die Brutstätte für fiese Kariesbakterien, bildet sich natürlich auch an den Stellen, die Sie mit Ihrer Zahnbürste nicht erreichen. Darüber hinaus können Sie selbst durch noch so hartnäckiges Putzen Zahnstein oder Zahnverfärbungen (z. B. durch Rauchen, Kaffee, Tee ...) nicht restlos entfernen. Farbauflagerungen führen allerdings NICHT zu Karies. Sie können sie auch guten Gewissens belassen, falls Ihnen die Reinigung zu teuer oder die Verfärbungen egal sind.

Kritische Stellen sind dabei die Zahnzwischenräume und der Bereich, in dem das Zahnfleisch die Zahnwurzeloberflächen überlappt.

In der Regel werden diese Arbeiten von den Assistentinnen übernommen, manche Zahnärzte haben ihre Angestellten darin zertifizieren lassen. Sie sind, bei gründlicher Arbeit, ca. eine Stunde damit beschäftigt, Ihr Gebiss lückenlos zu reinigen und wieder auf Hochglanz zu bringen, damit dort das Kariesrisiko geringer wird.

Die meisten Praxen bieten in diesem Zusammenhang eine Fluoridierung an. Ob Sie sich das antun wollen, müssen Sie selbst entscheiden. Aber bitte erst nach dem Lesen des Kapitels **Fluor – Fluoride**.

Manche Assistentinnen beschränken die PZR auf das bloße Ultraschall-Entfernen von Zahnstein. Trauen Sie sich mit dem Spiegel in der Hand nachzufragen, wenn Sie das Gefühl haben, nicht der gesamte Zahnbestand sei gründlich berücksichtigt worden. Schließlich zahlen Sie privat dafür.

Und schauen Sie deswegen ruhig sichtbar zu Beginn auf die Uhr. Eine gründliche PZR bei mehr oder weniger vollständigem Gebiss incl. Politur dauert gut und gerne eine Stunde.

Mit viel weniger Zeit darunter sollten Sie sich nicht zufriedengeben und gegebenenfalls mit dem Zahnarzt selber sprechen. Er ist für den korrekten Ablauf verantwortlich. Und u. U. dankbar für einen Hinweis auf flüchtige Arbeit.

Zu einer korrekten Vorgehensweise gehört auch, wie ich bereits weiter oben betonte, ein möglichst sanftes Vorgehen. Ruppiges Hantieren und wenig Einfühlungsvermögen im Umgang mit dem Zahnfleisch könnten Sie in Zukunft die Auswahl dieser Praxis überdenken lassen. Nicht jeder ist für jede Arbeit geeignet.

Scheuen Sie sich nicht, gegebenenfalls aus dem Stuhl aufzustehen und den Arzt um ein klärendes Gespräch zu bitten. Wenn er Sie abwimmeln will oder uneinsichtig ist, erklären Sie, die Leistung nicht bezahlen zu wollen, und verlassen Sie die Praxis. Das steht Ihnen rechtlich zu.

Aber in der Regel sind meine Kollegen zuverlässig und an zufriedenen Patients interessiert.

Kosten für die Behandlung

Der Gesetzgeber hat vorgeschrieben, dass die PZR für Erwachsene nicht von den gesetzlichen Krankenkassen übernommen wird. Die Kosten für die professionelle Zahnreinigung sind daher abhängig von der jeweiligen Praxis und vom jeweiligen Zeitaufwand.

Wenn Sie allerdings aus Überzeugung selbst eine exzellente Zahnpflege betreiben, jährlich zur Untersuchung gehen und sich bei Ihrer Ernährung disziplinieren, können Sie sich die PZR sparen.

SCHÜSSLER-SALZE

Mineralsalze sind Bestandteile unserer Körperzellen und für ihre Funktion unentbehrlich. Ist der Mineralstoffhaushalt aus dem Gleichgewicht geraten, kommt es nach Dr. Schüßler zu Störungen der Zellfunktion.

Mit ihrer Hilfe lassen sich die chemischen Abläufe in den Zellen wieder normalisieren, Störungen in der Verteilung der Mineralstoffe im Körper werden überwunden und die Selbstheilung des Organismus wird angeregt. Der Organismus wird gestärkt und widerstandsfähiger.

Schüßler-Salze werden von der Schulmedizin so belächelt, wie das Warzenbesprechen bei Vollmond. Wer dafür allerdings aufgeschlossen ist, wird damit Erfolge haben. Wobei sich von den Schüßler-Jüngern eine Gruppe abgespalten hat, die mit recht hohen Mengen arbeitet.

Sie selbst können mit den Dosierungen nix verkehrt machen, es sind immer noch Tiefpotenzen, die keinen Schaden anrichten, aber in den richtigen Händen mit der richtigen Intuition zweifellos Erfolge vorweisen können.

Ich beschränke mich hier auf die vier Salze, die bei Störungen an Zähnen und Knochenbau besonders wichtig und damit für den aufgeschlossenen Zahnarzt von Belang sind.

Nr. 1 Calcium fluoratum D12

bei Karies, Zahnempfindlichkeit oder Knochenschwund
Bei Zahnempfindlichkeit lässt man alle fünf Minuten einzelne Pastillen direkt an den entsprechenden Zähnen zergehen. Bei Karies und Kieferknochenschwund (Parodontose) werden über den Tag verteilt bis zu 20 Pastillen eingenommen.

Calcium fluoratum ist schwer löslich und muss daher längere Zeit zugeführt werden. Selbst bereits lockere Zähne können so unter Umständen gerettet werden.

Nr. 2 Calcium phosphoricum D6

Wichtiges Salz für Knochen und Zähne, dient dem Schutz der Schleimhäute und unterstützt die Blutbildung. Bei Knochenbrüchen unterstützt es die Kallusbildung (die Heilung des Bruchspaltes). Bei unbegründetem Nasenbluten, aber auch bei anderen Blutungen fördert es die Gerinnung.

Nr. 7 Magnesium phosphoricum D6

Magnesium phosphoricum ist das einzige Schüßler-Salz, das bei akuten Beschwerden eine signifikant bessere Wirkung zeigt, wenn es in abgekochtem, heißem Wasser aufgelöst wird. 10 Tabletten in eine kleine Tasse Wasser geben, mit einem Plastiklöffel umrühren und so heiß wie möglich in kleinen Schlucken trinken.

Es ist das wichtigste Basenmittel der Schüßler-Salze. Da viele Erkrankungen auf Übersäuerung zurückzuführen sind, wird dieses Biomineral häufig basenbildend eingesetzt.

Ein Mittel für das vegetative Nervensystem. Wirkt über die Regulation der Impulsübertragung als Entspannungs-, Nerven- und Schmerzmittel.

Durch denaturierte Ernährung und ein Überangebot an Zucker liegt im Mund ein saures Milieu vor. Zum Schutz vor Karies, dessen Ursache ebenfalls Übersäuerung sein kann, ist Magnesium phosphoricum einzusetzen, ebenso nach einer

Zahnbehandlung und als Basismittel bei Parodontitis. (Bei Extraktionen zusätzlich zur Blutungseinschränkung Nr. 3 Ferrum phosphoricum D12.)

Auch als Schmerz- und Krampfmittel hat sich dieses Salz unter der Bezeichnung *Heiße 7* einen Namen gemacht, zum Beispiel bei schweren Gliedmaßen vor einer Erkältung, allgemeinem Unwohlsein, Hals- oder einschießenden Zahn- und Nervenschmerzen.

Nr. 3 Ferrum phosphoricum D12

Ein wichtiges Salz bei Verletzungen und Wunden, wie Magnesium phosphoricum D6 ein Akutsalz. Es wird bei jeder Form der Entzündung eingesetzt, bei allen Blutungen, Quetschungen und sonstigen Verletzungen, bei Zahnfleischentzündungen, Halsschmerzen und Wundheilung.
Alle 5 Minuten eine Pastille, bis der Schmerz abgeklungen ist.

KARIES UND STEINZEIT-KOST

In einem Buch über Zähne darf natürlich das Monster nicht fehlen, das alle kaputten Zähne auf dem Gewissen hat – der *Streptococcus mutans*. Er zeichnet verantwortlich für gute Umsätze in Zahnarztpraxen und Horrorgefühle der armen Kreatur im Behandlungsstuhl.

Steinzeitmenschen kannten kaum Karies (3 % ihrer Zähne). Was also machen wir tollen aufgeklärten Hightech-Menschen falsch, dass trotz hochwirksamer Zahnpasta, Ultraschall-Zahnbürste, Rot-nach-Weiß-Technik und regelmäßiger Zahnarzt-Prophylaxe-Sitzung die Zähne so vieler Menschen munter vor sich hin bröseln?

Das kann doch nicht nur eine Verschwörung der bösen Dental-Mafia sein (obwohl die Jungs hinter den Kulissen meiner persönlichen Erfahrung nach schon für einiges verantwortlich zeichnen)? Was also ist seit dem Verschwinden der Mammuts so anders geworden in unserem Leben?

Die Frage ist im Grunde ganz einfach zu beantworten. Die Natur hat unsere Zähne so entworfen, dass sie die ursprünglich vorgefundene Nahrung optimal zerkleinerten. Das waren im Wesentlichen Gemüse, Wurzeln, gejagtes Fleisch, Beeren, Fisch, Meeresfrüchte, Schalentiere, Eier, Obst sowie Kräuter, Pilze, Nüsse, Esskastanien und Honig.

Fällt Ihnen etwas auf? **Kein Getreide und seine Produkte** und keine Babynahrung für Kuh-Babys (Milch und Milchprodukte).

Und diese Zähne taten auch über Hunderttausende von Jahren prima ihren Dienst. Kerngesund, ohne Zahnbürste und ohne Prophylaxe-Sitzung.

Und dann haben wir leider unser Leben geändert.

2 Millionen Jahre hat sich der Mensch in einer Umwelt entwickeln müssen, die von Nahrungssuche geprägt war. Wir sind täglich etwa 30 Kilometer spiralförmig um unser Lager gelaufen, um unsere Nahrung zu beschaffen; das wurde allerdings vor ca. 8.000 Jahren unseren Vorfahren auf Dauer dann doch zu mühselig.

Das bislang praktizierte Sammeln und Jagen in nomadischen Gesellschaften wich einer sesshaften Lebensweise mit Land- und Viehwirtschaft, um nur noch knapp vor die Tür gehen zu müssen, wenn der Magen knurrte. Wir hatten Vorräte (Getreide) und wir hatten Zuchtvieh.

Damit standen erst vor wenigen tausend Jahren endlich Kohlenhydratquellen in größerem Maße zur Verfügung. Im Verhältnis zur Zeitspanne, in der die Evolution uns zum Homo sapiens machte, ist das wie ein Lidschlag im Vergleich zum Zeitraum eines Tages. In all den Jahrhunderttausenden zuvor sammelte man in fruchtbaren Zeiten Beeren und wilde Früchte, Pilze und Nüsse. Und man jagte kleines und großes Getier: Fleisch war hoch begehrt und dominierte die Kost, während Kohlenhydrate immer knapp waren.

Dr. Nicolai Worm, namhafter Ernährungswissenschaftler, schrieb dazu z. B. *Syndrom X* oder *Ein Mammut auf den Teller!*

Unsere Gene passten sich im Laufe von Hunderttausenden von Jahren an die vorgegebenen Umweltbedingungen der Jäger und Sammler an und schufen damit optimale Überlebenschancen, um in einer kohlenhydratarmen Welt zu bestehen.

Leider sind nun ausgerechnet Kohlenhydrate zur dominierenden Nahrungsquelle geworden.

Unsere Gene hatten in dieser vergleichsweise ultrakurzen Zeitspanne, evolutionstechnisch gesehen, nicht den Hauch einer Chance, sich dieser biologisch überstürzten Entwicklung anzupassen. Sie funktionieren immer noch wie zu Urzeiten. Und genau das bekommt unseren Zähnen heute schlecht. Denn: Zahnschmelz und oftmals auch Dentin sind Säuren generell hilflos ausgeliefert, ohne eine natürliche Schutzschicht. Sie schmelzen unter ihrem Einfluss wie Schnee in der Sonne. Und wer liefert diese Säuren rund um die Uhr frei Haus?

Ein eigentlich bisher völlig harmloser und unauffälliger Geselle, das Bakterium *Streptococcus mutans*.

Das fristete bis dahin sein eher karges Leben irgendwo in der Mundhöhle und war froh, hin und wieder ein paar Kohlenhydrate aus süßen Beeren oder Honig zu ergattern. Wenn es sie bei der Verdauung in Säuren (Milchsäure) umwandelte, fiel das in einem ansonsten kohlenhydrat- und damit säurearmen Mund nicht weiter auf.

Nun aber brach für ihn eine Zeit des Überflusses an, die Menschen stopften sich die Backen voll mit Getreide und seinen immer verfeinerteren Folgeprodukten wie Brot, Kuchen, Nudeln, Fladen. Aber er nahm, was er bekommen konnte – auch andere Kohlenhydrat-Quellen waren willkommen, wie Kartoffeln, Mais, Reis.

Und natürlich, mit der Zunahme des Lebensstandards, die besonderen Leckerbissen, die raffinierten Mono- und Disaccharide, die Industriezucker.

Das *Streptococcus* konnte gar nicht so schnell fressen, wie es geliefert bekam. Und da es, seinem evolutionären Auftrag gemäß, ständig fraß, flutete es seine Umgebung ebenfalls ständig mit seinen Abfallprodukten, den Säuren.

Und genau hier sind wir nun an unserem Knackpunkt. Form und Anordnung unserer Zähne sind nicht wartungsfreundlich. Das mussten sie ursprünglich bei ihrer Entwicklung auch nicht sein. Ein zurückgebliebener Pfifferling zwischen Fred Feuersteins Zähnen mag zwar Wilma Anlass gegeben haben, ihrem Fred eine Szene zu machen und nach der Zahnseide zu laufen, während das Streptococcus mangels ausreichender Kohlenhydrate gleich nebenan verhungerte.

Als Fred nun aber zunehmend auf Getreidekörnern herumkaute, deren Inhalt sich wunderbar als weicher Matsch zwischen die Zähne quetschte, griff der natürliche und vormals völlig ausreichende Reinigungsmechanismus von Zunge, Wange und Speichel nicht mehr – feuchtes Mehl klebt!

Vornehmlich dort, wo es nicht vom Speichel verdünnt oder von der Zunge fortgeschoben wird. Darum finden wir die Karies kaum auf den glatten Zahnflächen, sondern im Wesentlichen zwischen ihnen, in den Furchen (ursprünglich geschaffen zum Zerraspeln von festeren Nahrungsanteilen) und entlang des Zahnfleischsaumes.

Also überall dort, wo sich feiner Kohlenhydratbrei und das Streptococcus mischen und anhaften können.

Das Eindämmen der Karies, also der Säureschäden am Zahn, ist daher nicht so schwierig. Sollten wir es schaffen, die Kohlenhydratzufuhr auf ein ursprüngliches Maß zu reduzieren und die Kohlenhydrate selbst in ihrer ursprünglichen und natürlichen Form zu belassen, können wir Zahnbürste und Zahnarztbesuche getrost vergessen. Ade Pizza, ade Brat- oder Folienkartoffel, ade Spaghetti carbonara.

Ich habe mich in diesem kurzen Ausflug übrigens am Gedankengut der Steinzeitkost orientiert.

Und es gibt noch einen weiteren, ganz spannenden Unterpunkt. Neben dem WAS quälen wir uns oft genug auch noch mit dem WIE VIEL DAVON herum. Wer kennt das nicht:
Eigentlich müsste ich jetzt allmählich mal aufhören mit dem Essen. Aber es schmeckt doch so gut.

Im Grund ganz einfach: Wir essen, bis wir satt sind. Aber darin steckt eine böse Falle. Unsere fortschreitende *Kultur* ließ uns unser Essen über dem Feuer erhitzen. Was viele Vorteile hat. Die TCM (die traditionelle chinesische Medizin) empfiehlt uns warmes/heißes Essen, weil das Wärmen des Organismus durch die Nahrung einen gesundheitsstärkenden Effekt haben soll.

Das kann ich teilweise nachvollziehen. Nicht immer habe ich Lust auf kalte Rohkost – die ich in der Regel verzehre. Manchmal tut eine heiße Suppe richtig gut.

Bloß ... das Kochen der Nahrung verändert nicht nur einzelne Nahrungsbestandteile. Viel nachteiliger ist die individuelle Wahrnehmung unseres Essens nach dem Kochen, das sogenannte Schmecken.

Denn die Natur hat uns natürliche Bremsen ins Essen eingebaut. Kein in Freiheit lebendes Tier ist übergewichtig, es frisst bis zu einem bestimmten Punkt und anschließend lässt es sein Futter stehen.

Reguliert wird das Ganze über den Geschmack. Hat das Individuum seine zum Überleben notwendige Menge gefressen, ändert sich der Geschmack schlagartig ins Bittere.

Die Anhänger der Überzeugungsgemeinschaft *Instinktos*, gegründet von Guy-Claude Burger, nutzt diese natürliche Eigenschaft.

Sie essen weitgehend Früchte. Wenn der Geschmack ins Bittere umschlägt, hört der *Instinkto* automatisch mit DIESER Frucht auf und wendet sich einer anderen zu, die dann immer noch ganz normal schmeckt und erst bei Überschreiten ihrer individuellen Grenze ihren Geschmack wechselt. Die Auswahl geschieht über das Riechen. Diejenige Frucht, deren Inhaltsstoffe uns im Moment am meisten nutzen, riecht verführerisch angenehm.

Auf diese Weise KÖNNEN Sie niemals zu viel essen, weil die Natur Ihnen jeweils ein STOPP signalisiert.

Das Erhitzen/Kochen und der Gebrauch von Gewürzen jedoch verändert in feinen Grenzen unsere Wahrnehmung und der Stopp-Mechanismus wird ausgetrickst.

Folge: Sie essen nur noch, weil es schmeckt, und nicht mehr, weil Sie Hunger verspüren. Und unkontrolliert viel, weil die Natur Sie nicht mehr individuell zugeschnitten bremst. Ich habe es selbst ausprobiert – es stimmt verblüffend. Das ist mit ein Grund, warum Diäten auf Dauer immer scheitern MÜSSEN.

[Zur Definition: Instinctotherapie ist eine im Jahr 1964 von Guy-Claude Burger begründete Ernährungsweise. Sie ist eine Sonderform der Rohkost, bei der man sich in der Auswahl der Nahrungsmittel auf die angeborenen Instinkte verlässt.]

Burger nimmt an, dass der menschliche Organismus auch heute noch in der Lage ist, mit Hilfe seines Geruchs- und Geschmackssinnes den momentanen Wert eines bestimmten Lebensmittels für den Körper zu bestimmen, solange es naturbelassen ist. Er ist der Überzeugung, dass sich der Mensch zu weit von seiner natürlichen Lebens- und Ernährungsweise entfernt habe, indem er gekochte und verarbeitete – auch gewürzte – Nahrung zu sich nimmt. Burger zufolge müssen die Lebensmittel Rohkost sein und dürfen durch keine thermischen oder chemischen Prozesse oder gar Bestrahlung denaturiert sein. Idealerweise wird auch eine mechanische Veränderung vermieden. Zusätzlich werden Lebensmittel nicht miteinander gemischt. Im Gegensatz zu vielen anderen Rohkostrichtungen darf alle nicht denaturierte Nahrung gegessen werden, also auch Fleisch und Fisch, solange sie roh ist.

[WIKIPEDIA]

Der Rohköstler ist da also klar im Vorteil, auch wenn das nicht jedermanns Sache ist. Aber es WAR vor langer Zeit mal zwangsläufig jedermanns Sache – und damals gab es, auch deswegen, kein Übergewicht und all die damit verbundenen Zivilisations-Erkrankungen.

Überhaupt ist über Ernährung viel geschrieben und veröffentlicht worden. Immer wieder werden *neue* Diäten beschmunzelt und verbreitet.

Meiner Meinung nach sind Diäten zum größten Teil grober Unfug, weil man sie einerseits nicht längere Zeit und schon gar nicht lebenslang durchhalten kann und dann die mühsam verlorenen Pfunde schneller wieder drauf sind, als sie gingen – siehe *Instinctos*. Und andererseits der daraus entstehende Frust unser täglicher Begleiter wird.

Warum nicht mal das Gehirn einschalten und überlegen, welcher Nahrung wir in den letzten 2 Millionen (!) Jahren unsere gesunde Entwicklung verdanken. D. h. was will und braucht unser Organismus, weil er damit *groß geworden* ist, mit welcher Nahrung kann er wirklich etwas anfangen, ohne von irgendetwas zu wenig oder zu viel zu bekommen, weil er aus diesem Angebot heraus seinen Stoffwechsel und die dazugehörigen Werkzeuge der Verdauung entwickelt hat?

Und kleinere, größere, dickliche, schlanke, dürre, muskulöse, athletische Menschen gab es unter ihnen immer. Und zu jedem Töpfchen findet sich ein Deckelchen. Warum dann ein lebenslanges Diät-Hungern?

Unsere vererbte Körperform ändert sich nicht mit Hungern oder Diäten. Aber unsere moderne Lebensart wird vom Konsumzwang dominiert, auch in unserer aufgezwungenen (schlanken) Körperform. Diäten und Moden sind ein gigantisches Geschäft, dem sich die meisten von uns kritiklos unterwerfen. Aber sie sind nicht naturgegeben. Andere Epochen und Völker hatten völlig andere Schönheitsideale. Und die waren beileibe nicht immer nur schlank.

Schauen wir uns an, welche Nahrung dem Homo erectus und anschließend dem Homo sapiens vor 2 Millionen Jahren zur Verfügung stand und aus deren Verfüg- oder Nichtverfügbarkeit unser Stoffwechsel, also unsere Nahrungsverarbeitung und damit unsere Körpersilhouette, sich entwickelte. Diese unvorstellbar lange Zeitspanne ließ durch das Ausleseprinzip (wenn man Darwin glaubt) und die vorgefundenen Notwendigkeiten bestimmte Fähigkeiten entstehen und andere wieder verschwinden.

Was uns von Anfang an als Nahrung zur Verfügung stand, waren also Früchte, Sämereien, Wurzeln, Fleisch und Fett. Damit wir sie als Nahrung verwerten konnten, entwickelten wir speziell darauf angepasste Enzyme und Körpereigenheiten. Enzyme sind in der lebenden Zelle gebildete organische Verbindungen, die den Stoffwechsel des Organismus steuern.

Zur Zerkleinerung unserer Nahrung dient uns die Oberfläche unserer Zähne, wobei Früchte, Sämereien und Wurzeln von der gewellten Oberfläche unserer Zähne zerfasert wurden.

Doch so unterschiedlich die Ernährung von Eskimos, australischen Aborigines und Urwaldbewohnern sich anschließend auch entwickelte, ein wesentliches Merkmal der ursprünglichen Ernährung war überall gleich: Es gab in der Entwicklungszeit der Funktionseinheit Mensch kein Getreide – weder Weizen noch Mais, weder Hirse noch Reis und kaum stärkehaltige Knollen. Anschließend, in der Entstehung der verschiedenen Kulturen, selbstverständlich schon. Die Lebensmittelgruppe der einfachen Kohlenhydrate, die heute den Großteil der Welternährung sichert, fehlte in der Steinzeitkost fast vollständig.

Wollen Sie daher beginnen, sich wieder organismus- und also auch zahngerecht zu ernähren, meiden Sie bitte verarbeitete Lebensmittel, Kartoffeln, raffinierten Zucker, Getreide- und Milchprodukte. Dafür aber viel Obst, Gemüse und Fisch essen – soweit entspricht das Paläofood (Steinzeitfutter)-Konzept den gängigen Ernährungsratschlägen. Aber Kartoffeln, Brot, Reis und Nudeln weglassen – das muss Ernährungsbewussten geradezu widersinnig erscheinen. Schließlich werden doch diese kohlenhydratreichen Lebensmittel seit vielen Jahren als besonders gesund empfohlen.

Aber: Nicht alle Kohlenhydrate sind gleich. Für den Organismus *gute* Kohlenhydrate sind solche, die der Körper langsam aufnimmt und die den Blutzuckerspiegel nicht schnell in die Höhe schießen lassen. Sie finden sich vor allem in Früchten und Gemüse.

Kohlenhydrate aus Getreide, Kartoffeln und verarbeiteten Lebensmitteln dagegen lassen den Blutzucker schnell und stark ansteigen. Und das führt letztlich zu den Gesundheitsproblemen, die wir überall in der westlichen Welt haben: Übergewicht, Diabetes und Bluthochdruck.

Kommt dazu noch der übliche Bewegungsmangel (die Steinzeitmenschen liefen zum Nahrungssammeln immerhin täglich ca. 30 km in zunehmend größeren Kreisen um ihren Lagerplatz und für diese Bewegungsfunktion sind wir im Laufe der Evolution optimiert worden), haben wir die vier klassischen Bausteine für das immer weiter zunehmende sogenannte Metabolische Syndrom, an dem mittlerweile 30 % der Gesamtbevölkerung leiden:

› Erhöhtes Bauchfett (Übergewicht)
› Erhöhter Blutzucker
› Erhöhte Blutfettwerte

All diese Veränderungen sind letztlich, wie oben erklärt, auf die Entwicklung des Ackerbaues und damit auf die seit der Steinzeit veränderten Ernährungsbedingungen zurückzuführen. Und die Karies gehört zu den unmittelbaren Folgen.

UNSER KIND – GESUND IM MUND

Liebe Eltern,
dieses Kapitel ist das Resultat vieler Vorträge sowie langer Berufsjahre. Es ist entstanden in dem Bemühen, Ihnen einen Leitfaden an die Hand zu geben, den es in dieser Ausführlichkeit und vor allem in dieser Sichtweise bisher nicht gibt.

Er soll Ihnen Anregungen geben zu manchen Themen, aber beileibe keine *Bibel* sein.

Es stellt meine ganz persönliche Meinung dar, meine in 40 Berufsjahren aus Beobachtungen gewachsene Erfahrung sowie mein Welt- und Menschenbild.

Daher deckt es sich nicht immer mit der konventionellen Medizin. Wenn also Kollegen anderer Meinung sind, meine Auffassung vielleicht sogar entschieden ablehnen, so tun sie das sicherlich mit Fug und Recht aus ihrer Sicht.

Jeder urteilt aus seinen Werten, seinem Interessens-Blickwinkel, seiner persönlichen Patientenerfahrung, seinem Weltbild. Niemand auf dieser Welt hat die Wahrheit gepachtet, auch wenn manche Professorenkittel oder Interessengruppen davon fest überzeugt sind.

Wenn Sie verschiedene Ärzte um eine Diagnose oder eine Meinung zu einer Operation bitten, erhalten Sie nicht selten verschiedene, sogar sich widersprechende Meinungen. Denn die Medizin ist zu einem Großteil immer noch *Erfahrungs*-Heilkunde. Das heißt, wenn für mich als Chirurg meine Arbeit im handwerklichen Lösen von Problemen liegt, so urteile ich zwangsläufig anders, als wenn ich meinen Patienten als Psychiater einen Rat gebe.

Berufsverbände, Ärzte-Kammern, Universitäten und Industrie (Pharma-Hersteller) sind hingegen Interessenvereinigungen, deren Meinung nicht unbedingt immer völlig frei ist von politischen, gesellschaftspolitischen, karriere-taktischen oder wirtschaftlichen Aspekten.

Noch dazu fällt eine Meinung manchmal völlig anders aus, wenn Sie denselben Menschen im privaten Gespräch fragen, ob er das denn seiner Familie ebenfalls empfehlen würde. Da kann es dann sein, dass ein betretenes Schweigen oder Ausflüchte folgen. Alles schon dagewesen, alles schon erlebt.

Lassen Sie sich also nicht allzu sehr verwirren, wenn Bekannte Ihnen empört erzählen, ihr Zahnarzt sehe das aber völlig anders.

Nehmen Sie meine Ausführungen als Anregung, verbreitete Meinungen auf Sinnhaftigkeit zu hinterfragen, anstatt sie mit einem vielleicht unguten Gefühl widerstrebend zu befolgen. Manchmal ist der gesunde Menschenverstand sehr viel klüger als eine Universität voller (meist selbst ernannter) Experten.

Beispiele aus meinem Beruf dazu sind die Warnungen von *Wissenschaftlern*, nicht zu lange zu stillen, weil sonst der Milchzucker die Milchzähne zerstören könne.

Ebenso die Warnung, die Mutter möge doch bitte nicht mehr den Babybrei-Löffel vor dem Füttern probeweise in den Mund nehmen oder gar ihr Baby ausgiebig küssen und herzen, weil sonst ihre Karieserreger das Baby infizieren und dem Kind somit lebenslang die Zähne verderben werden.

Beide Beispiele sind längst widerlegt, wurden aber zum Zeitpunkt ihrer *Entdeckung* mit missionarischem Eifer leidenschaftlich verkündet.

Dass es noch dazu auch karmische, seelische und zwischenmenschliche Aspekte geben könnte, gilt als unwissenschaftlich. Da stehe ich dann schnell abgewertet im Verdacht, vielleicht ein Waldorf-Schüler zu sein oder, noch schlimmer, vielleicht sogar ein Esoteriker.

Dieselben Wissenschaftler mögen mir allerdings bitte erklären, warum Kinder derselben Familie mit identischer Zahnpflege und identischer Ernährung völlig gegensätzliche Zahngesundheit haben, wie trotz Fluorid-Fütterung kariöse Zähne entstehen, warum Menschen (wie ich) auch in einer überfüllten Straßenbahn voller hustender, prustender und schnupfender Menschen sich nicht anstecken, während andere diese Straßenbahn nur von Weitem sehen müssen, um schon eine schwere Grippe davonzutragen.

Offenbar gibt es Umstände, die in der Persönlichkeit des Einzelnen liegen und nicht wissenschaftlich erfassbar sind. Denn ich kenne auch Patienten, die Zahnbürsten nur im Supermarkt-Regal sehen, ihre Zähne lediglich für den Besuch der Erbtante spülen, sich weitgehend von *Snacks* und Softdrinks ernähren und Karies nur in Gruselfilmen bestaunen. Beneidenswert.

Kümmern wir uns also im Folgenden um die Mehrheit, die sinnvollerweise ihre Zähne putzen sollte.

Lassen Sie uns mit der schönsten Zeit im Leben der meisten Frauen beginnen, der Schwangerschaft. Denn in dieser mitunter sehr anstrengenden Zeit leidet manchmal auch die Zahngesundheit der werdenden Mutter.

Zwar ist das Sprichwort: Für jedes Kind ein Zahn im Zeitalter ausreichender Ernährungs- und Pflegemöglichkeiten als zwangsläufige Folge nicht mehr zutreffend. Jedoch zeigt das Zahnfleisch schwangerer Frauen sehr häufig ein Anschwellen mit erhöhter Blutungsneigung sowie eine größere Zahnfleischempfindlichkeit. Und so ist es nicht verwunderlich, dass Zahnpflege oftmals nur sehr vorsichtig, manchmal auch nur noch selten geschieht. Bitte benutzen Sie wegen des empfindlicheren Zahnfleisches eine möglichst weiche Zahnbürste und vergessen Sie, viel wichtiger noch, die Zahnseide nicht.

Leider zeigt dazu der Speichel Schwangerer in der Regel einen höheren Säuregehalt, sodass auch hierdurch Zähne mit schwacher Schmelzstruktur und Pflegedefiziten eher einen Schaden davontragen können.

Zu Beginn der Schwangerschaft tritt nicht selten Schwangerschaftserbrechen auf.

Die aufsteigende Magensäure ätzt die Zahnoberflächen an (haben Sie in Erinnerung, wie stumpf sich Ihre Zähne nach Rhabarber-Verzehr für die Zunge anfühlen? Das ist die durch die enthaltene Oxal-Säure angeätzte Zahnoberfläche.)

Eine sofort anschließend darüber *rubbelnde* Zahnbürste würde die frisch angeätzte und dadurch wehrlos gewordene Zahnoberfläche empfindlich schädigen, da die normalerweise vorhandene oberste Schutzschicht durch den Säureangriff vorübergehend fehlt.

Nach ca. 30 Minuten aber hat die im Speichel eingebaute *Zahnfeuerwehr* die Zahnoberflächen wieder repariert und geglättet. Jetzt erst ist eine Zahnpflege für den Zahn ungefährlich.

In dieser ohnehin schwierigen Zeit ist also eine vorsichtige, aber konsequente Zahnpflege besonders wichtig.

Daher also bitte nicht sofort nach dem Erbrechen die Zähne putzen (das gilt auch außerhalb der Schwangerschaft generell für das Zähneputzen nach Mahlzeiten, da diese gelegentlich saure Komponenten beinhalten), sondern die empfohlene halbe Stunde abwarten.

Während der Schwangerschaft, aber auch während der Stillzeit, sollten Amalgam-Füllungen wegen der dann erhöhten Quecksilber-Freisetzung möglichst nicht entfernt und (hoffentlich unnötig zu betonen) auch außerhalb der Schwangerschaft überhaupt nicht gelegt werden.

Wenn es sich dennoch nicht umgehen lässt, bitten Sie Ihren Zahnarzt nachdrücklich, mit Absaug-Schutz (dem sog. Kofferdam oder dem speziellen *Clean-Präp-Absauger*) zu arbeiten. Nur so lässt sich eine völlig unnötige Quecksilberbelastung des Ungeborenen auf ein Minimum reduzieren. Auch wenn Ihr Zahnarzt auf diese Bitte abwehrend reagiert, weil er Quecksilber für ungefährlich und Vorsichtsmaßnahmen für Humbug hält, lassen Sie sich bitte nicht einschüchtern. Es ist die Gesundheit IHRES Kindes und nicht die seine. Und SIE tragen für Ihr Kind die Verantwortung – NICHT ER!

Säuglinge von Müttern, die Amalgamfüllungen (er-)tragen, weisen nach einer Studie der Hamburger Universität bereits während der Schwangerschaft einen erschreckend hohen Quecksilbergehalt auf.

Auch deshalb zeugt bei einer längerfristigen Kinderplanung ein rechtzeitiges Auswechseln von Amalgamfüllungen von verantwortungsvollem Handeln gegenüber Ihrem geplanten Kind.

Und noch ein Grund spricht dafür: Die Universität Tübingen hat im Rahmen einer langjährigen Studie über Fruchtbarkeitsstörungen Amalgam als eine der Hauptursachen dafür erkannt.

Mehr und Näheres zum Thema AMALGAM im entsprechenden Kapitel.

Dass in der Schwangerschaft generell nicht geröntgt werden sollte, ist bekannt. Daher also: **Vor** einer absehbaren Schwangerschaft fragliche oder bereits länger bestehende Probleme mit Ihrem Zahnarzt auf eine eventuell nötige Röntgendiagnostik abklären.

Eine ausgewogene Vollwert-Ernährung ist nicht nur während der Schwangerschaft sinnvoll. Aber in dieser Zeit besteht ein erhöhter Bedarf an Vitalstoffen, die nur in schonend zubereiteter oder ungekochter, unverarbeiteter Nahrung zur Verfügung stehen.

Ein gegebenenfalls sinnvolles Maß an Vitaminen, Spurenelementen und Mineralstoffen (*Nahrungsergänzungsmittel*) sichern der Mutter wie dem Heranwachsenden ausreichenden Nachschub und beugen Mangelerscheinungen vor, wenn sie über die Ernährung nicht zugeführt werden können.

Ein höheres Maß an Milch und Milchprodukten wird zwar immer wieder, wie auch bei der Osteoporose, gefordert, ist aber in beiden Fällen meinen (ganzheitlichen) Informationen nach eher bedenklich.

Denn Milch ist im Sinne der Rohkost-Philosophie eher ein Kalkräuber denn ein Kalkspender.

Gedacht als Babynahrung für Kälber mit all seinen, auch hormonellen, Inhaltsstoffen (immerhin verdoppelt ein Kalb, das sich nur von seiner Muttermilch ernährt, innerhalb von drei Monaten sein Geburtsgewicht), ist sie als angeblich *wichtiger* Baustein der menschlichen Nahrung sicherlich nicht völlig unkritisch zu sehen.

Allerdings produzieren unsere Landwirtschaften unglaubliche Mengen von Milch und Milchprodukten, die für ein Wohlergehen unserer Volkswirtschaft auch weltweit verkauft werden müssen, in sogar nicht unerheblichen Mengen bis nach China.

Die erfolgreiche Image- und Absatzförderungskampagne der deutschen Agrarwirtschaft wurde bis heute in verschiedenen Abwandlungen fortgeführt, lanciert, gesteuert und bezahlt gemeinsam von der 1970 gegründeten Centralen Marketing-Gesellschaft der deutschen Agrarwirtschaft (CMA) und der Europäischen Union.

Dass hingegen auffallend vielen Klein- und Kleinstkindern seit Jahren zunehmend Milch-Eiweiß-Allergien oder -Überempfindlichkeiten das Leben zur Hölle und die Haut zum unerträglichen Juck-Panzer machen, finden Sie in keiner der bunten *Milch ist Kalkspender* und *Milch macht müde Männer munter*-Hochglanz-Broschüren.

DIE ERSTEN MONATE

Nun ist es also da, das heiß ersehnte kleine unbekannte Wesen, um das sich in den nächsten Jahren alles drehen wird. Das manchen Stress, aber umso mehr Freude bringen wird.

Doch zunächst stehen wir davor und möchten natürlich alles optimal machen; aus allen Richtungen kommen Ratschläge: Hebamme, Oma, Opa, Geschwister, Freunde, Fernsehen, Kinder-Zeitschriften, Ärzte und Zahnärzte geben um die Wette Ratschläge und nicht selten widersprechen sie sich.

Wer von all diesen Ratgebern ist wirklich kompetent?

Sicherlich: Alle geben ihre eigene Meinung und teilweise auch ihre eigene Erfahrung weiter; aber ob die auch in jedem Fall für IHR Kind optimal ist?

Unsere Gesellschaft lebt von einer unglaublichen, stetig wachsenden Anzahl von größtenteils selbst ernannten Experten, im aktuellen Slang auch enttarnend als Influencer bezeichnet. Die für ihre *Arbeit* fürstlich entlohnt werden und daher natürlich alles andere als neutral sind.

Daher möchte ich Sie bitten, in diesem fast unüberschaubaren Informationswust innezuhalten und Ihrem *Bauch*, Ihren Ahnungen, Ihrem *Fingerspitzengefühl* mehr Raum zu geben als den oft prestige- oder wirtschaftlich orientierten Ratschlägen der Öffentlichkeit.

Unsere Vorfahren haben Millionen gesunder Kinder zur Welt gebracht und aufgezogen, ohne Hilfe von Armeen von Experten.

Beispielsweise wird Ihnen in der Klinik oft schon eine Fluor-Prophylaxe, verbunden mit einer Vitamin D-Prophylaxe, derart penetrant aufgedrängt, dass die meisten Mütter ein schlechtes Gewissen bekommen, es dem Kind vorzuenthalten.

Auch wenn man der D-Prophylaxe durchaus zustimmen, bei der Dosierung aber geteilter Meinung sein kann (durch den inzwischen viel vorsichtigeren Umgang mit der Sonne ist die Eigenproduktion bei Babys und Kleinkindern gerade in den Wintermonaten meist unzureichend), steht für mich die Ablehnung der Fluorprophylaxe außerhalb jeglicher Diskussion. Zu diesem Thema finden Sie im Kapitel **Fluor – Fluoride** eine längere Ausführung.

Nur so viel an dieser Stelle: Wenn eine stillende Mutter höher dosiert Fluoride zu sich nimmt, findet sich nur eine verschwindend geringe Menge davon in der Muttermilch (0,005 mg pro Liter). Sollte uns diese absichtliche natürliche Fluor-Fütterungsbremse des Babys mit Hilfe des eingebauten *Brustdrüsen-Filters* nicht zu denken geben?

Was ist wohl ein besserer Ratgeber – die absichtlich eingebaute Fluorid-Sperre der Natur oder ein Fluorid-Hersteller, der vom Verkauf seines Produktes lebt und Zahnärzte und Öffentlichkeit unablässig auf die angebliche Notwendigkeit einer täglichen (!) Fluorid-Fütterung (auf wissenschaftlicher Basis, versteht sich) hinweist?

Werden unsere Kinder hier nicht, unter anderem, zu willigen und unkritischen Pharma-Konsumenten erzogen, die schon als Baby lernen, dass man nur mit dem täglichen Verzehr irgendwelcher bunter Pillen gesund bleiben kann?

Sollten sie nicht im Gegenteil dazu angehalten werden, Medikamente nur im Notfall und zeitlich eng begrenzt zu nehmen?

DAS STILLEN

Das Stillen selbst hat verschiedene wichtige Funktionen neben der Tatsache, dass es das Vertrauen in die Fürsorge der Mutter und damit ein gesundes Grundvertrauen in die Welt an sich stärkt.

Ein in Maßen langes Stillen (durchaus ein Jahr und länger, wenn möglich) unterstützt das ungestörte Entwickeln und Heranwachsen des Immun- und Verdauungssystems des Kindes in unbezahlbarer und anders nicht zu erzielender Weise.

Außerdem gibt es Hinweise auf eine brustkrebsverhütende Wirkung des Stillvorganges.

Und der spezielle Lutschvorgang, der einiger Kraft und besonderer Kieferbewegungen bedarf, stärkt das Wachstum der Kiefer, des Kiefergelenkes und damit eine gesunde Kopfentwicklung.

Leider gibt es gerade auf diesem Gebiet die abenteuerlichsten *Experten*-Ansichten, merkwürdigerweise meistens von Männer vertreten, die sich sogar dahingehend versteigen, dass Stillen lästig und unangenehm sei, die Brüste durch das Gewicht der Milch deformiere und ihnen eine angestrebte knackig-feste Konsistenz nehme. Im Zeitalter von Milupa und Co sei das doch nun wirklich unnötig und *uncool*.

Sie als Mutter sollten über diesen Auswüchsen schmunzelnd weiterstillen, stellen sie doch ein Weltbild dar, das eher kurios und mechanistisch ist, als den Menschen in all seiner Vielfalt und Schönheit, aber auch Zerbrechlichkeit begreifen zu können.

DAS TRINKEN

Oft wird die Vorliebe für Süßes bereits in den ersten Lebensjahren gefördert: Schon Babys und Kleinkinder bekommen gesüßte Instant-Kindertees, süße Flaschen- und Gläschennahrung oder verdünnte Fruchtsäfte.

Instant-Tees und Flaschennahrung enthalten glücklicherweise heute kaum noch reinen Zucker, sondern Zuckeraustausch-Stoffe wie Sorbit, Mannit, Isomalt oder Xylit. Von diesen Süßstoffen ist aber nur Xylit (Hinweis durch das *Zahnmännchen*) zahnschonend.

Gemeinsam haben alle diese Stoffe jedoch, dass sie in größeren Mengen (und die sind schnell erreicht) abführend, d. h. schädlich für die kleine, erst sich noch entwickelnde Darmflora sind.

Auch wenn der Markt noch so voll davon ist und es mehr Arbeit für Sie bedeutet, gewöhnen Sie Ihr Kind nicht sofort an Süßes:

› Bieten Sie ihm Speisen und Getränke ungesüßt an, auch Honig gehört nicht in eine natürliche Nahrung; Ihr Kind wird sich schnell an diese Art der Ernährung gewöhnen.

› Und lassen Sie sich von niemandem erzählen, man könne die Kinder sowieso nicht von Süßigkeiten fernhalten. Ich kenne Familien, denen das gelingt. Nicht immer ganz einfach, vor allem auf Dauer nicht möglich. Aber in den ersten Jahren durchaus. Und die ersatzweise Akzeptanz von süßem Obst ist nur eine Frage des Angebotes.

Die üble Propaganda der Zuckerwaren-Industrie weist uns hier schlichtweg aus Eigeninteresse den falschen Weg. Richtig ist, dass Zucker eine Droge ist, die bestimmte Glückshormone freisetzt und damit abhängig macht.

Das Fernhalten ist leider heute mit den vielfältigen Versuchungen nicht eben einfach. Wenn Sie es wirklich wollen – und es gibt unter meinen Patienten genügend entsprechende Vorbilder –, können Sie Ihre Kinder weitgehend ohne die süchtig machende Droge aufziehen.

Trauen Sie sich doch einmal, der Oma oder Tante ernsthaft und glaubwürdig anzudrohen, jeglichen Kontakt mit dem Kind zu sperren, wenn sie weiterhin den Kindern ständig Süßigkeiten zustecken.

Und erklären Sie ihnen, dass sie mit jedem Stückchen Schokolade die Kinder auf lange Sicht auf übelste und hinterhältigste Weise bestrafen.

Denn die Zahnschmerzen und den schmerzhaften Zahnarztbesuch müssen später die Kinder ertragen – und nicht die lieben gedankenlosen Verwandten, die sich mit den mitgebrachten Naschereien bei dem Kind ohnehin nur *Liebkind* machen wollen. Beabsichtigten sie dem Kind ernsthaft Gutes zu tun, brächten sie keine Löchermacher mit.

Lassen Sie die Verwandten ihr mitgebrachtes Zeug vor den Augen der Kinder selber essen und anschließend ihre vorhandenen Kronen und Prothesen vorzeigen und die staunenden Kinder fragen, ob sie das später auch haben wollen. Das wäre eine sinnvolle erzieherische Maßnahme (an den lieben Verwandten).

Ganz abgesehen von den vielfältigen Erkrankungen, die der jahrelange Zuckerkonsum im Körper anrichtet (jugendlicher Diabetes, Vitaminmangel, Mineralienmangel, Übersäuerung etc.).

Hier der Spickzettel für uneinsichtige Verwandte, die trotzdem heimlich die Tafel Schokolade oder den Schokoladen-Osterhasen aus der Tasche ziehen:

› Rund 25.000 Kinder und Jugendliche in Deutschland sind an Typ-1-Diabetes erkrankt. Damit ist Diabetes mellitus die häufigste Stoffwechselerkrankung im Kindes- und Jugendalter in Deutschland.

› Diese Kinder können kein Insulin mehr produzieren und benötigen daher ihr Leben lang das Hormon Insulin.

› Zur nötigen Therapie ist bei Kleinkindern und Jugendlichen daher die Behandlung mit einer Insulinpumpe oder tägliches Spritzen notwendig, die dem Körper kontinuierlich das notwendige Hormon zuführen.

› Zu rechnen ist mit Langzeitschäden (Augen-, Nieren-, Herz-Kreislauf-Komplikationen).

Liebe Verwandte – WOLLT IHR DAS?

Zögern Sie also nicht, der Verwandtschaft vorübergehend Besuche zu verweigern, wenn die Süßigkeitenfütterei meist der weiblichen Verwandten aus falsch verstandener Zuneigung nicht aufhört. („...bin ich nicht eine liebe Omi, die dir so schöne Schokolade mitbringt; deswegen freue dich bitte, wenn ich komme und hab mich wenigstens wegen der Schokolade ganz ganz lieb!")

Geben Sie ihm lieber selbst aufgebrühte Kräutertees und wechseln Sie häufiger die Zusammensetzung.

Aber bitte beachten Sie: Jeder Tee ist als Pflanzenauszug immer auch ein Medikament, das eine Reaktion des Körpers auf die darin angebotenen Stoffe auslöst. Bei Gesundheitsstörungen oder gar Erkrankungen ist das durchaus erwünscht – bei einem gesunden Kind als Dauergetränk aber nicht unbedingt sinnvoll. Unser natürliches Getränk ist das Wasser, kein Energie- oder Softgetränk. Und bitte ohne Kohlensäure, denn die kann genauso wie Zucker die Zähne angreifen und trägt zur Übersäuerung des Körpers bei.

Oder trinken Sie etwa, obschon gesund, über Wochen oder Monate zum Beispiel einen Tee gegen Durchfall, nur weil er gut schmeckt?

Das beste und natürliche Getränk des Menschen ist das Wasser. Warum also das Kind nicht an seine ursprüngliche Nahrung gewöhnen? Das Trinken soll lediglich den WASSERverlust ausgleichen, der durch Schwitzen und Toilettenbesuche entsteht. Nicht einen Coca-Cola-, Fanta- oder Redbull-Verlust!

Kinder lehnen Wasser keineswegs rundweg ab, es wird ihnen nur häufig gar nicht erst angeboten. Kohlensäure hat allerdings im Trinkwasser **nichts, aber auch gar nichts** verloren – sie schadet vielfältig.

Hier ist nur das *Stille Wasser* gemeint und sinnvoll, am besten wählen Sie natriumarmes und calciumreiches Wasser.

Zucker- und kohlensäurehaltige Limonaden, auch die Lightoder zuckerfreien Versionen (Coca-Cola und Konsorten), sind als Durstlöscher und erst recht als Nahrung oder *Energieschub* völlig ungeeignet. Im Gegenteil: Der Zuckeranteil erhöht anschließend noch den Durst (Ein Glas Coca-Cola besteht zu einem Viertel seines Inhaltes aus Zuckerkonzentrat!!!). Damit wird schlitzohrig-schlau der Konsum noch gesteigert. Also: Hände weg vom *Zahnkiller* Limonade.

Fruchtsäfte (auch ungesüßte) enthalten von Natur aus Zucker und Fruchtsäuren, die für die Zähne ebenso schädlich sind wie reiner Zucker, und gehören vor allem als Inhalt von Nuckelflaschen **vor dem Schlafengehen nicht in den Mund.**

Denn in der Nacht wird nur wenig schützender Speichel gebildet und die ersten Zähnchen sind schnell wehrlose Opfer der im Mund liegen gebliebenen süßen Substanzen, zu denen auch Fruchtzucker zählt.

Tagsüber sind frische Früchte kaum eine Gefahr für die Zähne; der darin enthaltene Zucker und ihre Fruchtsäuren liegen locker auf den Zähnen und werden während des Essens und Sprechens vom Speichel rasch weggespült.

Überhaupt ist es aus mehreren Gründen sehr sinnvoll, dem Kind das *Dauernuckeln* aus der Flasche so rasch wie möglich abzugewöhnen. Gewöhnen Sie das Kind besser zügig an das Trinken aus Bechern und Tassen. Das geht nicht bei jedem Kind leicht vonstatten. Schnabeltasse oder Trinklernbecher mit 360-Grad-Rand sind bewährte Lernhilfen. Allerdings tun sich manche Kinder anschließend schwer, auf normale Becher umzusteigen.

NUCKELN

Womit wir zwangsläufig beim schwierigen Thema *Nuckeln* wären. Das Nuckeln als orale Befriedigung aller Altersklassen, auch der Erwachsenen (siehe das Rauchen), ist wohl so alt wie die Menschheit selbst.

Und auch ein Kind steckt aus zwei wesentlichen Gründen was auch immer in den Mund: Weil es sich entspannt und wohlfühlt – oder weil es sich, verunsichert, mit Hilfe des vertrauten Ritus in seine kleine überschaubare Welt zurückzieht und die ängstigende Außenwelt dadurch im Moment aussperrt.

Wobei kleine Kinder vieles mehr und völlig anderes beunruhigend finden, als wir *Erwachsenen* es noch wissen.

Nehme ich nun als Erwachsener, mit Gewalt oder Tücke, dem Kind Daumen/Finger/Schmusetuch, so muss das Kind diesen gewaltsamen autoritären Eingriff natürlich, wenn auch jammernd, akzeptieren. Leider kann ich ihm aber keinen gleichwertigen Ersatz für diese wichtige *Sicherheitsfunktion* bieten, weil ich gar nicht weiß, wo die Unsicherheiten und Probleme des kleinen Wesens liegen.

Es ist eben längst nicht ausreichend, als Eltern nur *da* und freundlich zu sein. Wie heißt es doch oftmals so schön im kinderfreundlichen Deutschland: *Kinder sollte man sehen, aber nicht hören.*

Also – wenn das Kind unbedingt am Nuckeln festhält, böte sich als wichtigste Maßnahme der Eltern an, gemeinsam zu überlegen, ob Grundbedürfnisse des Kindes vielleicht übersehen wurden. Dieses Problem kann u. U. für den Erwachsenen relativ unbedeutend, für das Kind jedoch im Moment ein unlösbares sein.

Für dieses Thema sehr hilfreiche und überaus treffliche Schriften mit dem Titel:
› Elternbrief 1: *Sorgende Mütter – nervende Kinder: über die wahren Bedürfnisse der kleinen Kinder*
› Elternbrief 2: *Die nonverbale Erziehung*
› Elternbrief 3: *Wut, Geschrei und Tränen*
hat die freiberufliche Hebamme und Früherziehungsberaterin Brigitte Hannig geschrieben, die sie bei ihr gegen einen Unkostenbetrag anfordern können: Wiesenstr. 11, 40878 Ratingen Tel.: 02102 39 95 32. Diese Broschüren sollten meiner Meinung nach alle werdenden Eltern gelesen haben.

Sie beschreibt sehr eindrucksvoll die Faktoren, die uns Erwachsenen meist völlig unbekannt sind und unser Kind u. U. zur Verzweiflung treiben können.

Als Beispiele seien genannt paradoxerweise der Überfluss der Befriedigung körperlicher Bedürfnisse, ein Überfluss in der Befriedigung des Bedürfnisses nach Liebe, oder Mangel an Wiederholungen, Routinen, Ordnungen, Orientierungen und Zugehörigkeit, das Bedürfnis nach Rhythmus, Regelmäßigkeit und

Struktur, nach Religion, Konsequenz und Achtung sowie der Überfluss in der Befriedigung des Achtungsbedürfnisses.

So ungewohnt merkwürdig und verwirrend sich diese scheinbar aus dem Zusammenhang gerissene Liste hier anhört, so logisch und ungemein hilfreich in der Orientierung ist sie vor allem für *antiautoritär* erziehen wollende Eltern.

Sollte das Nuckeln hingegen, was durchaus vorkommen kann, nur noch eine angenehme Angewohnheit aus früheren Tagen sein, können Sie versuchen, über *Kungeln* („... wenn du am Sonntag/in den nächsten drei Tagen auf den Daumen/Schnuller etc. verzichtest, schlage ich dir folgendes Tauschgeschäft vor: ...") diese Gewohnheit zu durchbrechen und damit langsam und geschickt dem Spuk ein Ende zu bereiten.

Vergessen Sie dabei nicht, dass Sie als Erwachsener ungerechterweise stets automatisch am längeren Hebel sitzen.

Wie würden Sie sich fühlen, wenn der Staatsanwalt ins Haus käme, Ihnen das entspannende Schauen einer Fernseh-Fußballübertragung verböte und einfach den Fernseher auf Nimmerwiedersehen mit dem Recht des Stärkeren konfiszierte?

Oder wenn Sie sich abends in der Stadt vor einer Horde randalierender Jugendlicher ängstlich (der Erwachsene zieht natürlich den Begriff *vorsichtshalber* vor) in einer dunklen Toreinfahrt verbergen und jemand kommt und zieht Sie, just for fun und weil er stärker ist, aus eben dieser Toreinfahrt ins Freie und lässt Sie dort stehen?

Nehmen Sie also den Fernseher und die dunkle Hauseinfahrt als Vergleichs-Symbole für Daumen/Nucki und seien Sie behutsam.

Auch wenn Ihr Kind noch mit 6/7 Jahren nuckelt – was vorkommen kann, auch ich selber gehörte dazu – so ist eine eventuell notwendige Kieferregulierung immer noch *menschlicher* als das unsensible Zerren aus der Toreinfahrt aus prinzipiellen Erwägungen (*Wie kann man in deinem Alter noch ... !*), was das Kind in seinen (unbewussten) Ängsten vor der Macht der Erwachsenen nur noch bestätigt. Und der Kiefer wird davon auch nicht automatisch nachträglich besser.

Ein Nuckeln bis zum 2., 3. Lebensjahr gilt als normal; und längst nicht jedes längere Nuckeln muss später zum offenen Kiefer (*Lutsch-offener Biss*, siehe Kapitel **Kieferorthopädie**) oder zu anderen Fehlstellungen führen. Auch hier ist wieder die Anlage des einzelnen Individuums ausschlaggebend.

DAS ZAHNEN

Eltern bemerken den Beginn der Zahnung meistens daran, dass ihr Kind unruhig wird, weniger isst, auf allem herumkaut und häufig sabbert. Für ihr Kind ist der erste Zahn auch gelegentlich mit Fieber oder kleineren Verdauungsstörungen verbunden.

Sollte es Ihnen zu mulmig werden, können Sie ja sicherheitshalber den Kinderarzt zu Rate ziehen – meistens wird er Sie aber lächelnd beruhigen mit dem Hinweis, dass die nächsten Zähne ans Licht der Welt wollen.

Die Zähne eines Babys entwickeln sich schon im Mutterleib: Etwa von der sechsten Schwangerschaftswoche an entstehen in der Anlage des Kiefers die Zahnkeime, die nun im Kiefer wachsen und vom vierten Schwangerschaftsmonat an mineralisiert werden, also durch Zugabe von Kalzium ihre Festigkeit bekommen.

Bei der Geburt dann sind alle Zähne im Kiefer angelegt.
Das erste Zähnchen ist immer noch etwas Besonderes und wird mit Freude erwartet. Es erscheint bei den meisten Babys zwischen dem 4. und 10. Monat und ist fast immer ein mittlerer Schneidezahn im Unterkiefer.

Obwohl in der Mundhöhle sichtbar, sind die Zähnchen im Kiefer noch lange nicht voll ausgebildet, denn die Zahnwurzeln brauchen für ihre weitere Entwicklung noch ca. zwei Jahre Zeit.

Ein Milchgebiss hat insgesamt 20 Zähne – in Ober- und Unterkiefer je vier Schneidezähne, zwei Eckzähne und vier Backenzähne. Sie erscheinen meistens in einer bestimmten Reihenfolge:

Zwischen dem sechsten und dem achten Lebensmonat erscheinen die beiden mittleren Schneidezähne im Unterkiefer, ihnen folgen in der Regel die beiden mittleren Schneidezähne im Oberkiefer.

Zwischen dem achten und dem zwölften Monat brechen die äußeren Schneidezähne im Oberkiefer durch, dann jene im Unterkiefer.

Zwischen dem 12. und dem 16. Monat erscheinen die beiden vorderen Backenzähne, die *Milchmolaren*, erst im Oberkiefer, dann im Unterkiefer (als Molaren bezeichnet der Zahnarzt die Backenzähne).

Die Eckzähne folgen zwischen dem 16. und dem 20. Monat – erst im Oberkiefer, dann im Unterkiefer.

Zwischen dem 20. und dem 30. Lebensmonat vervollständigen die beiden hinteren Backenzähne im Unterkiefer, danach die beiden hinteren Backenzähne im Oberkiefer das Milchgebiss.

Natürlich gibt es *Ausnahmen* von dieser Regel: Caesar und Napoleon hatten angeblich bei ihrer Geburt bereits ihren ersten Zahn. In Hamburg wurde 1961 ein Baby mit neun Milchzähnen geboren.

Es gibt aber auch Kinder, bei denen sich die ersten Zähne erst zeigen, wenn sie schon 10 oder 12 Monate alt sind. Oder der letzte Zahn wird erst sichtbar, wenn ein Kind 32 oder 33 Monate alt ist.

Die für den Durchbruch der Milchzähne angegebenen Zeiten sowie die vorgestellte Reihenfolge sind Durchschnittswerte, von denen es natürlich Abweichungen gibt. Werden die Zeiten nur geringfügig unter- oder überschritten, ist dieses nicht Anlass zur Sorge.

Grundsätzlich sind Mädchen in ihrer körperlichen Entwicklung – so auch beim Durchbruch der Zähne – schneller als Jungen.

Das darauffolgende Dauergebiss, einschließlich der vier Weisheitszähne, umfasst 32 Zähne, die vom sechsten Lebensjahr an nacheinander im Mund erscheinen.

Bevor der erste Milchzahn ausfällt, rücken oftmals die Zähne vor allem in der Front auseinander, weil der Kiefer wächst, um Platz für die nachfolgenden, deutlich größeren, bleibenden Zähne zu machen.

Allerdings erscheinen die ersten bleibenden Zähne zu den Milchzähnen hinzu, als *Zuwachszähne*, als nun letzter Zahn in der Zahnreihe in der Mundhöhle. Der erste Zuwachszahn ist also ein großer Mahlzahn und taucht zwischen dem sechsten und dem achten Lebensjahr **hinter** dem letzten Backenzahn des Milchgebisses auf, ohne dass dafür ein Milchzahn ausfällt. Daher erscheint er in der Regel unbemerkt.

Die Milchzähne, die zwischen dem siebten und neunten Lebensjahr als erste ausfallen, um von bleibenden Zähnen ersetzt zu werden, sind in der Regel die mittleren oberen oder unteren Schneidezähne.

Hierbei werden Eltern oft von der Tatsache verunsichert, dass vorne im Unterkiefer die durchbrechenden bleibenden Schneidezähne auf dem der Zunge zugewandten Abhang des Unterkiefers erscheinen, oftmals sogar etwas gegeneinander gedreht, während die Milchschneidezähnchen noch seelenruhig auf ihrer angestammten Stelle verharren und nicht im Traum daran denken, Platz zu machen.

Das ist kein Grund zur Besorgnis. Ich kenne kaum einen kleinen Patienten, bei dem nicht doch nach mehr oder weniger kurzer Zeit die Milchzähnchen, wenn auch widerstrebend, von selbst wichen und die mittlerweile am zungenwärtigen Abhang des Unterkiefers erschienenen bleibenden Schneidezähne sich nach vorne schoben und sogar von selbst in die richtige Position drehten.

Gleiches gilt für den Oberkiefer, wo die bleibenden Schneidezähne plötzlich am inneren Gaumen auftauchen können. Sie sollten diesen Zustand auf jeden Fall ihrem Zahnarzt zeigen, können sich damit aber Zeit lassen.

Die bleibenden seitlichen (kleinen) Schneidezähne brechen zwischen dem achten und dem zehnten Lebensjahr, oft etwas nach außen gekippt, durch. Nicht selten schieben sie zusammen mit den danach erscheinenden Eckzähnen lückig stehende vordere Schneidezähne noch etwas zusammen.

Die gerade erwähnten Eckzähne folgen also den kleinen Schneidezähnen im zehnten bis 13. Lebensjahr, im Unterkiefer deutlich eher als im Oberkiefer, danach die kleinen Backenzähne, die Prämolaren.

Zwischen dem 12. und dem 14. Lebensjahr erscheinen hinter den ersten großen Mahlzähnen dann die zweiten großen Mahlzähne, die 7-er.

Die Weisheitszähne (die sog. 8-er) folgen etwa vom 17. Lebensjahr an. Ihr Durchbruch kann sich oft über Jahre hinziehen und mit wiederkehrenden heftigen Entzündungen des umgebenden Zahnfleisches verbunden sein.

Allerdings werden manche Weisheitszähne nie im Mund sichtbar, sie bleiben *verlagert* und werden erst zufällig durch ein Röntgenbild entdeckt. Wenn Sie Näheres dazu wissen wollen, schauen Sie bitte ins Kapitel **Weisheitszähne.**

Wie bei den Milchzähnen sind die hier aufgeführten Werte nur als Durchschnittswerte zu verstehen. Werden sie deutlich überschritten, sollte ein Zahnarzt die Ursachen abklären.

Und zu guter Letzt: Sicher haben Sie sich schon gefragt, warum die ausgefallenen Milchzähne keine Wurzeln haben. Ganz einfach:

Der genau unter dem Milchzahn in die Höhe wachsende bleibende Zahn frisst die über ihm liegende Milchzahnwurzel auf dem Weg in die Mundhöhle regelrecht auf, weil sie ihm im Weg ist, wodurch der Milchzahn zunehmend lockerer wird und schließlich, seiner Wurzel gänzlich beraubt, ausfällt.

Ein Milchzahn, der wegen starker Karies oder anderer Gründe frühzeitig gezogen werden muss, hat dagegen noch eine lange, oft sehr gekrümmte Wurzel.

PLATZHALTER

Aus der kariösen Zerstörung von Milchzähnen kann sich nun folgendes Problem ergeben:

Unter jedem Milchzahn wächst der entsprechende Bleibezahn in die Höhe.

Muss nun ein Milchzahn vorzeitig gezogen werden, hinterlässt er zwischen seinen Nachbarn eine Lücke, die die Natur intelligenterweise durch Kippen oder Nachvorn-Wandern der Nachbarzähne in die Lücke hinein zu schließen versucht. Schließlich muss der Besitzer ja irgendwie kauen können.

Nur *weiß* die Natur nicht, dass unter der Lücke noch ein Zahn in die Höhe wächst, der in dieser Lücke natürlicherweise erscheinen möchte. Verkleinern nun die Nachbarn diese entstandene Lücke durch Kippen oder Aufwandern, bleibt für den neuen Zahn nicht mehr genügend Platz;

Entweder sucht er sich nun seitlich außerhalb der Zahnreihe seinen Platz, oder die Lücke ist so eng geworden, dass er völlig aufgibt und im Kiefer verborgen bleibt.

Wird daher ein Milchzahn noch so hergerichtet, dass er zwar als *Ruine* den Platz besetzt und damit für den unter ihm hochstrebenden Zahn den Platz freihält, zum Kauen aber nicht mehr zu gebrauchen ist, sprechen wir von einem *Platzhalter*.

Kippen und Aufwandern von Nachbarzähnen sind vor allem für das bleibende Gebiss unter Umständen von ziemlichem Nachteil:

Das Ineinandergreifen der Zahnhöcker mit den Zahntälern der Gegenzähne passt dann nicht mehr, das Zusammenspiel der Kiefer wird empfindlich gestört mit zum Teil gravierenden Folgen, siehe Kapitel **Der falsche Biss.**

Der kleine Patient leidet später möglicherweise unter Schmerzen im Kiefergelenk, Verspannungen im Hals- und Nackenbereich, Kopfschmerzen und Einschränkungen der Beweglichkeit, verminderter Nasenatmung und dadurch erhöhter Infektionsgefahr der Atmungsorgane, vermindertem Speichelfluss und damit höherem Kariesrisiko (der Speichel *wäscht* die Zähne durch Umfließen), und Sprachfehlern. Diese Probleme werden im Kapitel **Kieferorthopädie** noch genauer erläutert.

ZAHNUNGSSCHMERZEN

Ein weiteres, oftmals leidvolles Thema für viele Eltern sind die Zahnungsschmerzen. Und auch hierzu habe ich meine abweichende Meinung.

Ausgehend von der Beobachtung, dass bei älteren heranwachsenden Jugendlichen der weitere Zahndurchbruch oftmals unbemerkt geschieht, muss also für die Natur ein Grund gegeben sein, den Zahnwechsel bestimmter Zähne mit Schmerz zu koppeln. Da ich davon ausgehe, dass sie für alles, was sie tut und was Energie kostet, einen Grund hat, wird es wohl eine Bedeutung haben, dieses Zahnen für den kleinen Erdenbürger so durchdringend erlebbar zu machen. Auch wenn wir dieses nicht ermessen können.

Denn auch die nur für Menschen typischen Kinderkrankheiten mit allen ihren quälenden Erscheinungsformen haben ihren Sinn, wie wir wissen.

„Ein Kind muss krank werden, um gesund zu bleiben", sagten die alten Ärzte mit ihrem gewaltigen Erfahrungsschatz aus gutem Grund. Denn nichts trainiert das Immunsystem besser als erfolgreich durchstandene Kinderkrankheiten.

Ist das Zahnen späterhin also auch schmerzlos möglich, hat der Schmerz möglicherweise einen, für uns bisher nicht durchschaubaren Sinn.

Ich frage mich also angesichts der Weisheit der Natur, ob es nicht für die Entwicklung der Kindespersönlichkeit sinnvoller ist, mit Beißhilfen, die das Kind sowieso instinktiv sucht, den unangenehmen Zahndurchbruch zu beschleunigen, statt ihn mit Medikamenten zu betäuben und damit dem Kind eine offenbar wichtige Erfahrung zu nehmen.

Dass damit leider einige schlaflose Nächte mehr den ohnehin gebeutelten Eltern ins Haus stehen, ist mir bei diesem Ratschlag durchaus bewusst.

Aber diejenigen unter Ihnen, die sich ein wenig mit Medizin beschäftigt haben, wissen beispielsweise um die Problematik, einem fiebernden Kind mit fiebersenkenden Mitteln zum falschen Zeitpunkt das Fieber zu nehmen. Denn das Durchleben des Fiebers hat für das weitere Leben seine Wichtigkeit.

Zur Notwendigkeit des Durchbruchschmerzes können wir nur philosophische Vermutungen anstellen und der Weisheit der Natur vertrauen – eine schlüssige Begründung kann auch ich Ihnen nicht liefern.

Vielleicht liegt ein möglicher Sinn darin, wie viel Aufmerksamkeit, Zuspruch und Trost die quälenden Empfindungen Ihres Kindes von Ihnen fordern und wie viel Gemeinsamkeiten

Sie miteinander im Rahmen des Durchlebens der Zahnung entwickeln.

Als natürliche Hilfen bieten sich hier an einer Schnur oder einem dünnen Lederriemen um den Hals getragene Beißhölzer aus Veilchenwurzel oder Süßholz oder aus speziellem Kunststoff an, der sich im Kühlschrank vorkühlen lässt und durch seine Kühle vom Kind als angenehm empfunden wird.

Natürlich gibt es auch homöopathische Präparate. Die meist verwendeten und daher üblichen finden Sie hier anschließend. Trotzdem sollten Sie Ihr Kind einem erfahrenen Homöopathen vorstellen, denn die erfolgreiche Anwendung der Homöopathie ist eine Erfahrungs-Kunst und hat nichts mit Tabellen-Ablesen zu tun. Die Dosierung sollten Sie dem Fachmann/der Fachfrau überlassen. Laien sollten im Wesentlichen im Bereich der D-Potenzen bleiben, die C-Potenzen und höhere sind in ihrer Wirkung schwerer einzuschätzen. Sollten Sie es selbst entscheiden wollen, bietet sich, wie gesagt, in den meisten Fällen für den Hausgebrauch die D6 bzw die D12 an. Der Wirk-Unterschied zwischen beiden Potenzen ist nicht wesentlich groß.

Chamomilla (Kamille)

Die Chamomilla-Globuli helfen, wenn Babys besonders schlecht gelaunt sind, wütend schreien und viel getragen werden wollen. Zusätzlich ist eine Wange meist deutlich gerötet, die andere ist blass. Ebenfalls kann Chamomilla gegeben werden, wenn Zahnen von übelriechendem Durchfall begleitet wird.

Belladonna (Tollkirsche)

Belladonna-Globuli werden bei Babys gegeben, wenn die Beschwerden plötzlich auftreten. Sie schreien heftig, haben einen roten Kopf und schwitzen. Zum Teil strecken sie beim Schreien aus Wut und Frustration auch den Rücken durch. Das Zahnfleisch ist angeschwollen.

Symphytum (Beinwell)

Bohrt sich ein Zahn gerade durch die Knochenhaut, dann helfen dem Baby beim Zahnen Globuli mit dem Wirkstoff Symphytum. Sie sollen die Schmerzen nehmen.

Ferrum phosphoricum

Hat Ihr Kind wenig Schmerzen, aber ständig erhöhte Temperatur und geschwollenes Zahnfleisch, dann eignet sich Ferrum phosphoricum. Auch bei der Behandlung von leichtem Fieber, Durchfall, Unruhe und Schlaflosigkeit während des Zahnens ist das Mittel erprobt.

Als Letztes erwähne ich hier ein sogenanntes Kombinationspräparat, die Osanit® Streukügelchen, leider aus unbekannten Gründen apothekenpflichtig. Es setzt sich aus mehreren homöopathischen Wirkstoffen zusammen, die man nach dem *Schrotschuss-Prinzip* geben kann: Eines der Inhaltsstoffe wird schon treffen.

Diese Handlungsweise widerspricht zwar dem reinen homöopathischen Denken, hat sich aber für stark geforderte Eltern bewährt, die einfach nur endlich Ruhe haben wollen, ohne zur Chemie zu greifen:

Zusammensetzung:
> Calcium phosphoricum erleichtert den Durchbruch der Zähne,
> Kamille wird für extrem schmerzempfindliche Menschen eingesetzt,
> Magnesium phosphoricum ist ein bekanntes homöopathisches Mittel für die Behandlung von Koliken und Krämpfen,
> Calcium carbonicum Hahnemanni wird aus dem Kalk der Austernschale gewonnen und beschleunigt den Durchbruch der Zähne bei erschwerter oder verspäteter Zahnung,
> Ferrum phosphoricum wird hingegen bei Unruhe und Schlaflosigkeit eingesetzt.

Natürlich ist Zuwendung zunächst immer das Mittel der Wahl, bei vielen Kindern hilft Herumtragen und Stillen. Für den jungen Vater leider etwas schwierig (das Stillen, nicht das Herumtragen).

Alternativ, wenn gar nix anderes helfen will, gibt es noch die Salben, die die Zahnfleisch-Oberfläche betäuben (Lokalanaesthetika). Dazu rate ich allerdings wirklich nur im Notfall. Baby wird schon seine Gründe haben zu schreien. Und die Chemiebombe im Mund muss anschließend von der Leber mühsam wieder entgiftet werden.

Hierbei ist allerdings unbedingt die Dosierungsanweisung <u>genauestens</u> zu beachten!

PUTZEN, VOM ERSTEN ZAHN AN

Kinderzähne brauchen besondere Pflege. Darin werden Sie mir zustimmen. Allerdings – ein Kind, das abseits der Zivilisation aufwächst, hat dieses Problem nicht. Es ist unsere Konsumkost, die die Zähne allmählich vor unseren Augen zerstört (Kapitel **Karies und Steinzeitkost**).

Damit sollten die Eltern beginnen, sobald der erste Milchzahn sichtbar wird, sofern es das Kind zulässt. Der Zahnschmelz ist in diesem Alter noch sehr dünn und zart und kann schnell durch Karies zerstört werden.

Als Hilfsmittel können Sie anfangs durchaus Wattestäbchen oder Mull-Läppchen verwenden oder Sie beginnen mit einer sehr weichen Kinder-Zahnbürste.

Je früher sich ein Kind an Zahnpflege gewöhnt, desto besser. Denn neben der Reinigung ist der psychologische Effekt sehr wichtig: Die Kinder lernen bereits früh, dass Zähneputzen zum persönlichen Hygieneprogramm gehört.

Hierzu bieten sich besonders die *Lernzahnbürsten* an, die entweder wie ein Oval aussehen oder Kaunoppen aufweisen, auf denen das Kleinkind abwechselnd herumkauen kann.

Mit etwa drei Jahren ist das Kind normalerweise in der Lage, selbst eine Zahnbürste zu handhaben (aber noch längst nicht fähig, die eigenen Zähne ausreichend zu reinigen!).

Hierbei ist eine spezielle Kinderzahnbürste mit kräftigem Griff und kleinem Kopf sehr hilfreich.

Für Zahnbürsten generell gilt die Ausnahme: Bitte keine Naturborsten. Denn in den Borsten, die als Natur-Haar innen immer einen Hohlzylinder haben, siedeln sich nach kurzer Zeit unterschiedlichste Bakterien an, zusammen mit Essensresten von der Zahnoberfläche.

Sie vermehren sich dort explosionsartig und werden beim nächsten Zähneputzen wieder gleichmäßig auf der Zahnoberfläche verteilt. Das allein wäre nicht so tragisch – Keime gibt es im Mund natürlicherweise im Übermaß.

Weitaus unangenehmer: Naturborsten lassen sich nicht, wie Plastikborsten, am Ende perfekt abrunden, sondern brechen scharfkantig beim Formschneiden.

Also ritzen sie das Zahnfleisch beim Putzen auch noch geringgradig auf und infizieren anschließend die frischen Mini-Wunden mit den in den Borsten enthaltenen Bakterien – keine gute Lösung also.

Ohne elterliche Hilfe ist daher zunächst eine sorgfältige Reinigung nicht möglich, und wenn die Kids größer sind, haben sie oft keine Lust. Ständige Mithilfe und Kontrolle sind daher zwar ungemein nervig, aber unverzichtbar.

Einige vielleicht hilfreiche Tipps:
› Seien Sie bei der Zahnpflege ein positives Vorbild.
› Spielen Sie Putzlieder von der Kassette/CD vor.
› Sehen Sie sich mit dem Kind Bilderbücher zum Thema an (zusätzlich, nicht stattdessen).
› Lassen Sie Ihre Kinder zuerst in Ihrem, dem elterlichen, Mund putzen.

Gelegentlich nutzen auch diese Tricks nichts. Es gibt eben auch Kinder, die das Zähneputzen wie eine Hinrichtung empfinden (oder so tun als ob), es zu einem Machtspiel umfunktionieren und auf diese Weise – gewissermaßen mit zusammengebissenen Zähnen – sehr wirkungsvoll gegen die mächtigen Eltern protestieren.

Dann entartet das Zähneputzen zu einem abendlichen Trauerspiel mit dem Titel *Drohung, Druck und Drama*.

Kommen wir damit zu einer allgemeinen Betrachtung eines der bedrohlichsten Vorgänge im Mund – dem Zähneputzen.

Wenn Ihr Kind bereits mehrmals die Zahnbürste *life* erleben musste, spielen sich in der Regel folgende Abläufe bei erneuter Annäherung ab:

› erfreutes Lächeln mit freiwilligem Mundöffnen (ganz selten)
› unwilliges Wegschieben der Bürste mit Schließen des Mundes (meistens)
› panischer Fluchtversuch (ebenfalls selten, aber nicht so selten wie unter Punkt 1)

Es ist schon eine vertrackte Situation. Das Kind erwartet natürlich keine tatsächliche körperliche Bedrohung, es wird lediglich aufgefordert, den Mund für einen Reinigungsvorgang zu öffnen. Und doch reagieren die meisten Kinder mit Unwillen oder Ausflüchten, manche mit Panik.

Selbst ich erwische mich ab und zu dabei, mit heimlicher Genugtuung das Zähneputzen ausfallen zu lassen. Was bringt uns nur dazu, derartig irrational zu handeln?

Es ist möglicherweise derselbe oder ein entsprechender Grund, der auch vielen Erwachsenen Fluchtgedanken beschert, wenn sie sich auf *den Stuhl* setzen sollen. Bei aller gegenteiligen Lebenserfahrung rumort trotzdem irgendwo im Bauch ein Kobold, der missbilligend den Kopf wiegt und flüstert: *Wenn das man gut geht* ...

Meines Erachtens hat das mit Instinkten zu tun. Und zwar – auch wenn das weit hergeholt scheint – mit Überlebensinstinkten. Ein derartiges, teilweise sogar panikartiges Ablehnen einer an sich völlig harmlosen Reinigungstätigkeit kann nur mit instinktiven Selbstschutz-Funktionen erklärt werden.

Selbstschutz-Funktion? In der Tat – der Mund ist der einzige Ort, an dem das Lebenslicht in Windeseile ausgeblasen werden kann. Von einem Unfall mal abgesehen.

Ersticken, ertrinken, vergiften – und das in Sekunden. Das ist alles nur über den geöffneten Mund möglich. Dass die Natur diesen Zugang mit allen Mitteln schützt, dürfte einleuchten. Und da die Natur bei geöffnetem Mund nicht eine rote Tafel hochhalten kann, um uns zu äußerster Vorsicht zu mahnen, macht sie es über Gefühle. Über das Gefühl, ausgeliefert zu sein ohne konkrete Fakten, über unklare Fluchtgefühle (*nix wie weg*), über allgemeines Unwohlsein ohne deutlichen Anlass.

Daher nutzt auch ein Abklären dieser Gefühle mithilfe logischer Aufarbeitung nichts. Es ist ja keine aktuelle Bedrohung in Sicht. Es ist eben *nur* das Gefühl, ich sollte jetzt hier nicht sein.

Wenn also diese meine Überlegung stimmt, nimmt es überhaupt nicht wunder, dass gerade Kinder so abwehrend reagieren. Sie folgen nur ungefiltert diesem Lebenserhaltungsimpuls. Zumal sie so abwehrend nur reagieren, wenn es um das Mundinnere geht. Schmerzende Knie- oder Kopfwunden dürfen (meistens) anstandslos gesäubert werden. Die nicht schmerzende Zahnbürste hingegen wird heftig abgelehnt.

Auch wenn sich die Kinder gegen das Zähneputzen wehren – vermeiden Sie es, sie einzuschüchtern oder ihnen Angst zu machen. Putzen Sie den Kindern niemals mit Gewalt die Zähne, aber lassen Sie sich nicht von einem *Nein, ich will nicht* ins Bockshorn jagen.

Für die Zahngesundheit und die spätere Routine Ihres Kindes sind Sie verantwortlich, so schwierig und nervig es auch zu Beginn sein mag. Die Zähne von Kindern sind bei entsprechendem Zahnbelag und zuckerreicher Ernährung viel rascher kariös als die von Erwachsenen. Eltern, Verwandte oder Babysitter sollten dem Kind noch bis in die Schulzeit hinein die Zähne putzen oder zumindest kontrollierend danebenstehen.

Manchmal ist die elektrische Zahnbürste die Lösung bei putzunwilligen Kindern, wenn sonst nichts mehr hilft. Sie ist auf jeden Fall bequemer, denn sie führt optimale Putzbewegungen aus. Im Putzergebnis allerdings sind sie kaum besser als eine sorgfältige Handreinigung. Auch schneller sind sie nicht. Eine Mindestputzzeit muss auch mit *der Elektrischen* durchgestanden werden.

Eine Eieruhr über drei Minuten leistet dabei wertvolle Dienste. Eine empfohlene Putztechnik für den *Handbetrieb* sollte zumindest die vertikale Auf-Ab-Bewegung des Bürstenkopfes sein, wobei die Borsten den senkrechten Rillen der Zähne folgen.

Für eine sorgfältige Kontrolle des Putzerfolges bieten sich die Färbetabletten an, die die Apotheke für Sie bereithält.

Die Tabletten färben die beim Putzen nicht-entfernten Beläge auf und zwischen den Zähnen an und zeigen Ihnen, in welchen Bereichen im Mund Ihres Kindes Sie oder das Kind sorgfältig nachputzen müssen, bis die Farbe verschwunden ist.

Diese Stellen wollen beim nächsten Putzen besonders beachtet sein.

Denken Sie daran, die Lippen vorher dick mit Hautcreme einzucremen, sonst werden sie, genau wie Zunge und Mundschleimhaut, mit eingefärbt.

Die angefärbten *Beläge* sind eine der wichtigsten Brennpunkte für die nächste Karies. In ihnen hausen Milliarden winzigster Monster, deren einziger Lebenssinn darin zu bestehen scheint, Ihrem Kind die einstmals wunderschönen Zähne wegzufressen.

Schafft Ihr Kind es, allein oder zusammen mit Ihnen, diese Beläge zu entfernen, rutschen die kleinen Ungeheuer anschließend am nun vorübergehend glatten Zahn für ein paar Stunden ab und lassen ihn in Ruhe.

Aber genau das, die restlose regelmäßige Entfernung, auch zwischen allen Zähnen, ist für Kinder immens schwierig und alleine kaum zu schaffen.

Ein hierbei immer wiederkehrendes Thema sind die Farbauflagerungen. Alles, was wir essen, enthält Farben.

Vom grünen Salat über die rote Möhre, die gelbe Paprika bis zur blauen Waldbeere. Und das in Form von Farbpigmenten, winzigen plättchenförmigen Strukturen, die sich gerne auf die Zähne legen und hier entweder den Zahn insgesamt dunkler erscheinen lassen oder in Form von dunklen Linien oder Bändern den Zahn *verzieren*.

Machen Sie sich bitte keine Sorgen: Diese farbigen Auflagerungen sind keine *Beläge*, deren Bakterienbewohner den Zahn anfressen. Es sind harmlose Substanzen, die lediglich unschön oder ungepflegt aussehen, sich aber nicht immer in Heimarbeit entfernen lassen. Das übernehmen dann die Mitarbeiter des Zahnarztes, allerdings auch nicht in jeder Praxis kostenfrei. Und bitte mit der Ermahnung, bei den Milchzähnchen besonders sanft zu polieren. Mit Unachtsamkeit ist der Milchzahnschmelz schnell beschädigt.

ZAHNPFLEGE UND ZAHNPASTA

Damit wären wir bei einem Thema, das ebenfalls wieder sehr gegensätzlich diskutiert wird. Sie können kaum einen abendfüllenden Fernsehfilm sehen oder eine Illustrierte durchblättern, ohne dass Ihnen nicht mindestens ein Mal die Verwendung einer bestimmten Zahnbürste oder -pasta dringend ans Herz gelegt wird.

Oft in Form eines TV-Möchtegern-Zahnarztes oder seiner angeblichen Frau, manchmal auch als weiß-gekittelter Doktor XY oder eine Zahnarzt-Assistentin, die Ihnen tief in die Augen schauen und Ihr persönliches Glück von der Verwendung dieses Produktes abhängig sehen.

Ich frage mich angesichts dieser stets *wissenschaftlich untermauerten* Bombardierung, wie unsere armen Vorfahren es wohl geschafft haben müssen, Millionen von Jahren ohne diese Produkte auszukommen und dabei auch noch, natürlich nur durch eine glückliche Fügung des Zufalls, alle ihre Zähne behalten durften.

Meiner Meinung nach lautet die Antwort: *Alle wollen nur Ihr Bestes – nämlich Ihr Geld.*

Wenn Sie übrigens einmal wissen möchten, wie manchmal die *Wissenschaftlichkeit* der Wissenschaft zustande kommt, wie von renommierten Wissenschaftlern um eines persönlichen Vorteiles willen gelogen und betrogen wird, so lesen Sie hier das Kapitel **Alles nur geklaut** oder das Buch *Der Mogelfaktor,* recherchiert und geschrieben von zwei Reportern des WDR. Dann sehen Sie *Wissenschaft* mit völlig anderen Augen.

Dass wir überhaupt heutzutage unsere Zähne nach den Mahlzeiten reinigen müssen, ist leider eine Folge unseres für unsere Zähne völlig unnatürlichen Speiseangebotes.

Menschen, die sich konsequent roh und ohne Getreideprodukte ernähren, brauchen keine Zahnbürste. Was bei ihnen an den Zähnen haften bleibt, sind Fasern oder Stücke, die mit der Zunge erfühlt und entfernt werden können.

Sobald wir aber Nahrung kochen oder backen, entsteht beim Kauen im Mund eine breiige Masse, die sich wiederum als breiige hauchdünne Schicht den Zähnen rundherum auflegt und weder fühl- noch sichtbar ist. Dasselbe gilt für Getreideprodukte, also alle Zubereitungen aus Mehl. Siehe Kapitel **Karies und Steinzeitkost.**

Denn auch das mit dem Speichel vermischte Mehl (eine pflanzliche Speicherform des Zuckers!) liegt wie ein hauchdünner Mantel dem Zahn auf und bildet somit eine reich gedeckte Tafel für unsere gefräßigen und nimmersatten Kariesteufelchen.

Selbst wenn diese Schicht mit Hilfe der Bürste an den Seitenflächen der Zähne entfernt wird, so bleibt sie doch zwischen den Zähnen haften, wo die Zähne sich aneinanderschmiegen und keine Bürste je ihre kleinen Borsten durchschieben kann.

Und genau dort haben unsere Kinder im Milchgebiss ihre größten Probleme.

Eben dort, wo die Zähne ihre Kontaktflächen haben. Zwischen dem ersten und zweiten Backenzahn entsteht bei 80 % der Milchgebisse das erste und größte Loch, was oft zum vorzeitigen Verlust dieser Zähne führt.

Es gibt allerdings noch eine Zone, die im Milchgebiss sehr anfällig ist: Zwischen beiden oberen Schneidezähnen zeigt sich, in jedem Zahn halbkreisförmig zur Mitte hin, gerne eine Kariesinsel, die irgendwann später ein kreisrundes Loch genau um die Mittellinie beider Zähne bildet.

Die einzig wirkungsvolle Lösung zur Vermeidung dieser Schäden liegt in der regelmäßigen Reinigung dieser Zwischenräume mit Zahnseide.

Zu diesem Zweck brauchen Sie nicht umständlich mit langen Fäden im Mund des zappelnden Kindes zu hantieren. Kleine Halter aus Plastik in Form einer Minisäge, die einen Faden anstelle des Sägeblattes tragen, erleichtern diesen Vorgang sehr.

Sie bekommen sie in Apotheken und Drogerie-Märkten als Einmal-Artikel. Für Sie selbst als Beitrag zur Plastikvermeidung dann doch lieber als Abreißfaden.

Bitte verwenden Sie sie bei Ihrem Kind täglich (als Mindestpflege) zusätzlich zur normalen Zahnbürste sowohl im Zwischenraum beider großer Backenzähne im Ober- wie im Unterkiefer sowie zwischen beiden oberen Schneidezähnen. Denn dort findet sich im Milchgebiss die meiste Karies.

Das Kind ist mit der Anwendung alleine völlig überfordert. Wenn es den Vorgang *auch machen* will, geben Sie ihm die Zahnseide zum spielerischen Nachahmungsvorgang. Beim sorgfältigen Putzvorgang sind aber Sie als Eltern in der Pflicht.

Als *normale* Basiszahnpflege bezeichne ich das Bürsten morgens und abends, am besten nach jeder Mahlzeit. Zumindest aber nach jedem Genuss einer Süßigkeit.

Wenn das, z. B. nach dem *Naschen* im Kindergarten (Kindergeburtstag) oder der Schule nicht möglich ist, sollte nach dem letzten Bissen der Mund wenigstens mit Wasser gründlich ausgespült werden.

Wir finden noch **vier Stunden** nach dem letzten Herunterschlucken zuckerhaltiger Speisen ohne anschließende Reinigung genügend zuckerhaltigen Speichel, um die Zähne anzufressen. Daher ist es sicherlich sinnvoller, eine Tafel Schokolade *auf einen Rutsch* aufzuessen und danach zu spülen oder zu putzen, als den Verzehr über den Tag zu verteilen.

Hierbei ist das Kaugummikauen noch zu erwähnen. Dass wir beim Kauen dieser Produkte jene Stoffe, die der Geschmeidigmachung des Gummis und der Geschmackskorrektur dienen, in großen Mengen schlucken, ist dabei leider unvermeidlich.

Andererseits entstehen beim Kauen große Mengen Speichel, der zweifellos zur Zahnreinigung beiträgt. Ein regelmäßiges Kaugummikauen als vorübergehender Putzersatz in Schule oder Beruf ist daher sicherlich sinnvoll, aber selbstverständlich nur, wenn zuckerfreie Kaugummis (Xylit) benutzt werden.

Für mich als typisches Nachkriegskind war das Kaugummikauen immer mit dem Bild des lässigen, kulturfernen, auf seinem Jeep lümmelnden Amerikaners besetzt. Und so sahen auch meine Eltern dieses ständige, mit meist halb offenen Mündern wenig ästhetische Kauen als *Banausentum* an und waren erfolgreich, es mir zu verleiden.

ZAHNPASTA

Dieser Zweig unserer Volkswirtschaft hat sich selbstständig gemacht und wird von niemandem mehr in der Art und Menge der hineingemischten Stoffe sowie seiner Zusammensetzung nach Sinnhaftigkeit hinterfragt.

Meine Antwort lautet: Benutzen Sie keine Zahnpasta – zumindest keine der käuflichen Produkte. Zunächst Grundsätzliches:

Im Mund herrscht normalerweise ein fein abgestimmtes Gleichgewicht sowohl in chemischer Hinsicht (der sogenannte pH-Wert) als auch, was die Besiedelung mit Kleinlebewesen angeht.

Da die Natur (oder der Schöpfer) für jeden Zustand, den wir vorfinden, einen wichtigen Grund hat (oder anders ausgedrückt: Jeder Zustand ist im Rahmen der Evolution der momentan beste im Sinne des Überlebens für das Individuum), sind auch die vorhandenen Mundbakterien kein heimtückisches Versehen der Schöpfung, um desinfizierende Pasten und Wässer kaufen zu müssen, sondern in ihrer Zusammensetzung optimal für Gesundheit, Abwehrkraft und Verdauung.

Mit anderen Worten: Es sind keine Krankheits-, sondern Gesundheitserreger.

Stören wir diesen Zustand mit *antibakteriellen* oder *desodorierenden* oder gar *desinfizierenden* Zusätzen in Zahnpasten oder Mundwässern, ist es kein Wunder, wenn anschließend, oft an anderer Stelle im Körper Krankheiten begünstigt werden.

Bildhaft: Wenn Sie Wasser in den Tank Ihres Autos kippen, bleibt nicht der Tank, sondern das gesamte Auto stehen, auch wenn alle anderen Systeme ohne Fehler sind.

Eines der Hauptprobleme dabei bilden die sogenannten ätherischen Öle. Es hat sich eingebürgert, dass eine Zahnpasta *frisch* schmecken muss, damit wir uns für unser Putzen belohnt fühlen.

Der morgendliche *Frischeschock* aus der Tube steht für schmeckbares, aber auch für unser Umfeld vorzeig- und riechbares Hygieneverhalten.

Kämen Sie aber andererseits auf die Idee, sich jeden Tag zwei Mal eine ätzende Warzen-Entfernungs-Tinktur auf eine völlig normale und gesunde Hautstelle zu tupfen, nur damit dort keine Warzen entstehen?

Wohl kaum, denn nach wenigen Tagen hätten Sie auf Ihrer Haut an dieser Stelle ein sicht- und spürbares Problem.

Gleiches gilt für Ihren Mund: Ätherische Öle sind seit dem Altertum die meist genutzten Medikamente zur Bakterienbekämpfung (Beispiel: Japanisches Pfefferminzöl zur Erkältungstherapie).

Täglich als Zahnpasta aber in Ihrem Mund zerstören sie immer wieder von Neuem das feine Gleichgewicht aus guten wie schlechten Bakterien.

Sicherlich fänden Sie es nicht normal, Milliarden zur Gesundheit notwendige Lebewesen totzuschlagen, damit einige wenige unter ihnen, die nur bei zu starker Vermehrung unangenehm werden könnten, vorübergehend außer Gefecht gesetzt werden. Zumal eine bestimmte Menge nützlicher Bakterien in einem gesunden Milieu ausreicht, alle krankmachenden Keime unter Kontrolle zu halten.

Erschlagen Sie hingegen ohne aktuellen Anlass täglich die nützlichen und guten Kleinen, brauchen Sie sich über eine Vermehrung der bösartigen Schlingel nicht zu wundern. Also: Regelmäßige Anwendung von herkömmlicher Zahnpasta entspricht einem regelmäßigen unbiologischen Eingriff in ein an sich intaktes System.

Das gilt natürlich auch in gleichem Maße für alle Mundwässer. Ganz abgesehen von den vielen völlig unnötigen Zusatzstoffen in den Pflegeprodukten, die täglich mehrmals mitgeschluckt werden und unsere Gesundheit mit Sicherheit nicht verbessern.

Um es in abgewandelter Form mit einem Werbespot auszudrücken: *Gesund beginnt im Mund*. Die Werbeidee der Auftraggeber im Hintergrund war das Ankurbeln von Ausgaben für symphatisch-weiße Zähne – durch das Aufhübschen (Prophylaxe) der noch vorhandenen eigenen.

Ähnliche grundsätzliche Bedenken lassen sich nach meinem Wissensstand auch gegen den Zusatz von Fluoriden (Näheres siehe Kapitel **Fluor – Fluoride**) ins Feld führen; eine mögliche vorübergehende Schmelzhärtung will ich dabei nicht von der Hand weisen. Sie bekommen mittlerweile im normalen Supermarkt fast nur noch Zahnpasten mit Fluoriden. Bioläden gehen da verantwortlicher mit ihren Kunden um.

Hier geht es aber um die umstrittene Wirkung der Substanz im gesamten Organismus – ich kenne Argumente und Untersuchungen, die zu Sorge Anlass geben. Diese Befürchtungen werden weltweit auch von Nobelpreisträgern und anderen Fachleuten geteilt.

Wollen wir uns also, auch für uns Erwachsene, auf das Notwendige und Sinnvolle beschränken, reicht Heil- oder Lavaerde, gegebenenfalls mit einer Prise Xylit, aus.

Einfach das vermischte Pulver in eine leere Kosmetikdose – die feuchte Zahnbürste hineintunken, noch einmal mit etwas Wasser nachfeuchten und ab in den Mund.

Soll es dennoch mehr nach *Paste* aussehen, finden Sie unter *Zahnpasta aus der eigenen Küche* ein einfaches Rezept.

Für Ihr Kleinkind in den ersten vier Jahren jedoch ist eine Zahnpasta **nicht** angebracht. Bis zu diesem Alter können Kinder in der Regel nicht gezielt ausspucken, sie schlucken also den Mundinhalt bevorzugt hinunter.

Und überlegen wir doch einmal: Die Medizin wird immer besser, die Apparate und Methoden immer ausgeklügelter – nur leider die Gesundheit immer schlechter und die Erkrankungen immer mehr und mehr chronisch.

Einen Teil dazu tragen mit Sicherheit die täglich aus der Umwelt aufgenommenen Stoffe bei, zu denen auch all das gehört, was der normalen Zahnpasta beigemengt wird, um unser Auge, unsere Zunge und damit die Kasse des Herstellers zu erfreuen. Die aber wahrhaftig nicht zu den Bestandteilen einer normalen Nahrung gehören und daher vom Körper, wenn er es denn noch kann, täglich mühsam entgiftet werden müssen.

Wollen Sie und Ihr Kind all diese Köstlichkeiten wie Tenside (ähnlich PRIL), Konservierungsmittel, Geschmeidigmacher, Farben, Emulgatoren, Stabilisatoren, Geruchsbildner, Alkohole tatsächlich ein Leben lang mehrmals täglich schlucken? Im Ernst?

Was ist also zu tun?

Der Markt ist recht unübersichtlich – die Bio-Welle rollt, verspricht steigende Umsätze und die Hersteller brauchen nicht unbedingt alle Inhaltsstoffe anzugeben, da Zahnpasta den Kosmetika zugerechnet wird und damit keine Pflicht zur vollständigen Angabe der Inhaltsstoffe besteht.

Wir müssen uns also auf Hersteller mit glaubhaften Firmen-Philosophien verlassen, deren Glaubwürdigkeit auch nach jahrzehntelanger Marktbeständigkeit immer noch makellos ist.
Firmen mit diesem Anspruch sind für mich die Firmen WELEDA und WALA, beide dem anthroposophischen Gedankengut verschrieben. Sie stellen auch kindergeeignete Zahnpasten her. Z. B. Weleda Kinder Zahngel, Weleda Pflanzen Zahngel, Weleda Calendula Zahncreme.

Alternativ können Sie auch mit Ihren Kindern zusammen eine richtige, wenig belastende Zahnpasta selbst herstellen. Nichts ist einfacher, gesundheitlich unbedenklicher und noch dazu motivierender für Kinder als die selbst gebastelte **Zahnpasta – aus der eigenen Küche** (siehe Seite 348).
Gibt es denn überhaupt Möglichkeiten, außer sorgfältigem Putzen die Zähne gegen die Fresswirkung der kleinen Kariesmonster zu schützen?

VERSIEGELN – LACKE – PROPHYLAXE

Ja. Es gibt im Wesentlichen 3 Systeme:

Lackieren

Lackieren mit Chlorhexidin. Von holländischen und deutschen Universitäten wurde ein Lack entwickelt, der unschädlich erscheint und Wirkung zeigt. Dieser Lack, der Chlorhexidin enthält, wird regelmäßig vom Zahnarzt aufgetragen und vermindert die Anzahl der kariesfördernden Bakterien (Mutans Streptokokken). Beispiele dafür sind EC40 und BioC.

Es handelt sich um eine Substanz, die auf die Zähne aufgetragen und nach einigen Minuten wieder abgespült wird. Sie bildet auf der Zahnoberfläche Depots, deren Wirkung ca. 3 Monate anhält. Danach muss der Auftrag wiederholt werden.

Diese Substanz, Chlorhexidin in einer speziellen Zubereitung, hemmt nachweislich nur die eigentlichen Kariesbakterien am Wachstum. Damit wird nur unwesentlich in das Gleichgewicht des Mundbiotops eingegriffen und trotzdem eine deutliche Kariesminderung erzeugt. Das Lackieren wird in der Regel nicht von den Kassen übernommen.

Fluoridieren

Fluoridieren bedeutet, ein stark fluorhaltiges Gel in regelmäßigen Abständen mit Hilfe einer an die Zähne angepassten Plastikform, einer Schiene, einige Minuten lang auf die Zähne einwirken zu lassen.

Was ich persönlich davon halte, habe ich im Kapitel **Fluoride** ausführlich dargelegt. Eine gewisse Wirkung scheint feststellbar zu sein, sollte aber gegen die vielfachen schädlichen Wirkungen von Fluoriden abgewogen werden. Die Kosten für eine Fluoridierung beim Zahnarzt übernehmen die gesetzlichen Krankenversicherungen in der Regel nur für Kinder und Jugendliche zwischen dem vollendeten 6. und 18. Lebensjahr. Erwachsene Versicherungsnehmer ab dem vollendeten 18. Lebensjahr müssen die anfallenden Kosten daher selber tragen.

Versiegeln

Versiegeln wird besprochen im entsprechenden Kapitel. Ebenfalls ein umstrittener Vorgang. Hierbei wird nach Aufrauen des Zahnes ein flüssiger Kunststoff auf die Kauflächen aufgetragen und mit Licht gehärtet.

Die Grundidee, nämlich das Verschließen der kleinen Oberflächenspalten des Zahnes, bevor dort die Karies beginnen kann, ist bestechend.

Leider wurden durch internationale universitäre Studien Bedenken wegen des verwendeten Kunststoffes Bisphenol A (BPA) bekannt, u. a. die Veränderungen des Hormonhaushaltes der Kinder mit Vermehrung der männlichen Hormone, sodass ich dieses System nicht verwendet habe und Sie auch davor warnen möchte.

Ich konnte es mit meiner ärztlichen Ethik nicht verantworten, Ihnen ein System anzubieten, das möglicherweise Ihrem Kinde auf lange Sicht schadet.

Denn auch das Auftreten der MIH (siehe dort), die mittlerweile mit ihrer zerstörerischen Wirkung fast 30 % der Zähne unserer 12-Jährigen beschädigt, wird einer Überflutung mit BPA zugeschrieben.

DER ZAHNARZTBESUCH

Die ersten Besuche beim Zahnarzt empfehlen sich mit etwa 2 ½ bis 3 Jahren. In diesem Alter kann das Kind durchaus selbstständig den Mund öffnen und den Vorschlägen des Zahnarztes folgen. Ist das Kind noch sehr schüchtern, beschränken sich die ersten Kontakte nur auf's *Schauen* und Loben.

Auch wenn das Kind zu Hause, bei mehrmaligem *Zahnarzt-Spielen* mit *Mund-Aufmachen* und Hineinschauen begeistert bei der Sache war und hoch und heilig versprach, den Mund auch beim Zahnarzt zu öffnen, so kommt es nicht selten vor, dass in der Praxis plötzlich alles verweigert wird.

Der Mutter ist es zunächst peinlich („.... aber es hat mir doch versprochen, ganz bestimmt den Mund aufzumachen ..."), dann wird sie ärgerlich und ist zum Schluss ratlos, weil ihr Kind sich jetzt völlig in sein *Nein* verrannt hat.

Manchmal hilft es, wenn ich den Raum für wenige Minuten verlasse und die Mutter mit liebevollem Zureden das Kind aus seiner Trotz-Ecke herausholt. Manchmal war aber auch das nicht möglich, weil kleine Kinder aus dem Moment heraus entscheiden und sich nicht an Versprechen gebunden fühlen. Auch das *Daran appellieren* nutzt so gut wie nichts.

Jetzt sollten wir die gesamte Situation einfach herunterspielen, das heißt, das *Nein* des Kindes respektieren und akzeptieren, es freundlich ohne den geringsten Vorwurf oder Vorbehalt verabschieden und ihm klarmachen, dass es zwar schade sei, den Mund samt wundervoller Zähnchen nicht bewundert zu haben, wir es aber einfach auf das nächste Mal verschöben, wo es doch gewiss den Mund aufmachen werde. Das Kind nickt hierzu fast immer und geht mehr oder weniger unbelastet und ein wenig erleichtert hinaus, was ich für immens wichtig halte.

Denn es weiß ja überhaupt nicht, was es jetzt so Fürchterliches falsch gemacht hat, dass alle plötzlich so böse sind. Vorher war doch noch alles in Ordnung. Es hatte lediglich keine Lust – oder Angst – den Mund zu öffnen und hat daraus kein Hehl gemacht.

Das Ganze kann durchaus 3–4 Mal geschehen. Aber irgendwann wird es dem Kind zu langweilig und wir werden Freunde. Sollte es sehr wichtig sein, eine Behandlung trotz Unwillens durchzuführen, ist die *Bestechung* gewiss sehr hilfreich.

Am hilfreichsten hat sich hierbei die Version gezeigt, wo die Mutter zusammen mit dem Kind einen begehrten Gegenstand kaufte, das Kind ihn nach Hause tragen durfte, ihn dort aber wieder abgeben musste.

Er wurde sicht-, aber nicht erreichbar so positioniert, dass der Kontakt und die Erinnerung an ihn während der Behandlung durchaus frisch im Gedächtnis war und er unmittelbar danach zu Hause langersehnt vereinnahmt werden konnte.

Eine weitere lustige Anekdote war das Kind, dem die Mutter kurz vor Weihnachten genervt und wutentbrannt versicherte, wenn es nicht den Mund aufmache, gäbe es keine Geschenke. Das Kind ließ weiterhin nicht mit sich reden mit der Konsequenz (Danke an die Mama, so konsequent zu sein ist sicherlich nicht leicht), dass es unter dem leeren Tannenbaum stand.

Als ich nach dem Weihnachtsurlaub am 3. Januar die Praxis aufschloss, stand der kleine Kerl mit weit aufgesperrtem Mäulchen bereits vor der Tür. Anschließend gab es dann zuhause die heiß ersehnten Päckchen.

Ist eine wichtige Behandlung trotz aller Tricks nicht erreichbar, kann als letzte Not-Möglichkeit der Kieferchirurg die Behandlung unter Narkose (Schlafspritze) vornehmen. Das sehe ich aber nur als wirklich letzten Notstopfen (siehe Narkosezwischenfälle unter *Weisheitszahn*), auch wenn genervte Eltern das nicht so eng sehen.

Als sehr hilfreich hat es sich erwiesen, wenn das Kind bereits vorher das eine oder andere Mal die Eltern zum Zahnarzt begleitete (allerdings nur, wenn dabei bei den Eltern weder gebohrt noch eine Spritze gesetzt noch Zähne gezogen wurden), um den Zahnarztbesuch als neutralen Vorgang wie den Gang zum Friseur kennenzulernen.

Das Kind empfindet sicherlich die unterschwellige Angst der Eltern bereits zu Hause mit und kann so erleben, dass sie nicht gerechtfertigt war.

FÜLLMATERIALIEN

Was werden wir bei Ihrem Kind als Füllmaterial verwenden, wenn doch, trotz aller Sorgfalt, ein Loch entstanden ist?

Viel Auswahl gibt es nicht. Zur Verfügung stehen Zemente, Kunststofffüllungen, gefräste Kunststoff- oder Keramikkronen und Amalgam sowie vorgefertigte Stahlkronen für zerstörte Milchzähne.

Füllungszement

Füllungszemente (kunststofffrei) aus anorganischen Elementen (Phosphat-Zemente, Stein-Zemente, Silikozemente) sind erfahrungsgemäß die verträglichsten Materialien. Und bei der

Verwendung von Steinzementen habe ich sogar manchmal eine beachtliche Liegedauer erreicht.

Da Milchzähne allerdings eine andere innere Struktur als bleibende Zähne aufweisen und manche Milchzähne bei der Arbeit nicht ausreichend trocken gehalten werden können, fallen manche frisch gelegten Füllungen gelegentlich schon nach Wochen oder wenigen Monaten wieder heraus.

Kein Problem, mit wenig Aufwand für das Kind können sie wieder neu gelegt werden. Passiert das allerdings immer wieder, wird der Zahnarzt Sie privat zur Kasse bitten müssen, weil die Kassen wiederholte Füllungen nicht bezahlen.

Kunststoff

Kunststoffe sollten, wenn nicht aus technischen (Haltbarkeits-) oder kosmetischen Gründen notwendig, aus ganzheitlicher Sicht möglichst nicht verwendet werden.

Die Zahl der Kinder, die auf organische Verbindungen (Kunststoffe) empfindlich oder übersensibel reagieren, nimmt ständig zu.

Eine Vorstufe zu Allergien kann hierbei entstehen. Ganz zu schweigen vom berühmt-berüchtigten Bisphenol A, das Ihren Sohn/Ihre Tochter u. U. unfruchtbar machen oder den Schmelz zerstören kann (siehe Kapitel **MIH**). Und dass Amalgam als Quecksilberverbindung selbstverständlich nicht in den Mund kleiner wehrloser Erdenbürger gehört, hat auch das verantwortliche Ministerium endlich begriffen.

Ab dem 1. Juli darf Dentalamalgam EU-weit bei Kindern unter 15 Jahren, Schwangeren und Stillenden nur noch in medizinischen Ausnahmefällen verwendet werden.

Warum sie dann allerdings ab dem 16. Geburtstag plötzlich nicht mehr schädlich sind, verweist eher auf rätselhafte Denkstrukturen deutscher Gesundheitsverwalter denn auf logisches Denkvermögen.

Ist die Hauptmasse des Zahnes weitgehend zerstört, können auch Milchzähne durch Kronen ersetzt werden. Die gesetzlichen Kassen bieten hierfür Edelstahlkronen an. Für mich sind diese vergleichsweise riesigen Metallblöcke nicht biokompatibel. Ich lehne sie als relativ zum kleinen Mund riesige Metallkonstruktionen mit all ihren Nachteilen wie Strombildung, Metallausschwemmung und Antennenfunktion (cm-Wellen-Bereich) und Sammler von Elektrosmog (Gebiet der Akupunktur und Feinenergetik) ab.

Als Privatleistung können Sie auf bessere Alternativen zurückgreifen: gefräste oder gepresste Kunststoff- oder Keramikkronen, die aber bitte mit kunstofffreiem Phosphatzement eingesetzt werden sollten! Die sind zwar nicht gerade billig, aber als Ersatz wesentlich bioverträglicher als Edelstahl. Wenn es das Familienbudget hergibt.

Alle entdeckten Defekte an Milchzähnen sofort auszubohren finde ich nicht immer sinnvoll.

Ist der kleine Patient neu und frisch bei mir oder habe ich den Eindruck, dass das Bohren mit all seinen erschreckenden Geräuschen und Geräten unser gerade aufgebautes Vertrauensverhältnis empfindlich stören würde, schiebe ich einen eigentlichen Eingriff hinaus.

Ich versuche, mehr gefühlsmäßig einen Zeitpunkt zu finden, an dem ich all diese Dinge in seinem Mund tun kann, ohne dass das Kind sich erschreckt und den Mund für die nächsten 5 Jahre freiwillig nicht mehr öffnet.

Dann wäre der Schaden wesentlich größer als ein oder zwei Milchzahnlöcher. Denn auch wenn ich zu Anfang dieses Kapitels gepflegte und erhaltene Milchzähne als sehr wichtig bezeichnet habe, ist doch die Erhaltung der *Bleibenden* ungleich wichtiger und gegeneinander abzuwägen.

Habe ich mir also durch vorsichtige und behutsame Behandlungsweise, zu der durchaus auch ein vorübergehendes Belassen eines Loches zählen kann, das Vertrauen des Kindes erworben, so lässt es mich später auch bereitwillig die ersten Defekte der neuen Zähne behandeln. Und um diese geht es ja letztlich.

Entzieht mir ein Kind hingegen sein Vertrauen, was erfahrungsgemäß sehr schnell geschieht, so kann ich oder ein nachfolgender Zahnarzt möglicherweise auf Jahre hinaus nichts oder kaum noch etwas im Munde des Kindes tun.

Daher sollte auch an Wochenenden mit kleinen Kindern möglichst kein Notzahnarzt aufgesucht werden.

Ist dieser durch seinen anstrengenden Dienst und nervige nächtliche Patienten (*Ich habe zwar schon seit drei Wochen Zahnschmerzen, aber heute Nacht reicht´s mir*) nicht mehr bester Laune, könnte er zur Ungeduld neigen und unbeabsichtigt in wenigen Sekunden zerstören, was ich oder andere in langen mühevollen Kontakten aufgebaut haben.

Lassen Sie sich in der Apotheke lieber ein Zäpfchen geben, dessen Rezept Sie nach Rücksprache mit Ihrem Zahnarzt am Montag nachreichen.

Werden Zähne durch Unfälle, wie z. B. Stürze auf das Gesicht oder (Mannschafts-)Sport, ausgeschlagen, so können sie durchaus wieder eingesetzt und mittels einer Schienung fixiert werden, was aber eigentlich, wegen der Umständlichkeit, nur bei bleibenden Frontzähnen Sinn macht.

In der Apotheke gibt es Zahnrettungsboxen zu kaufen, mit deren Hilfe Sie einen ausgeschlagenen Zahn über mehrere Stunden bis zum Wiedereinpflanzen aufbewahren können.

Aber wer läuft schon mit so einem Kasten ständig herum. Einfacher, wenn auch nicht ganz so komfortabel, ist die sofortige Aufbewahrung (spätestens 30 Minuten nach dem Unfall) im eigenen Mund oder im Mund einer Begleitperson, bis man einen Arzt oder ein Krankenhaus erreicht hat.

Denn auch so kann ein ausgeschlagener Zahn sicher aufbewahrt werden. Aber selten werden Zähne völlig ausgeschlagen. Meist sind sie *nur* gelockert, was ebenfalls sehr unangenehme Folgen nach sich ziehen kann: Der Zahn wird zwar wieder fest, wenn er über ein paar Wochen beim Abbeißen geschont oder geschient wurde.

Allerdings wird er sich nach einiger Zeit zu verfärben beginnen, was dann die Eltern veranlasst, um Rat zu fragen.

Zu tun gibt es hier nichts, es ist ein Zeichen, dass der Nerv abgestorben ist und der Milchzahn bleibt, wenn auch mehr und mehr nachdunkelnd, meistenteils bis zu seinem Ausfallen unauffällig. Sie als Eltern sollten lediglich im Wochenabstand die Lippe anheben, um das Zahnfleisch darunter in Höhe der Wurzelspitze zu inspizieren.

Wenn hier eine kleine Vorwölbung beginnt, wird es Zeit, sie Ihrem Zahnarzt zu zeigen. Der bohrt dann meistens vom Gaumen her ein schmerzloses Loch in den toten Milchzahn (die Verfärbung zeigt seinen Tod an), sodass die beginnende Entzündung entlastet wird und sich entleeren kann.

Ähnliches gilt für die Milch-Seitenzähne, wo auf dem seitlichen Zahnfleischabhang, meistens zur Wange, selten zum Gaumen hin, im Falle einer beginnenden Entzündung gerne eine Vorwölbung entsteht, als Zeichen, dass hier unter dem Zahn der Entzündungsteufel sein schäbiges Werk treibt.

Auch in diesem Falle wird der Zahnarzt in der Mehrzahl der Fälle den Zahn weiträumig öffnen und geöffnet lassen, als toten *Platzhalter* für den unter ihm nachwachsenden Neuen. Verstopft sich diese Öffnung allerdings durch Essensreste, können wieder Schmerzen beginnen.

Hält der kleine Patient mit Elternunterstützung dieses Loch hingegen sauber, z. B. mithilfe einer umgebogenen Büroklammer, bleibt der Zahn weitgehend beschwerdefrei.

Die angesprochenen sogenannten Abszesse (Eiterbeutelchen) treten im Milchgebiss normalerweise nur an den Seitenzähnen auf, das heißt an oder zwischen Zahn 4 und 5. Deshalb bat ich Sie in einem früheren Absatz, den Spalt zwischen diesen beiden Milch-Backenzähnen regelmäßig mit Zahnseide (Sie erinnern sich an die kleine *Säge*?) zu säubern. Denn das Kind ist damit völlig überfordert.

An den Frontzähnen hingegen finden wir die Abszesse weitaus seltener.

Bei bleibenden Zähnen ist es komplizierter, hier wird eine *Wurzelbehandlung* begonnen werden müssen, wenn der Zahn gehalten werden soll.

In diesem Fall kommt dann leider die Problematik des bleibenden *toten Zahnes* hinzu, wobei eine Wechselwirkung mit anderen Körperorganen sowie dem Immunsystem und die Begünstigung von allergischen Erkrankungen wie Asthma und Rheuma beachtet werden sollte.

Dieses Thema erläutere ich näher im Kapitel **Der tote Zahn.**

Treibt Ihr Kind Sport, sind diese Verletzungen und Verluste durchaus zu vermeiden, wenn es einen Sport-Mundschutz trägt. 5 % aller 9-Jährigen, aber bereits 25 % aller 13-Jährigen erleiden Sportunfälle mit Einbeziehung der Frontzähne.

Sport-Mundschutze werden zwar auch vorgefertigt in Sportgeschäften angeboten, erfüllen ihre Schutzfunktion aber natürlich wesentlich besser, wenn sie an Mund und Zähne Ihres Kindes angepasst, also maßgeschneidert werden, und daher leider etwas teurer sind.

Denken Sie daran: Der Verlust eines (bleibenden) Frontzahnes verursacht lebenslang Folgekosten, die mehr als 10.000 Euro betragen können.

Hilfsbücher und Kassetten

Der kleine Bär muss Zähne putzen,
Sobat, Vera / Langreuter, Jutta, ArsEdition München

Der Klassiker:
Karies und Baktus, Autor Thorbjörn Egner,
ISBN-13 : 978-3570159293

ZAHN-ORGAN-BEZIEHUNGEN

Meine Kollegen verdrehten immer die Augen, wenn ich über Erfahrungen und Anwendung von Zahn-Organ-Beziehungen sprach. *Jaja*, hieß es dann beschwichtigend und leicht genervt, *und wenn man bei Vollmond Blähungen hat, muss der rechte Schneidezahn raus.* Und der ganze Saal schmunzelte. Denn schon das Thema grenzte für manche an Hokus-Pokus, für andere an esoterischen Blödsinn.

Dass man aber im Vorfeld einer wichtigen Prüfung Magenschmerzen, Durchfall und rasendes Herzklopfen bekommen kann, ist für alle völlig normal. Da werden dann unsichtbare Körper-Seele-Zusammenhänge aus eigener Erfahrung akzeptiert.

Ich vergesse einen Patienten nicht, der zu Beginn meiner Selbstständigkeit mit schwerem Asthma bronchiale zu mir kam. Die Universitätsklinik Münster hatte ihn als *ausbehandelt* nach Hause geschickt, weil die Ärzte mit ihrem Latein am Ende waren. Sein schweres Asthma war nicht weiter behandelbar.

Ich zog ihm, mit seinem Einverständnis nach kinesiologischer Austestung einen wurzelgefüllten unteren großen Backenzahn, den 46. Er kam breit lächelnd nach einer Woche wieder in meine Praxis und verkündete glücklich, sein Asthma sei wie von Zauberhand verschwunden.

So deutlich sind die Zusammenhänge selten, aber wenn man weiß, dass wie in diesem Fall der Lunge-Dickdarm-Meridian über die unteren 6er und 7er verläuft, muss man einfach nur über die klassische Zahnmedizin hinausgehende medizinische Kenntnisse haben – und kann Patienten viel Kummer ersparen.

(Wir Zahnärzte zählen die Zähne immer von der Mittellinie aus nach hinten. Und ordnen sie in Kiefer-Viertel, deren Nummer vorangestellt wird. Oben rechts ist das erste Viertel, oben links das zweite, unten links das dritte und unten rechts das vierte. So ist der 46 der sechste Zahn im vierten Quadranten = unten rechts.)

Wie ich Ihnen bereits weiter oben erzählte, ist im Organismus alles mit allem verbunden. Hier gilt nicht der Bibelspruch Matthaeus 6:3, dass *die Linke nicht weiß, was die Rechte tut*. Im Gegenteil: Hier kann die Linke nichts tun, ohne dass die Rechte davon erfährt, weil beide ein Ganzes bilden. Und das ist auch gut so.

Ähnlich lehrt uns die Quantenphysik, dass diese Querverbindungen nicht auf den Körper beschränkt sind; sie umfassen das gesamte Universum, sodass Atomkern-Anteile, die sich trennten, jederzeit über den Zustand des jeweils anderen abgetrennten Partikels informiert sind und weiterhin synchron agieren. Was einer tut, weiß der andere geheimnisvollerweise in Lichtgeschwindigkeit.

Weil wir ein kybernetisches System darstellen, das ohne Selbststeuerung nicht überlebensfähig wäre. Wenn wir bei jeder Aktion des Körpers erst überlegen müssten, was denn jetzt das Richtige wäre, hätten wir keine Überlebenschance. Also hat die Natur alles miteinander derart vernetzt, sodass Abläufe ohne Eingriffe von außen die Lebensfunktionen garantieren.

Wenn wir z. B. beim Laufen außer Puste geraten, weisen wir das Herz nicht bewusst an, schneller und heftiger zu schlagen, sondern der Körper spürt mittels Sensoren, dass jetzt mehr Sauerstoff gebraucht wird.

Das ist jetzt nur ein ganz einfaches Beispiel für einen Regelkreis. Aber Millionen Reaktionen bis in die einzelne Zelle hinein werden ständig auf Effizienz kontrolliert.

In jeder unserer Körperzellen laufen, von uns unbemerkt, ca. 10.000 biochemische Aktionen PRO SEKUNDE ab. Eine unglaubliche Leistung, die ständig hinterfragt, kontrolliert und verbessert werden muss. Kein Wunder also, dass die Rechte wissen muss, was die Linke tut.

Eines von vielen Beispielen für diese gigantische Leistung ist die Zahn-Organ-Beziehung. Weil auch die Zähne natürlich in dieses Big-Brother-System eingebunden sind, stehen sie u. a. auch in ständiger Verbindung samt Rückmeldung mit den Organen und allen anderen Körperanteilen.

Und einige dieser Nachrichten-Verbindungen laufen beispielsweise über die Meridiane, wie uns die chinesische Medizin lehrt. Sie stellen einen der uns bekannten Anteile der *Nachrichten-Linien* im Körper dar, den wir im Laufe der Jahrtausende durch beharrliche Beobachtung entschlüsselt haben.

Diese Kenntnisse helfen uns dabei einzuschätzen, ob bestimmte Zähne ein vorhandenes Krankheitsgeschehen belasten oder gar verschlimmern oder familiäre Anlagen zum Ausbruch veranlassen könnten.

Beispielsweise würde ich einer Patientin mit familiärer Brustkrebs-Anlage abraten, untere kleine Backenzähne wurzelfüllen zu lassen. Dasselbe gilt für einen Patienten mit vorhandener Colitis ulcerosa und die unteren großen Backenzähne.

Oder bei einem Diabetes-Patienten einen chronisch-entzündlichen Oberkiefer-Backenzahn als Brückenpfeiler für eine Oberkieferbrücke zu belassen.

Und so kann man in der Ganzheitlichen Zahnmedizin auch Gelenkbeschwerden den Zähnen zuordnen. Leiden Sie also unter schwer zu behandelnden, immer wiederkehrenden Kniebeschwerden, sollte Ihr Zahnarzt Ihre Schneidezähne unter die Lupe nehmen. Möglicherweise gibt es hier eine Ursache, die nicht nur in einer feststellbaren Entzündung oder einem toten Zahn liegen muss, sondern durchaus auch in einer Überlastung durch Fehlstellung, Knirschen oder zu hohe Kronen liegen kann.

Sie sehen, eine einfache Kontrolle auf Karies ist für einen ganzheitlich-denkenden Zahnarzt nur ein Teilaspekt seiner beruflichen Sorgfalt. Einblick in das Zusammenspiel des Orchesters bekommt er nur, wenn er auch andere Vorgänge in Betracht zieht. Und durch sein tieferes Hintergrundwissen ins Gespräch bringt und abklärt. Oder hätten Sie gedacht, dass Schmerzen in den unteren Lendenwirbeln durch Probleme in den unteren großen Backenzähnen hervorgerufen werden können? Da wären Sie beim Orthopäden in völlig falschen Händen.

Und jetzt wird es für Schulmediziner scheinbar völlig unwissenschaftlich: Probleme in der Partnerschaft, die mit fehlender Verlässlichkeit und Mangel an Vertrauen zu tun haben, können ihre Ursache durchaus in den Schneidezähnen haben. Denn es gibt auch Verbindungslinien der Seele und der Persönlichkeit hinter den Kulissen zu den Organen.

Sie müssen es ja nicht glauben – es gründet auf Jahrtausenden sorgfältiger Beobachtungen und Aufzeichnungen der alten Ärzte und Priester. Und es bedarf schon unfassbarer Arroganz, das Beobachtungswissen der Alten als Mensch mit nur wenigen Jahren eigener Erfahrung hochmütig vom Tisch zu wischen, bloß weil die Naturwissenschaften, selbst mal gerade 300 Jahre alt, anderer Auffassung sind.

Noch vor weniger als 400 Jahren bestraften oder verbrannten sie sogar Menschen, die es wagten, eine andere Meinung zu vertreten. Siehe Galileo Galilei, der herausfand, dass Erde und Planeten um die Sonne kreisen.

Zurück zu den Zahn-Organ-Beziehungen, deren Zutreffen ich persönlich in 40 Berufsjahren fasziniert beobachten konnte. Nachfolgend finden Sie eine Liste der herausgefundenen Zusammenhänge. Sie kann nicht vollständig sein und nicht in jedem Fall deutlich zutreffend. Dafür ist der Mensch ein viel zu komplexes Wesen. Aber spielen Sie einfach mal mit den u. a. Möglichkeiten und sprechen Sie mit Ihrem Arzt für Naturheilverfahren/Heilpraktiker über Ihre diesbezüglichen Wehwehchen.

Möglicherweise kommen Sie Ihrem Körper und Ihrer angeknacksten Gesundheit auf andere Art auf die Schliche und finden auf diese Weise zu verbessertem Wohlbefinden.

Zur Funktion der Hypophyse (Hirnanhangsdrüse): Sie ist eine Hormondrüse, die eine zentrale übergeordnete Rolle bei der Regulation des Hormonsystems im Körper spielt. Über sie reguliert das Gehirn Vorgänge wie Wachstum, Fortpflanzung und Stoffwechsel.

Sie können sich gewiss vorstellen, mit welch weitreichenden Folgen wir bei Störungen in diesem Organsystem rechnen müssen. Und bestimmte Zähne können hierbei ebenso ihre Finger im Spiel haben wie beispielsweise ein Tumor.

Die Meridian-Namen beinhalten immer zwei Organe, die sich jeweils als Paar zuarbeiten.

SCHNEIDEZÄHNE, oben und unten

Niere/Blase-Meridian
Fuß, Knie, Hüfte
Wirbel: Kreuz-Darmbein-Gelenk
Stirnhöhle

Seelische und Gefühlsanteile
Vertrauen, Beständigkeit, Festigkeit, Partnerschaft

Positiv: Standhaftigkeit, Durchhaltevermögen, Verlässlichkeit, Treue, Gradlinigkeit, Urvertrauen

Negativ: übertriebenes Sicherheitsbedürfnis, Mangel an Vertrauen, Angst

ECKZÄHNE

Leber, Hypophysen-Hinterlappen, Auge
Wirbel: Brust 8–10
Hüfte

Seelische und Gefühlsanteile

Positiv: optimistische, fröhliche Atmosphäre bei nicht-egozentrischer Gefühlswelt

Negativ: Zorn, Ärger, Unruhe, Wut, Jähzorn

Obere kleine BACKENZÄHNE
Untere große BACKENZÄHNE

Lunge, Dickdarm, Hypophysenhinterlappen, Schulter
Wirbel: Hals 5–7; Brust 2–4; Lende 4–5
Ellbogen, Handgelenk, Fuß, Großzehe

Seelische und Gefühlsanteile
Kreativität, Inspiration, Intuition, Umwandeln des Hereingenommenen

Positiv: Einfluss nehmen und beeinflusst werden, Imagination, Suggestion

Negativ: Resignation, Traurigkeit, Depression (Lunge), Intoleranz, Unbarmherzigkeit (Dickdarm)

Obere große BACKENZÄHNE
Untere kleine BACKENZÄHNE

Magen, Pankreas, Mamma (*Brustdrüse*), Kieferhöhle, Schilddrüse
Wirbel: Brust 11–12; Lende 1
Knie

Seelische und Gefühlsanteile
Auseinandersetzung mit Welt und Umwelt

Positiv: Sinnfindung, Bereitschaft, Pflicht und Verantwortung zu übernehmen

Negativ: Grübeln, Besorgnis, Befürchtung

WEISHEITSZÄHNE

Herz, Dünndarm, Zentrales Nervensystem

Seelische und Gefühlsanteile
Psyche, Hypophysenvorderlappen, Energiehaushalt, Innenohr,
Schulter, Ellbogen, Hand, Fuß
Wirbel: Hals 8; Brust 1 und 5–7; Kreuz-Darmbein-Gelenk 1–3

Das Kreuz-Darmbein-Gelenk spielt auch in vielen alternativmedizinischen Therapien eine besondere Rolle; beispielsweise in der manuellen Medizin, der Osteopathie, der Chiropraxis, der Craniosacralen Therapie und der Dorn-Therapie (Beckenblockade).

Seelische und Gefühlsanteile
Empfindungsfülle, Liebe, Freude, Sinnesfreude

Herz: Liebe, Vergebung, Sicherheit, Unsicherheit

Dünndarm: Freude, Kummer, Leid, Traurigkeit

Das Kiefergelenk hat eine Sonderstellung im Körper, weil der Meridian 3-fach-Erwärmer hindurchläuft. Der 3-E ist für viele der hormonellen Funktionen verantwortlich, weswegen bei Beeinträchtigungen des Kiefergelenkes, z. B. falscher Biss, Zahnfehlstellungen, falsch konzipierte Prothetik auch der Hormonhaushalt gestört sein kann.

Und er verantwortet auch den Energiehaushalt im Organismus. Jugendliche, denen der Weisheitszahn (der sich in unmittelbarer Nähe des Kiefergelenkes befindet) entfernt wurde, neigen anschließend zu energetischer Schwäche (*Kein Bock*-Generation, Couchpotatoes).

KIEFERGELENK

Beeinflusst Hormonhaushalt und Energiehaushalt

Die Universität Tübingen hat eine Studie aufgelegt, bei der hormonelle Schwächen ausschließlich mit Kiefergelenksbehandlungen therapiert wurden.

Das Ergebnis spricht für sich: Frauen mit Regelstörungen haben gleichzeitig zu 74 % Kiefergelenks-Störungen. Von diesen verschwinden 80 %, wenn das Kiefergelenk behandelt wird.

60 % der Männer, die schwere Kiefergelenks-Störungen haben, weisen eine verminderte Spermienzahl bzw. eine sehr schlechte Spermienqualität auf. Also auch hier wäre ein zahnärztlicher Blick auf die Mundverhältnisse angebracht. Leider spielen gerade hierbei aber auch Kunststoffe, u. a. Bisphenyl-A (BPA), eine zunehmende Rolle.

Und zum Schluss ein kleines kreatives Vergnügen:

ZAHNPASTA – AUS DER EIGENEN KÜCHE

Sie ist nicht schwierig herzustellen, effektiver als jede gekaufte und benötigt lediglich ein paar Zutaten aus der Apotheke / dem *Spinnrad*, die für wenig Geld erhältlich sind.

Mit ein bisschen Fantasie und Kreativität können Sie hier Neuland betreten und sich und Ihre Freunde verblüffen. Verschenken Sie doch mal selbst gemachte Zahnpasta mit exotischen Farben und Geschmacksrichtungen.

Um eine sehr effektive Zahnpasta herzustellen, können wir uns bei einem sehr nützlichen Effekt des Birkenzuckers (Xylit bzw Xylitol) einklinken. (Näheres zu Xylit unter **Keine Karies mehr.**)

Denn bei einer täglichen Menge von 5 g als Lutschpastille oder Kaugummi (oder Zahnpasta, die geschluckt werden kann) wirkt Xylit karieshemmend bis zu 85 %!, es härtet vorhandene alte Karies so gut wie möglich wieder von Neuem aus und remineralisiert sogar den Schmelz, damit ist Ihr neues Kunstwerk besser und wirksamer als jede Zahnpasta.

Daher: Xylit (Xylitol), falls gewünscht, als zuckerfreies Süßungsmittel hinzufügen und damit die Zahnpasta neben dem Reinigungseffekt sogar zu einer aktiven Kariesbremse und Reparatur-Werkstatt für den Zahn machen. Der süße Geschmack ist hierbei nur mehr oder weniger willkommener Nebeneffekt.

Und für die Jüngsten ist das aktive Mithelfen bei der Pastenzubereitung und die Mitsprache bei den Zutaten (*Für Montag die mit Mandarinen-Aroma und für Dienstag die mit Apfelgeschmack ...*) eine nicht zu unterschätzende Putz-Motivation.

ALSO:

Vermischen Sie jeweils etwa 10 g Schlämmkreide/Magnesium-carbonat/Heilerde/Vulkanerde mit gleichen Teilen Wasser und Glyzerin zu einem pastenartigen Brei.

Eine Messerspitze Traganth oder Xanthan zur Wasserbin-dung und Erhöhung der Geschmeidigkeit (kann auch durchaus etwas mehr sein, ist aber nicht unbedingt erforderlich) zufü-gen, das Ganze mit ein paar Tropfen Aroma versehen – hier sind einschließlich des liegengebliebenen Rum-Aromas vom letzten Dr. Oetker-Napfkuchen der Fantasie keine Grenzen gesetzt.

Sie können jetzt natürlich noch mit Speisefarben nie gesehe-ne Kreationen schaffen, doch sind nicht alle Farben völlig un-bedenklich.

Bewahren Sie Ihr Werk luftdicht auf, damit es nicht allzu schnell austrocknet, entweder in einer alten Kosmetikdose oder einer in jeder Apotheke erhältlichen leeren Tube.

Lassen Sie Ihre Kinder die Tube mit wasserfesten Filzstiften bemalen – sie werden allen Freunden davon vorschwärmen.

Ich konnte nur einen Teil der Themen ansprechen und diese je-weils auch leider nur streifen. Die Zahnmedizin ist ein faszinie-rendes, vielfältiges Gebiet für Feinmechanik-Freaks mit Liebe zum Detail und für Technik-Begeisterte. Mit der eigentlichen Medizin anderer Ärzte hat sie nur punktuelle Berührungen.

Ganzheitlich geschulte Zahnärzte geben sich Mühe, den ge-samten Menschen nicht aus dem Blick zu verlieren, was in einer Time-is-money-Gesellschaft mit unlauterer und irreführender Internet-Selbstdarstellung nicht immer einfach ist.

Ich wollte Ihnen als eine der Haupttriebfedern für dieses Buch einfach mal Mut machen, die bei einigen Kollegen abgehobene, selbstgefällige und arrogante Umgehensweise mit ihren Patienten kritisch zu sehen und nicht hinzunehmen. Schließlich gilt immer noch die freie Arztwahl.

Denn Sie werden mit Sicherheit Kollegen finden, die zu einem kritischen Dialog fähig und bereit sind. Das setzt allerdings voraus, dass auch Sie als Patient unmissverständlich Position beziehen und sagen, was für Sie geht und was nicht. Und letztlich auch dabei bleiben, wenn nicht triftige, verständlich und einsehbar erklärte Argumente dagegensprechen, damit auch der Arzt die Chance bekommt zu lernen.

Denn der Mensch, der als Patient vor dem *Dr.* steht, sollte immer wichtiger sein als gelerntes abstraktes Wissen. Was für den einen richtig ist, kann für den nächsten völlig verkehrt sein.

Ich weiß, dass mancher Zahnarzt froh ist um solche Patienten, denn solcher Austausch schafft wachsendes Vertrauen und eine langjährige belastbare Arzt-Patienten-Bindung, zu beiderseitigem Vorteil.

Lassen Sie uns daher anstoßen auf ein zukünftiges vertrauensvolles Miteinander.

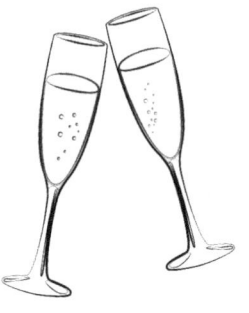

Ich freue mich über Anregungen und vermisste oder fehlende Themen für die nächste Auflage an: *drbrockhausen@t-online.de*

ÜBER DEN AUTOR

Dr. med. dent. Wolfgang Brockhausen, Sonne Löwe, Asz. Zwilling, Mond am Aszendenten, war seinerzeit einer der ersten ganzheitlich-biologischen Zahnärzte in Deutschland. Der ganzheitliche Gedanke entstand in den 70er Jahren, im Wesentlichen in Deutschland.

Von wenigen begeisterten Zahnärzten vorangetrieben, mussten sie das benötigte Grundwissen damals noch in kleinen Zirkeln mühsam selbst erarbeiten. Ein wichtiger Schritt dazu war die Überprüfung zum Heilpraktiker, die in der Vorbereitung noch einmal das gesamte medizinische Grundwissen der Allgemein-Ärzte erforderte.

Er legte daher 1989 die Überprüfung zum Heilpraktiker ab und gehört seitdem zum Beirat des BDH (Bund Deutscher Heilpraktiker) mit Dozententätigkeit im In- und Ausland.

Um sein medizinisches Wissen breiter aufzustellen, erwarb er den Master Sc. (Master of Science für komplementäre, psychosoziale & integrative Gesundheitswissenschaften), die Zulassung zum staatl. gepr. Gesundheitsberater an der TH Deggendorf, ist qualifiziertes Mitglied in der GZM und ließ sich in der craniofacialen Orthopädie® zertifizieren.
   Von 1976–2016 führte er in Bochum eine Zahnarzt- und HP-Praxis.

Heute lebt er zunehmend als Selbstversorger mit Permakultur und eigenem Brunnen zusammen mit seiner Frau in einer WG mit acht Hühnern, davon eines zugeflogen, zwei Hähnen, sechs

Katzen, drei Kaninchen, einem Eichhörnchen, einer einflüge-
ligen zahmen Dohle, einer Unmenge zauberhafter Wildvögel
und diverser kleiner, mehr oder weniger possierlicher Nager in
einem umgebauten alten Bauernhaus am Niederrhein.

Platz für Notizen

freya BUCHTIPPS

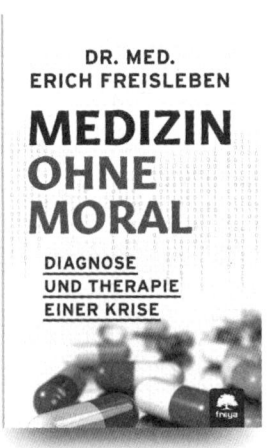

Dr. med. Freisleben Erich

Medizin ohne Moral

Diagnose und Therapie einer Krise

PFLEGENOTSTAND, HAUSÄRZTEMANGEL, SPÄTE TERMINE, ÜBERFÜLLTE AMBULANZEN, LIEFERENGPÄSSE DER APO-THEKEN, HEKTIK IN PRAXEN UND KRANKENHÄUSERN: Solche Mängel sind tägliche Realität. Es sind Etappen eines fatalen Ökonomisierungsprozesses und Auswege daraus sind nötig.

Es muss wieder eine menschenzugewandte, kreative Medizin geben, in der nicht nur das Symptom, sondern der erkrankte Mensch im Mittelpunkt steht.

Im Bogen von der Vergangenheit über die Gegenwart in die Zukunft wird deutlich, wie sehr Medizin immer auch ein Teil der gesellschaftlichen Veränderungen ist.

ISBN 978-3-99025-422-

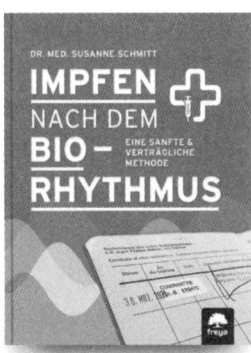

Dr. med. Schmitt Susanne

Impfen nach dem Biorhythmus

Eine sanfte & verträgliche Methode

Günstige Tage für eine Impfung können anhand des Biorhythmus herausgefunden werden. Der Ratgeber informiert über den Biorhythmus im Allgemeinen, die individuelle Tagesform unseres Körpers und die besten Tage für Impfungen.

ISBN 978-3-99025-495-0

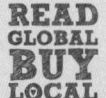
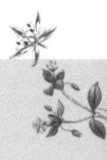